U0312913

浙江省医疗机构管理与诊疗技术规范丛书
编委会

2015

常见恶性肿瘤 治疗管理及技术规范

Diagnosis and Treatment Management and Technical Specification of Common Malignant Tumor

主　　编◎毛伟敏

副 主 编◎葛明华　陈晓钟

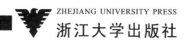

ZHEJIANG UNIVERSITY PRESS
浙江大学出版社

《常见恶性肿瘤治疗管理及技术规范》
编　委　会

主　　编　毛伟敏

副 主 编　葛明华　陈晓钟

编　　委　（以姓氏笔画为序）

于吉人	万小云	王可敬	王伟林	王林波
王晓稼	王新保	孔祥鸣	邓清华	卢丽琴
付真富	朱远	朱笕青	许亚萍	孙晓南
严森祥	杜向慧	李林法	李德川	杨红健
杨海燕	狄小云	邹德宏	张平	张沂平
陈明	陈奇勋	邵国良	范云	周鑫明
郑晓	胡巧英	钟海均	俞华	徐栋
郭良	郭勇	黄建瑾	楼寒梅	滕理送
潘宏铭	魏启春			

第二版序言

为进一步规范医疗服务行为,原浙江省卫生厅于 2003 年编辑出版了《浙江省医疗机构管理与诊疗技术规范丛书》。该丛书出版以来,作为我省各级医疗机构和医务人员日常管理和技术规范化的工具书,起到了重要作用。

随着科学技术的进步和社会经济的发展,作为全省医务人员和医疗行政机构管理和技术规范化的工具书,本丛书需要不断地完善。为此,本丛书编委会组织了我省各相关学科的诸多资深专家,本着以实践应用为主,兼备各种理论和基础阐释,理论联系实践,经验和科学发展并存的指导思想,开展了第二版的编写工作。新一版丛书在保留上一版中经实践证明有效的经验的同时,也根据我省的医院管理与临床实践的发展加入了许多新的内容,完善了新的制度以及各种技术规范。在第二版的编写中,病历、护理、药事、麻醉、病理、检验、肿瘤等各质控中心发挥了重要的组织协调作用,在此,我谨向参与第二版丛书编写工作的各地卫生行政部门、各有关医疗机构、质控中心和医学院校及全体编审人员表示衷心的感谢。

随着医疗事业的发展,管理规范也必须与时俱进,我诚恳地希望读者不吝赐教并批评指正,以便再版修订。

浙江省卫生和计划生育委员会主任

杨敬

2014 年 1 月

前　言

　　在浙江省,恶性肿瘤的发病率和死亡率均较高,已引起社会广泛的关注和重视。随着科学技术的快速发展,肿瘤治疗在某些方面已经发生了质的飞跃:肿瘤外科治疗从扩大根治性手术发展到微创技术的应用,放射治疗从常规二维到三维及四维技术的应用,肿瘤内科从具有细胞毒性的化疗药物到分子靶向药物的广泛应用,并且一些肿瘤治疗新技术(如细胞免疫、射频消融、放射性粒子植入、血管介入治疗等)应用也越来越广泛。原有的治疗管理及技术规范已不能适应当代医学发展的需求。为此,应浙江省卫生和计划生育委员会的要求,我们根据全省各级医疗单位的实际情况,结合肿瘤临床治疗的具体特点,参照国际、国内肿瘤诊疗方面的相关标准和规范,对《常见恶性肿瘤治疗管理及技术规范》(2006 年版)(以下简称本《规范》)进行了重新编写。

　　本《规范》按各学科的技术管理及常见恶性肿瘤的治疗规范两个方面进行阐述:在技术管理方面,强调开展治疗所要掌握的国家法规及必须具备的条件和要求;在常见肿瘤诊疗规范方面,所阐述的是较为成熟的、有循证学依据的基本治疗原则及基本技术方法,也提供了一些参考方案,而对一些进展中尚不成熟的新技术、新方法暂不编入。虽然本《规范》的内容以肿瘤的单科治疗为重点,但亦提倡肿瘤的多学科综合治疗。因此,在以单科治疗为重点的同时也涉及了其他学科的治疗方法。而对于肿瘤治疗新技术、新方法,本书虽不编入,但这并不妨碍全省各级医疗单位开展临床研究和探索。编写本《规范》的目的主要在于指导全省各级医疗单位规范肿瘤临床治疗,做到合理、有计划地实施治疗方案,从而进一步提高治疗的总体水平,造福于广大肿瘤患者。

　　本《规范》的编写,之所以能如期完成,承蒙各位编委在繁忙工作之余所付出的辛勤劳动,也得益于省市中心各位委员的大力配合,在此致以诚挚的谢意。

　　由于肿瘤诊疗技术发展迅速,本《规范》虽经省内有关专家共同努力,但难免会有不全之处,因此仅供肿瘤专科医师临床参考。若有不全之处,以国家、省卫生行政主管部门的法律法规或要求为准。

2015 年 10 月

目　录

上篇　管理规范

第一章　常见恶性肿瘤外科治疗管理要求 ·· （3）

　　第一节　基本设置及管理要求 ·· （3）

　　第二节　肿瘤外科专业医师的基本条件与要求 ···················· （3）

　　第三节　肿瘤外科的科室管理要求 ···································· （4）

　　第四节　肿瘤外科的业务技术管理要求 ····························· （4）

第二章　常见恶性肿瘤放射治疗管理要求 ······························· （8）

　　第一节　临床放射治疗科专业人员的组成及资质要求 ············ （8）

　　第二节　放射治疗的科室管理要求 ···································· （8）

　　第三节　放射治疗的临床及技术管理要求 ··························· （9）

　　第四节　放射物理及放射治疗技术管理要求 ······················ （11）

第三章　常见恶性肿瘤化学药物治疗管理要求 ······················· （16）

　　第一节　基本设置及管理要求 ··· （16）

　　第二节　肿瘤内科专业医师的基本条件与要求 ···················· （17）

　　第三节　肿瘤化疗的科室管理要求 ···································· （17）

　　第四节　肿瘤化疗的业务技术管理要求 ····························· （18）

第四章　肿瘤介入治疗管理要求及技术规范 ··························· （23）

　　第一节　肿瘤介入治疗管理要求 ······································ （23）

　　第二节　肿瘤介入治疗技术规范 ······································ （26）

第五章　放射性粒子植入治疗管理要求及技术规范 ·················· （38）

　　第一节　放射性粒子植入治疗管理要求 ····························· （38）

　　第二节　放射性粒子植入治疗技术规范 ····························· （41）

第六章　肿瘤核医学治疗管理要求 ………………………………………（44）

　　第一节　^{131}I（碘）治疗分化型甲状腺癌 ……………………………（44）

　　第二节　骨转移瘤和恶性骨肿瘤的核素治疗 …………………………（46）

　　第三节　肾上腺素能受体肿瘤的^{131}I-MIBG 治疗 ……………………（48）

第七章　射频消融治疗管理要求 …………………………………………（50）

　　第一节　射频消融治疗管理要求 ………………………………………（50）

　　第二节　评价与展望 ……………………………………………………（59）

第八章　癌痛规范化治疗管理要求和技术规范 …………………………（61）

　　第一节　癌痛规范化治疗的管理要求 …………………………………（61）

　　第二节　癌痛规范化治疗的技术规范 …………………………………（61）

第九章　恶性肿瘤随访管理要求 …………………………………………（67）

　　第一节　随访的时间和内容 ……………………………………………（67）

　　第二节　随访管理和要求 ………………………………………………（67）

下篇　技术规范

第十章　常见恶性肿瘤外科治疗技术规范 ………………………………（71）

　　第一节　甲状腺癌的外科治疗 …………………………………………（71）

　　第二节　口腔癌的外科治疗 ……………………………………………（75）

　　第三节　喉癌的外科治疗 ………………………………………………（79）

　　第四节　下咽癌的外科治疗 ……………………………………………（83）

　　第五节　腮腺癌的外科治疗 ……………………………………………（86）

　　第六节　肺癌的外科治疗 ………………………………………………（88）

　　第七节　食管癌的外科治疗 ……………………………………………（94）

　　第八节　乳腺癌的外科治疗 ……………………………………………（96）

　　第九节　胃癌的外科治疗 ………………………………………………（112）

　　第十节　原发性肝癌的外科治疗 ………………………………………（123）

　　第十一节　胰腺癌的外科治疗 …………………………………………（135）

　　第十二节　结直肠癌的外科治疗 ………………………………………（142）

　　第十三节　子宫颈癌的外科治疗 ………………………………………（146）

　　第十四节　卵巢癌的外科治疗 …………………………………………（151）

第十一章　常见恶性肿瘤放射治疗技术规范 ……………………………（157）

　　第一节　鼻咽癌的放射治疗 ……………………………………………（157）

第二节　喉癌的放射治疗 …………………………………………………（162）

第三节　下咽癌的放射治疗 ………………………………………………（166）

第四节　口腔癌的放射治疗 ………………………………………………（171）

第五节　口咽癌的放射治疗 ………………………………………………（176）

第六节　脑胶质瘤的放射治疗 ……………………………………………（181）

第七节　肺癌的放射治疗 …………………………………………………（183）

第八节　食管癌的放射治疗 ………………………………………………（191）

第九节　乳腺癌的放射治疗 ………………………………………………（201）

第十节　直肠癌的放射治疗 ………………………………………………（210）

第十一节　胃癌的放射治疗 ………………………………………………（216）

第十二节　前列腺癌的放射治疗 …………………………………………（220）

第十三节　子宫颈癌的放射治疗 …………………………………………（227）

第十四节　淋巴瘤的放射治疗 ……………………………………………（234）

第十二章　常见恶性肿瘤化学药物治疗技术规范 ………………………（241）

第一节　头颈部恶性肿瘤（除鼻咽癌）的化学药物治疗 ………………（241）

第二节　原发性支气管肺癌的化学药物治疗 ……………………………（244）

第三节　乳腺癌的化学药物治疗 …………………………………………（251）

第四节　食管癌的化学药物治疗 …………………………………………（265）

第五节　胃癌的化学药物治疗 ……………………………………………（267）

第六节　结直肠癌的化学药物治疗 ………………………………………（274）

第七节　肝癌的化学药物治疗 ……………………………………………（288）

第八节　卵巢恶性肿瘤的化学药物治疗 …………………………………（292）

第九节　恶性淋巴瘤的化学药物治疗 ……………………………………（298）

第十节　骨肉瘤的化学药物治疗 …………………………………………（307）

第十一节　软组织肉瘤的化学药物治疗 …………………………………（310）

上篇

管理规范

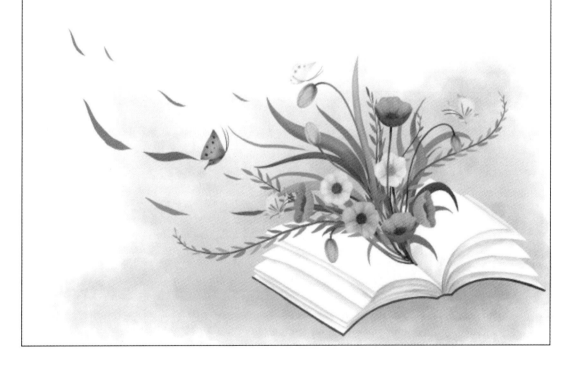

第一章

常见恶性肿瘤外科治疗管理要求

外科手术是治疗恶性肿瘤最基本的、也是最重要的方法。近百年来,无菌技术、麻醉技术和手术方法的不断改进和提高,尤其是微创外科、功能外科的发展,营养支持治疗技术的进步,加上医疗设备的更新及发展,为肿瘤外科的临床诊疗创造了有利的条件。虽然人们在不断探索肿瘤的其他治疗手段,但迄今为止,手术切除仍是治疗恶性肿瘤的主要手段,且技术日益完善,更趋规范化。

第一节　基本设置及管理要求

1.肿瘤外科治疗工作只限于在二级乙类及以上级别医院开展。

2.开展肿瘤外科治疗的医院力求设置肿瘤外科或至少应该在外科中专门设有肿瘤外科组。

3.应配置有 10 张床位及以上的病房。

4.按病房床位及实际工作情况合理配置一定比例的肿瘤外科专业医师及护理人员。

5.肿瘤外科最好有主任医师、副主任医师、主治医师、住院医师等各级医师编入,其人数可按床位编制。

6.严格执行肿瘤手术分级管理制度(参照浙江省卫生和计划生育委员会手术分类管理要求执行)。达不到分级手术条件(即缺少肿瘤手术相应级别的医师)的医院,应将此类手术患者转送至上级医院或具备分级手术条件的医院。

第二节　肿瘤外科专业医师的基本条件与要求

1.从事肿瘤外科的专业医师必须具备大专及以上学历,具有执业医师资格证书,经过省级以上医院肿瘤外科专业进修一年以上并取得相应合格证书。

2.从事肿瘤外科的专业医师必须全面掌握肿瘤外科和肿瘤学的基本知识,并具有一定的普外科工作经验及外科学基础知识。因此,肿瘤外科医师应具备 3～5 年普外科的临床实践经验,并经过病理科、胸外科、泌尿科、妇产科、放射科、五官科等有关科室的短期轮转学习,才能担任肿瘤外科的临床工作。

3.肿瘤外科医师必须具有较强的无瘤观念,在工作中应特别注重无瘤技术,这是提高患者手术后长期生存率的重要环节。

4.肿瘤外科医师必须具备良好的职业道德和严格的科学作风,品行端正,责任心强,实事求是。除此之外,在工作中遇到困难时,有坚韧不拔、冷静判断和果断处理的思想和决心。

5.肿瘤外科医师需具备较强的综合治疗观念,要熟悉肿瘤治疗的最新进展,善于组织、协调各学科的合作。

第三节　肿瘤外科的科室管理要求

1.实行科主任负责制,由科主任带领全科(或组)工作人员做好临床医疗、科研及教学等各项工作。

2.必须严格执行各项工作常规及各级医务人员的岗位责任制,尤其要强调执行好查房、会诊、术前讨论(疑难病例讨论)、死亡病例讨论等制度及各种肿瘤手术和护理常规,并能建立一整套检查和评价工作好坏的方法。按照浙江省卫生和计划生育委员会(简称浙江省卫计委)的要求,常见恶性肿瘤的诊治必须遵循相应的规范,建立并采用临床路径。

3.建立相关肿瘤的多学科联合诊治(Multidisciplinary joint diagnosis and treatment,MDT)模式,并具备 MDT 的有效运行机制,为进展期或晚期的恶性肿瘤患者提供规范、有效的个体化诊治方案,以争取最佳疗效。

4.重视对医务人员的业务技术培训,选送各级医护人员参加本专业的继续教育及进修培训项目。鼓励医护人员自觉进行业务学习,更新知识,活跃学术氛围。同时能有计划地开展科研工作,积极采用新技术、新方法,不断提高诊疗水平。此外,应经常进行安全医疗及医疗规范教育,预防和减少差错,杜绝医疗事故的发生。

5.必须建立患者随访制度,应由专人负责,可采用预约门诊方式,切实做到定期复查,并建立专门的病历档案。肿瘤外科有异于普外科,必须进行远期疗效的追踪随访,以观察肿瘤有无复发转移等情况,一旦发现应及早制订继续治疗方案。这项工作还能帮助医疗科研人员进行教学和科研资料的整理与收集等。因此,定期随访对科室的医疗、科研及教学工作都是有利的。

6.科室必须有专人(1～2名)担任科研、临床、教学方面的秘书,协助科主任全面落实临床、科研和教学工作,促进学科建设。

第四节　肿瘤外科的业务技术管理要求

肿瘤外科的业务管理与普外科基本相同,要着重抓好术前管理、术中管理、术后管理、麻醉管理、手术室管理及消毒隔离和灭菌管理六个环节。

一、术前管理

1. 必须做好术前诊断和风险评估。要求医务人员详细询问并采集患者的现病史、既往史、个人史、肿瘤家族史及遗传病史等，结合细致、全面的体格检查及必要的术前检查，尽可能明确恶性肿瘤的诊断和临床分期，并对患者的全身情况（尤其是重要脏器功能状况）和是否存在其他并发症有大概的了解。

2. 必须明确手术适应证和选择正确的手术方式。术前恶性肿瘤的诊断和临床分期有利于手术方案的制订，这是抓好手术管理的前提，尤其是在涉及器官或肢体切除而严重影响功能的情况下，必须有病理诊断依据方能手术，也可在术中行快速病理检查以获得病理诊断依据。

3. 必须抓好术前讨论这一环节。要根据手术类型，认真做好术前讨论，尤其对大手术、疑难病例、术前诊断不明病例等都应有术前讨论。讨论内容除确定肿瘤的诊断、分析手术适应证外，还要包括确定手术方式、麻醉方法、术中可能出现的并发症的处理、术后应注意和防范的问题等。对局部晚期、转移或复发性恶性肿瘤患者，术前必须经过 MDT 讨论后，方可制订最合理的综合治疗方案。

4. 要认真落实手术安排。手术医师应严格按照《医师分级手术范围规定》进行手术。

5. 要高度重视术前与患者或其家属的谈话。要劝慰患者消除各种心理负担，增加其治疗信心，告知家属手术可能带来的不良后果，构建医患双方的互信关系。术前谈话必须由患者或其家属签字确认（家属签字须履行患者授权协议），这也是避免纠纷的重要环节。

6. 要反复落实手术前的各项准备工作，包括：手术医师应亲自对患者进行检查，并对手术方法和步骤做必要的复习和思考；确认各种必要的检查项目是否完成，患者是否有重要脏器的功能障碍等情况；患者是否需要备血并确定落实情况；患者有无执行医嘱，落实饮食、大小便、戒烟及皮肤准备、膀胱准备、胃肠道准备、呼吸道准备等工作；患者有无发热、感染、月经来潮等需要延期手术的情况；对伴发心脏病、高血压、糖尿病、肝炎等其他严重疾病者，需做相应专科的术前准备，并在手术过程中请相关专科医师参与监护，以完成传染病检测，同时做好与其他科室的协调工作。术前管理应特别强调住院医师的责任心，主刀医师执行术前操作的责任心，以及护理人员认真做好术前护理的责任心。

7. 对诊断不明确、预后不良、病情危重、手术风险极大的手术和非常规或研究试验性手术，必须在患方充分知情同意的前提下，经有关部门领导审查批准后，方能实施。

二、术中管理

1. 在手术过程中，手术者、麻醉医师及护理人员既需要做到严格分工，又要做到密切配合，严格按照规范开展手术、麻醉及护理等常规操作。

2. 主刀医师应对手术负主要责任，不仅要熟悉手术技能，还要组织与指挥手术的全部过程。助手应服从主刀医师做好手术,麻醉人员要确保患者在手术中的麻醉效果,器械护士和巡回护士要全力配合手术者,以确保手术顺利完成,并保证患者的安全。

3.严格请示汇报制度。凡出现术前未预料情况,需对手术方案做重大修改,或手术者难以胜任手术难度时,必须向上级医师或科主任汇报,必要时向医务科及分管院长报告或请他们到手术室现场予以指导。

4.严格尊重患者的知情同意权。凡要摘除在术前未向患者或家属说明的脏器,或手术方案发生明显变动时,必须征得患者家属同意并签字后才能进行。

5.手术中要严格掌握无瘤技术,避免肿瘤脱落在其他部位发生种植。这也是防止肿瘤复发和转移的重要一环。

6.手术中要自始至终严格遵守无菌操作原则,以预防手术感染。

7.严格执行清点制度。在手术前后,必须清点器械、纱布、缝针等物品,以防止物品遗留在患者体内。

三、术后管理

1.术后及时完成术后谈话记录并请家属签字,同时需说明手术情况、术后注意事项及可能出现的并发症等。

2.严密观察病情,注意有无术后继发性出血和其他可能发生的严重并发症,应做到及时发现和及时处理。

3.注意各种专科护理,创口导管、引流管要保持通畅,防止脱落;要协助患者翻身,鼓励患者咳嗽,保持呼吸道通畅,预防肺部感染。

4.住院医师要严格执行换药制度,应认真检查患者手术伤口并按时更换敷料,仔细观察伤口愈合情况和肉芽组织生长情况;及时向上级医生汇报患者的术后恢复情况,在征得上级医生意见的前提下,及时拔除术后引流管和体内置管,并及时修改医嘱。

5.合理使用抗生素,正确进行输血、输液,以保持体内水、电解质平衡等。

6.合理使用止痛和镇痛药物。

7.强调合理搭配营养原则,重视功能锻炼和康复指导。

8.高度重视肿瘤患者术后的心理护理,帮助患者树立战胜疾病的信心。

9.仔细观察患者,特别注意有无发生严重并发症的预兆,并予以及时处理。医生必须主动做好医患沟通工作,避免产生医患矛盾,维持良好的医疗秩序。

10.必须关注患者术后病理检查报告,及时做出临床病理分期,根据相关恶性肿瘤的诊疗指南或诊疗规范,必要时组织 MDT 讨论,为患者制订合理的综合治疗方案。

11.对术后危重或发生并发症的患者,必须及时组织全科医护人员进行讨论,积极参与抢救治疗,并及时向上级部门汇报。对科内发生的不良事件,必须及时组织全科人员进行讨论分析,记录、备案并及时向医务科报告。

12.一旦患者死亡,应及时进行死亡病例讨论,并尽量动员家属同意对死者进行尸检。

四、麻醉管理

1.术前麻醉准备,包括全面了解病情、选择麻醉方法、确定麻醉药物等,并做好各项麻醉准备。

2.严格执行麻醉工作流程,特别在手术过程中要严密、及时、准确地观察和记录各项指标,记录手术和麻醉方法、步骤,记录术中变化和处理的经过。对一般患者,要每15分钟测血压、脉搏、呼吸各1次,记录术中失血、失液数量和液体补充量;对重大手术或危重患者,要随时观察、记录各项生理指标的变化情况,防止发生麻醉意外。

3.严格执行与病区的交接班制度和术后随访制。手术完毕后,若为全麻患者,务必待其苏醒后再送回病房,要求麻醉人员亲自护送,并向病房值班医师和护士交代术中情况和术后注意事项,待患者经再次测量血压、脉搏、呼吸均稳定后,方可离去,并在3～4d后进行术后随访,观察有无出现麻醉并发症。若发生并发症,则应协助病房医师认真检查并予以处理。

4.麻醉事故的防范,包括责任过失和技术过失导致的事故。

5.严格执行麻醉器械定时检查制度和维修制度,确保性能良好。

6.术后须进行麻醉随访,了解有无麻醉并发症发生。

7.麻醉科必须加强自身的学科建设,同时亦须与外科紧密协作,紧跟微创外科、快速康复外科、功能外科发展的趋势,积极配合外科发展并继续学习有关麻醉学的前沿知识。

五、手术室管理

手术室管理主要是抓好设计管理、设备器械管理、制度管理和技术管理,包括手术室的合理布局、相应的设备器械装置、手术室人员的组织分工和工作职责、手术室工作规则和制度建设、技术操作规程及无菌管理等。

六、消毒隔离和灭菌管理

1.消毒隔离制度,包括病区内的常用医疗物品和医疗器械,尤其是换药物品、各种引流管、引流瓶、治疗盘等都要严格进行定期消毒,病区和手术室、术后复苏室、监护病房等也要严格执行消毒制度。

2.无菌操作技术的管理,包括外科人员必须树立牢固的无菌技术观念,绝不能有任何疏漏或侥幸心理,要十分明确感染是肿瘤外科患者最大的敌人,是手术失败的重要原因。因此,无菌管理对肿瘤外科来说是全科性、全员性、全过程性的,不能有任何放松。

第二章

常见恶性肿瘤放射治疗管理要求

第一节 临床放射治疗科专业人员的组成及资质要求

临床放射治疗(简称放疗)医师必须具备本科以上学历,取得执业医师资格证书;非肿瘤放射治疗专业毕业的学生须经省级以上专科放射治疗专业进修一年以上,并取得相应合格证书。新进入放射治疗科的医生必须在放射治疗专科接受规范化培训且成绩合格后才能从事肿瘤放射治疗工作。放射治疗医师应具备较全面的基础医学、临床医学、肿瘤学、肿瘤放射治疗生物学及物理学知识。

第二节 放射治疗的科室管理要求

一、放射治疗科设置的要求

放射治疗科要求设置在三乙及以上医疗机构,必须独立建科,实行科主任负责制,有完善的三级医师制度。科主任作为质量保证管理负责人,负责制订放射治疗质量保证计划,并带领全科工作人员做好临床医疗、科研及教学等各项工作。

二、放射治疗的质量保证条件

建立和健全各项工作常规制度,是放射治疗质量保证管理的必备条件。

(一)查房制度

主任每周查房1次,全科室医生与病房护士长共同参加,讨论门诊和病房疑难病例、典型病例以及死亡病例,对存在的诊疗问题提出意见并及时予以解决。主治医师每日查房1次,带领本组住院医师制订治疗方案,解决治疗问题,并选定主任查房病例。住院医师每天至少要巡视病房1～2次,及时解决患者在治疗中出现的问题。门诊治疗患者每周至少需来院检查2次,其中1次做全身检查,以观察肿瘤消退情况及治疗期间产生的副反应,并获得相应处理。技术室组长每周检查1次治疗单,并讨论、解决患者在治疗中出现的问题。

（二）病历书写制度

病历书写应于 24h 内完成。要求字迹工整，语句通顺，内容科学，逻辑性强。治疗过程中医生应及时记录患者的肿瘤消退情况、治疗中出现的副反应及相应的处理方法；待疗程结束后，详细记录患者的治疗经过，包括治疗日期、疾病名称（病理诊断）、临床分期、设置放射野方式、照射技术、照射能量、照射总剂量（肿瘤剂量）、分割次数、照射时间及体检和辅助检查等情况。患者出院后，病历要经主治医师、主任签字后方能送至病案室存档。

（三）定期随访制度

对患者进行定期随访，以观察疗效，并能及时发现和处理患者肿瘤复发及放射损伤等情况。

（四）放射治疗设备维修、保养验证制度

对各种治疗设备，每周至少进行小维修和保养各 1 次，确保机器正常运行。

（五）放射治疗工作人员的个人档案管理制度

主要记录放射治疗工作人员的个人剂量监测、健康监护以及专业技术和防护知识培训等情况。

（六）医疗核心制度

作为临床科室，必须建立并严格遵守各项医疗核心制度。

第三节　放射治疗的临床及技术管理要求

一、严格掌握放射治疗适应证

对需要实施放射治疗的患者，应先取得病理学诊断，并经过合理及必要的完整检查，以明确肿瘤分期，在此基础上，还必须经过放射治疗专科医生或 MDT 讨论后，才能决定是否进行放射治疗。

二、合理制订放射治疗计划

1. 对接受放射治疗的患者，应明确治疗目的（根治性或姑息性），合理制订放射治疗计划并严格按计划执行。

2. 制订放射治疗计划时，常规放射治疗必须有 1 名主治医师以上职称的人员参与，3 年内资历的住院医师开放射治疗单必须经中级职称以上医师签字。IMRT、IGRT、TOMO 等高、精、尖技术的放射治疗计划必须要由从事放射治疗工作 5 年以上的高级职称医生开展。

3.应由模拟机定位设计照射野,并拍摄定位片且留底保存。

4.有条件使用 CT 模拟机的单位,应根据肿瘤靶区设计合理的治疗计划。

5.应由放射物理师及医师校对、核实、确认治疗计划,并签名。

6.在三维适形放射治疗前,应进行照射靶区中心点及照射野的验证,在调强放射治疗剂量前,应进行绝对剂量及相对剂量的验证,待达到标准要求后方可进行治疗。

7.治疗计划单应与病历同时保存。

三、正确摆位,严密操作

1.照射前,技术员应认真阅读治疗单,核对患者的姓名、诊断、照射剂量,并按医嘱正确摆位,做到两人摆位,不得擅自修改治疗医嘱。

2.对新设照射野或非常规照射野的首次摆位,或技术员在摆位过程中出现疑问时,主管医师应亲自去机房指导。

3.照射过程中,技术员应密切观察患者的情况和设备运行情况;照射结束后,要检查患者体位移动情况,及时记录并提醒患者不可擅自改变体位。

4.发现摆位或剂量差错,应及时报告主管医师及技术组长,不得自行涂改或隐瞒不报。

四、临床医生进行放射治疗计划的实施流程

1.有完整的影像及临床检查资料,有正确的分期,对该肿瘤的病理、临床病情进展特点有正确的认识。

2.掌握该肿瘤各个靶区的勾画及治疗和预防剂量,掌握相关危及器官位置的勾画及剂量限制。

3.治疗计划的确认流程如下。在治疗计划实施前,必须由临床医生对靶区进行确认,查看 DVH 图,首先进行初步评价以明确该计划是否合乎临床要求,包括靶区的容积剂量、最高剂量及最低剂量,危及器官的剂量及容积;然后查看断层剂量分布情况,高剂量的分布及位置,最高剂量点的位置,以及与重要危及器官的关系,靶区低剂量区。如果不满足临床要求,则提出整改要求,包括需要补量区及危及器官剂量的限制区。靶区计量学应达到以下标准:①V_{100}(被 95% 的处方剂量曲线覆盖的靶区体积百分比)≥95%;②最大剂量点位于 GTV_{nx} 内;③110% 的处方剂量体积≤20%(V_{110}≤20%);④PTV 接受小于 93% 的处方剂量的体积≤1%。

4.计划确认后的治疗实施流程如下。对行初次治疗者,临床医生要下机房确认;对行特殊治疗及 IMRT、IGRT、TOMO 等高、精、尖治疗手段时,临床医生要定期下机房以保证治疗正确实施。

五、肿瘤治疗过程中的疗效评价及毒副反应处理

1.疗效评价:根据 RESIST 标准评价实体肿瘤治疗的效果,在治疗过程中对不同肿瘤进行临床、内镜及影像学检查,再根据检查结果进行疗效评价,并根据疗效评价结果决定进一步的治疗方案。

2.毒副反应处理:在放射治疗过程中,必须对患者的治疗相关毒副反应按 RTOG 或 CTC 标准进行评价,对反应进行及时处理,必要时调整治疗计划。

第四节　放射物理及放射治疗技术管理要求

一、放射治疗设备的基本配置要求

放射治疗设备的配置必须合理并符合国家卫生行政部门的相关规定和要求。开展外照射必须具有 X 线(或钴 60γ 线)和电子线两种治疗机的最低配置,如钴 60γ 线机必须配置深度 X 线机。对于有直线加速机的单位,如已配备 6MV 以上高能 X 线的直线加速器,还应配置有不同能量的电子线;而对于仅有一台不带电子线的直线加速器的单位,必须再配置深度 X 线机。对于有外照射设备的单位,可配置近距离后装治疗机以进行腔内放射治疗;但仅有后装治疗机而无外照射设备的单位,不得开展放疗工作。

(一)定位设备

开展放射治疗工作一般必须配备模拟定位机;开展三维适形调强技术必须配备 CT(MR)模拟定位设备。部分放射治疗计划的制订、验证需要在模拟机和 CT 模拟定位设备上进行。

(二)计划设备

开展放射治疗必须配置治疗计划系统;开展三维适形调强技术必须配备三维放射治疗计划系统以及相关网络设备;开展腔内放射治疗、X(γ)刀、断层放射治疗等技术需要配置专用的放射治疗计划系统及相关辅助设备。

(三)验证设备

开展调强放射治疗必须配备治疗计划二维剂量验证系统,开展旋转调强放射治疗必须配备治疗计划三维剂量验证系统,开展 X(γ)刀、射波刀和 TOMO 断层放射治疗等必须配备相关治疗计划剂量验证设备。

(四)质控设备

开展放射治疗必须配备相关质控设备。精确的剂量检测设备是保证放射治疗质量的先决条件。作为放疗单位,必须配备测量绝对(相对)剂量和对放疗设备进行日常剂量检查的测量设备。

二、放疗物理技术人员的资质、组成及配备要求

(一)放射物理师

放射物理师:需具备大学本科以上学历,物理、医学物理、生物医学工程等相关专业毕业,需要具备大型设备 LA 物理师上岗证及浙江省质控中心物理技术培训证书(有效期3年),并在省级三甲以上医院培训进修半年以上。放射物理师除需具备较全面的放射物理学知识外,还应具备临床医学、肿瘤学、影像学、放疗技术及放射生物学等基本知识。

(二)放疗技师

放疗技师:需具备大学专科以上学历,医学、医学物理、医学影像学等相关专业毕业,需要具备大型设备 LA 技师上岗证及浙江省质控中心物理技术培训证书(有效期3年),需在省级三甲以上医院培训进修半年以上。放射技师除应具备较全面的放疗技术学知识外,还应具备临床医学、肿瘤学、影像学、放射物理学及放射生物学等基本知识。

(三)维修工程师

维修工程师:需具备大学专科以上学历,设备维修相关电子、机械工程、电气专业毕业,有3年以上工作经验,具备一定的相关专业知识,能掌握设备的基本结构和性能,有比较全面的设备维修基本技术和一定的放射学物理知识及放射防护知识。开展放疗需要配备1名以上专业维修工程师。

(四)人员配备要求

人员配备要求:开展常规放疗及 IMRT 技术至少需要配备2名放射物理师,其中至少有1名具有中级职称。每台直线加速器(正常工作负荷)需至少配备3名放疗技师,其中至少有1名具有中级职称。开展 IGRT、旋转调强等高、精、尖技术至少需要3名放射物理师,其中至少有2名具有中级职称或1名具有高级职称。每台直线加速器至少配备3名放疗技师,其中至少有1名具有中级职称。

三、开展各类放射治疗技术的基本设备配置要求

1.开展二维放射治疗的放疗设备硬件要求:包括符合二维放疗技术要求的患者固定装置,二维影像资料(常规 X 线片、DRR、CT 影像等)的输入设备,放射治疗计划系统,具有 X 线和电子线的直线加速器(仅是具有 X 线的直线加速器则必须配备深度 X 线机;仅有钴60治疗机则必须配备深度 X 线机),剂量仪,加速器性能的日检仪。

2.开展三维放射治疗的放疗设备硬件要求:包括符合三维放疗技术要求的患者固定装置,三维影像资料(CT 影像、MR 影像、PET-CT 影像等)的输入设备,三维放射治疗计划系统,具有 X 线和电子线的直线加速器[带多叶光栅系统(Multi-leave collimators,MLC)][仅是具有 X 线的直线加速器(带 MLC)则必须配备深度 X 线机;仅有钴60治疗机则必须配备深度 X 线机;直线加速器(不带 MLC)和钴60治疗机进行三维适形治疗应有 BLOCK 技术配合],剂量仪,加速器性能的日检仪。

3.开展三维调强放射治疗的放疗设备硬件要求:包括符合三维调强放疗技术要求的患者固定装置,三维影像资料(CT影像、MR影像、PET-CT影像等)的输入设备,三维放射治疗计划系统并具有逆向计划功能,具有X线和电子线的直线加速器(带MLC),剂量仪,加速器性能的日检仪,调强验证系统(旋转调强必须具备三维验证系统)。

4.开展4D调强放射治疗的放疗设备硬件要求:包含符合三维调强放疗技术要求的患者固定装置,4D-CT模拟技术(门控、ABC、tracking等装置)4D影像资料的输入,三维放射治疗计划系统并具有逆向计划功能,具有X线和电子线的直线加速器(带MLC),剂量仪,加速器性能的日检仪,调强验证系统(旋转调强必须具备三维验证系统)

5.开展近距离后装治疗的放疗设备硬件要求:包括后装治疗机、二(三)维影像输入设备,近距离治疗计划系统,放射源强度检测设备(井形电离室),放射源到位精度检测设备(检测胶片、检定尺等)。

四、放疗设备和辅助设施的质控管理基本要求

加强放疗设备的质控管理,确保放疗设备的正常运行和放疗剂量的准确性是实现安全治疗的有效保证。

(一)放射治疗设备的质控管理

应定期对直线加速器、钴60治疗机、深度X线机的输出剂量、射线质以及射线均匀性等物理指标进行检测,检测方法和频度应按照外照射放射源的检测规定《中华人民共和国国家计量检测规程JJG589—2001》进行。对治疗设备(直线加速器、钴60γ线机、深度X线机)的机械、光学性能应定期进行检查,检查项目、频度和标准可参考相关行业标准。带图像引导的直线加速器应增加对机载CT(容积CT)的检测,检测项目应按照相关国家标准或行业标准进行。后装治疗机的机械、电气性能检查应包括源的到位精度、计时器准确性等,检查结果应与该机在出厂时的性能标准一致。后装治疗机的放射源在出厂时应有活度证书,对放射源的活度及其他物理特性在使用前需做校验,方法和标准应执行国家有关标准。

(二)模拟定位设备的质控管理

应定期对模拟定位设备的机械、光学性能进行检查,检查项目、频度和标准应与治疗设备相关内容标准相同。CT模拟机和MRI模拟机的检测应参考国家相关CT和MRI检测项目和标准。

(三)放疗计划系统的质控质量

放疗计划系统在启用前应做好各种验证,使用中应定期检查典型治疗计划(作为参考标准计划)的剂量分布,并与体模内规定点的测量值进行比较,当硬件或软件更新后,应立即检测束流的物理数据(如PDD、TMR、OAR等)和单野的剂量分布等情况。所有结果应做好记录,以便比对。

(四)剂量测量验证设备的质控管理

剂量测量检测设备必须由专人保管。参考剂量仪必须按照国家规定定期送国家指定的一级或二级标准剂量实验室进行比对。若同时具备参考剂量仪和工作剂量仪,则工作剂量仪只需与参考剂量仪进行比对。若剂量检测设备发生故障,则应经维修后重新进行比对,合格后,方可投入使用。各种剂量测量验证设备的使用必须按照设备技术说明进行。

五、放射治疗物理技术工作规范的基本要求

(一)治疗室工作规范要求

1. 常规摆位规范要求如下。①应具备必需的医疗核对内容;②应体现行业认可的摆位精度要求,要求量化;③应体现合理的治疗摆位流程内容;④应体现放射治疗摆位质控要求;⑤应具备必要的医疗风险防范能力。

2. 特殊摆位规范要求如下。①应具备必需的医疗核对内容;②应体现特殊治疗技术的要求;③应体现行业认可的摆位的精度和量化要求;④应体现合理的治疗流程内容;⑤应体现放疗摆位质控要求;⑥应具备必要的医疗风险防范能力。

3. 图像引导放疗(IGRT)技术操作规范要求如下。①疗程开始前,从计划系统传输摆位所用 DRR 图像至 CBCT 工作站,作为 IGRT 应用的参考图像,同时传输感兴趣的几何结构,用于评价配准效果。感兴趣的几何结构包括靶区、危及器官、感兴趣的剂量线。②正确设置 CBCT 扫描参数,各部位的扫描参数应专用且固定。③正确选择配准模式,自动骨配准适用于骨组织较多且靶区与骨组织相对固定的部位,自动灰度配准适用于骨组织较少的部位或靶区与骨组织没有固定关系的部位,手工配准适用于自动配准后的微调。④正确设置配准范围,配准框应尽可能包括全部的靶区和一些位置相对固定的骨性标记,以及感兴趣区(ROI)等,还应尽量避开易活动的组织和器官。⑤首次配准时,要求主管医生和放射物理师在场,与技师一起判断配准是否准确,观察靶区和靶区周围解剖结构的配准情况。当任何一个方向的平移误差大于临床要求的极限时,应进行误差修正。⑥CBCT 扫描次数应按照临床要求,大分割剂量放疗则要求每次均做 CBCT 扫描。在前 5 次的 IGRT 过程中,如果发现有系统性误差,则需要医生与技术员达成共识后,方可进行摆位参考标记的调整。⑦在整个疗程中,医生要每周评估配准情况,观察配准的准确性、肿瘤变化的情况和靶区的包绕情况,作为修改计划的参考。⑧在患者放疗的整个疗程中,若发现患者有明显的体表外轮廓改变以致影响图像配准和治疗时,则应及时通报主管医生,并采取应对措施。

(二)模拟定位室工作规范的基本要求

1. 模拟定位室体模制作流程规范要求如下。①应具备必需的医疗核对内容;②应按照医嘱摆放体位,如无特殊要求则按照常规摆放体位;③体位应保持舒适放松,患者衣着应使体模能完整且平滑地包裹治疗部位;④应尽可能保护患者的隐私;⑤体模的制作应

按照操作标准进行;⑥应对特殊的解剖部位进行造型,造型应考虑重复性要求;⑦体模上应有患者的姓名、床位号、对位孔(点)等明显标注;⑧体模制作完成后,需等完全定型后才可使用;⑨体模制作应体现行业认可的定位精度和放疗质控要求;⑩制作流程中应具备必要的医疗风险防范能力。

2.常规定位规范要求如下。①应具备必需的医疗核对内容;②应体现行业认可的定位的精度和量化要求;③应体现合理的定位流程内容;④应体现放疗定位的质控要求;⑤应具备必要的医疗风险防范能力。

3.CT模拟定位规范要求如下。①应具备必需的医疗核对内容;②应体现CT模拟定位扫描条件的标准化和量化要求;③应体现合理的定位流程内容;④应具备放疗定位质控内容;⑤应具备必要的医疗风险防范能力。

(三)治疗计划室规范要求

1.放射治疗计划规范要求如下。①应具备必需的医疗核对内容;②应体现合理的计划流程内容;③应体现不同病种的计划内容要求;④应体现靶区、危重器官命名的标准化和一致性;⑤应体现靶区、危重器官剂量优化参数的标准化和一致性;⑥剂量评估条件要求合理、标准和一致;⑦应体现放疗计划的质控内容;⑧应具备必要的医疗风险防范能力。

2.计划验证规范要求如下。①应具备必需的医疗核对内容;②应具备具体剂量验证的标准;③应具备体现行业认可的验证的精度和量化要求;④应体现合理、标准的验证流程内容;⑤应具备验证放疗剂量的质控内容;⑥应做好完整的记录。

(四)放疗主要设备质控检测规范要求

1.治疗机剂量常规检测规范要求如下。①剂量检测的项目、频度和方法应按国家(或国际)相关标准进行;②应体现合理、标准的测量流程内容;③绝对剂量刻度必须对读数进行温度、气压和其他必要的修正;④剂量刻度应具备国家(或国际)相关标准的精度要求;⑤应做好完整的记录。

2.定位设备常规检测规范要求如下。①应对定位设备的电气、机械、光学性能(如等中心、光野重合性、机架角等)进行定期检测;②检测项目、频度、方法和精度应按国家(或国际)相关标准进行;③经重大维修或更换主要部件后的设备要按照国家规定进行全面检测,符合规定指标后,方可投入使用;④检测流程应合理、标准;⑤定位设备的防护性能必须符合国家标准。

3.计划系统常规检测规范要求如下。①定期检查治疗计划系统中的典型计划(参考标准计划)的剂量分布,并与体模内规定点的测量值进行比较;②硬件和软件更新后,应立即检查束流的物理数据(如PDD、TMR、OAR等)和照射野的剂量分布;③应做好记录,以便进行比较。

第三章

常见恶性肿瘤化学药物治疗管理要求

恶性肿瘤的化学药物治疗(简称化疗)是恶性肿瘤治疗的独立手段和重要组成部分,属于当前新兴学科——肿瘤内科学(Medical oncology)的重要范畴。肿瘤内科学是一门年轻和发展迅速的学科。近半个世纪以来,肿瘤内科治疗逐渐发展成了肿瘤经典的三大主要治疗手段之一。肿瘤内科治疗作为一种全身治疗,包括化疗、内分泌治疗、分子靶向治疗与免疫治疗以及中医中药治疗等。其中,化疗虽能对恶性肿瘤的治疗起到较好的临床作用,但同时也会给患者机体带来一定的不良反应。化疗是一项专业性极强的肿瘤治疗技术,表现在从业医护人员在化疗方案设计和执行的各环节上均需要具备较高的综合诊断和评估能力,并全面掌握肿瘤化疗的适应证、禁忌证、化疗药物的药理知识,以及方案中药品的选择、配伍、给药方式、给药时机、剂量调整等专业知识,具有预防和处理化疗药物不良反应的专业技能。因此,开展恶性肿瘤化疗工作的单位必须加强肿瘤化疗的医疗安全和医疗质量管理,合理使用抗肿瘤药物,落实《抗肿瘤药物临床应用指导原则》和国家卫计委颁发的《三级综合医院评审标准实施细则》等文件精神,严格掌握适应证,并加强管理。

第一节　基本设置及管理要求

1.恶性肿瘤的化疗工作只限在二级及以上医院开展,且需配备相应的内镜、超声诊断仪、CT机、病理与细胞学检查以及常用肿瘤标志物检验、检查设备与相应的专业技术人员,服务区域内其他医院拥有上述大型设备能够及时提供相应服务的除外。非相应医疗机构的检测与检查服务必须得到当地卫生行政部门的认可,并有一定的质控体系和法律合同作为质量保证。

2.开展化疗的医院必须设置肿瘤内科或化疗科,或至少单独设立肿瘤化疗组,从业人员需经过"抗肿瘤药物临床应用指导原则"系统培训或具有专科进修资质。

3.应该配置5张以上独立的病房床位。

4.按病房床位及实际工作情况合理配置化疗专业医师及护理人员的人数。

5.临床化疗工作中需要高级职称医师(主任医师或副主任医师)、主治医师、住院医师等各级医师共同参与,且必须配备有主治医师及以上职称的肿瘤内科专业医师,其人数可按实际开放床位定编。

第二节　肿瘤内科专业医师的基本条件与要求

1.从事化疗专业的医师必须具备大专以上学历,取得执业医师资格证书,经过省级及以上医院肿瘤内科专业进修一年以上,并取得相应合格证书。

2.肿瘤内科专业医师必须全面掌握肿瘤化疗知识及肿瘤学的基本知识,熟悉抗肿瘤药物临床应用指导原则,能够合理使用抗肿瘤药物,并取得主治医师及以上专业技术职务资格。

3.肿瘤化疗医师必须具备良好的职业道德、较强的工作能力以及热情周到的服务态度,品行端正,责任心强。

4.在临床实践中,肿瘤内科专业医师必须掌握抗肿瘤药物临床应用的基本原则,熟知抗肿瘤药物的分级管理、使用管理和配置管理,规范、正确地使用肿瘤化疗药物,严格掌握化疗适应证,遵守个体化的治疗原则。

5.定期接受继续教育和各类规范化培训,并取得相应的学分。

第三节　肿瘤化疗的科室管理要求

一、科室人员管理要求

科主任或肿瘤化疗组负责人应带领全科(或组)工作人员开展肿瘤内科临床、教学和科研工作,明确本科(或组)各级、各类人员的职责分工,定期开展肿瘤内科诊疗规范与操作规程的培训和考核,有计划地开展安全医疗与风险防范教育,以减少差错、杜绝事故的发生。

二、科室各项医疗规章制度

(1)查房制度:主任每周查房1次,全科医师及护士长一同参加,主治医师每天查房1次。上级医师带领本组住院医师制订化疗方案,解决化疗中出现的问题;住院医师每天要巡视病房2次及以上。

(2)疑难病例、典型病例以及死亡病例的讨论制度:对诊治中存在的问题应提出意见并及时解决。针对恶性肿瘤治疗特点,应在院内定期开展多学科联合诊治,提高肿瘤个体化综合治疗水平。

(3)病历书写制度:病历书写应在患者入院后24h内完成,要求字迹工整、语言通顺、内容科学、逻辑性强。患者出院后,病历要经主治医师、主任医师签字后,方能送至病案室。

（4）化疗前知情告知制度：在抗肿瘤药物用药前，医务人员务必与患者及其家属充分沟通，说明治疗目的、疗效、给药方法以及可能引起的不良反应等。医患双方应尽量达成共识，并签署知情同意书。

（5）化疗执行过程中的查对制度：在化疗执行过程中，医生、护士应认真核对处方、药品是否规范、正确，并认真观察患者的用药反应，及时处理并记录不良反应。

（6）患者教育与随访制度：对患者及其家属进行多种形式的健康教育，并对出院患者进行定期随访与康复指导，特别是对延迟性化疗反应（恶心、呕吐、骨髓抑制等）的院外康复指导。观察和记录疗效与不良反应，并完成教学和科研资料的收集与整理工作。

第四节　肿瘤化疗的业务技术管理要求

一、肿瘤化疗的适应证

（一）根治性化疗

对可治愈的敏感性恶性肿瘤，如急淋白血病、恶性淋巴瘤、睾丸癌等，应使用由作用机制不同、毒性反应各异、单药有效的药物所组成的联合化疗方案，经过足量足疗程的密集（间歇期尽量缩短）化疗，以达到完全杀灭体内肿瘤细胞的根治目的。化疗常常是这类肿瘤的首选，甚至是唯一的治疗手段。

（二）姑息性化疗

当患者肿瘤分期已经属于晚期，且无法根治时，可通过姑息性化疗减轻症状，延长生存期，并提高生活质量。

（三）辅助化疗

辅助化疗是根治性手术后施行的化疗，以降低患者术后复发风险，实质上是根治性治疗的一部分。

（四）新辅助化疗

新辅助化疗是指手术或放疗前开展的化疗，其目的也是为了降低术后或放疗后肿瘤复发的风险，或是为了缩小肿瘤范围，增加手术切除或放疗机会。

（五）介入化疗

对化疗反应较差的肿瘤，可采用特殊的给药途径或特殊的给药方法，即介入治疗以获得较好的疗效，如原发性肝癌采用肝动脉给药方法。

（六）腔内灌注化疗

对伴有癌性胸、腹腔和心包积液者，可采用（充分引流后）腔内给药或双路化疗的方法。

（七）解救化疗

肿瘤引起的上腔静脉压迫、呼吸道压迫、颅内压增高等患者,应先行化疗,以减轻症状,再进一步采用其他有效的治疗措施。随着医务人员对各类肿瘤生物学特性认识的加深,解救化疗(药物治疗)可因肿瘤类型的不同而表现出更具针对性的临床成效,逐渐成为晚期姑息性化疗(治疗)重要的治疗措施。

二、肿瘤内科的基本策略

（一）个体化治疗

个体化治疗指根据患者的临床特征、机体状况、肿瘤生物特性、肿瘤负荷、既往治疗与疗效等情况,制订适合不同个体的具体化疗方案、周期与疗程数。

（二）多学科综合治疗（MDT）

MDT 是指根据肿瘤个体化治疗原则,结合循证医学证据,由多学科参与,共同制订合理、有计划的综合诊治策略或方案,避免治疗过度或治疗不足,提高肿瘤控制率和治愈率,改善患者的生活质量。

（三）剂量强度与相对剂量强度

剂量强度(Dose intensity,DI)是指不论给药途径和用药方案如何,疗程中单位时间[每周(wk)]内药物按体表面积[每平方米(m^2)]所给的剂量,以 $mg/(m^2 \cdot wk)$ 表示。相对剂量强度(RDI)指实际给药剂量强度与标准剂量强度之比,反映预期剂量强度的实施情况。

（四）剂量密度化疗

剂量密度化疗是指通过缩短化疗间歇(即提高化疗频率),从而减少肿瘤在化疗间歇期的生长,最终提高疗效。目前,剂量密度化疗已成为乳腺癌术后辅助化疗的重要策略之一。

（五）一、二级预防性 G-CSF 支持

预防性 G-CSF 支持指在化疗或放疗后 48h 即开始连续给予 G-CSF 治疗,直至白细胞计数经过一个低谷后超过 $10 \times 10^9/L$,这样可有效避免由于化疗或放疗引起的严重骨髓抑制,特别是 3/4 度中性粒细胞减少症(或伴发热)等严重的化疗不良反应。其中,一级预防是指针对首次接受化疗的患者进行发热性中性粒细胞减少症(Febrile neutropenia,FN)风险评估后,对高风险患者立即给予标准的预防性 G-CSF 支持治疗。二级预防是指患者在前一个化疗周期中出现过严重的粒细胞减少症(或伴发热),在下一个化疗周期前给予预防性 G-CSF 支持治疗。

（六）预防化疗诱导的恶心呕吐

恶心呕吐是肿瘤化疗和放疗过程中最常见的不良反应,化疗前应该根据化疗药物所致呕吐的程度进行分级,并对个体特征展开评估,针对高风险(急性呕吐频率>90%)、中风险(30%～90%)和低风险(10%～30%)等患者给予相应的止吐药物或方案。预防高

致吐性药物引起的急性恶心呕吐,应于化疗前推荐"5-羟色胺 3(5-HT$_3$)受体拮抗剂、地塞米松和神经激肽 1(NK$_1$)受体拮抗剂阿瑞吡坦(Aprepitant)或福沙吡坦(Fosaprepitant)三药联合"方案;若需预防迟发性恶心呕吐,则推荐"地塞米松和阿瑞吡坦二药联合"方案。预防预期性恶心呕吐最有效的方式是在化疗周期中选用最佳的止吐药物,并结合行为疗法。渐进性肌肉松弛训练疗法、系统性脱敏疗法和催眠疗法常被用于预防预期性恶心呕吐。苯二氮䓬类是唯一可以降低预期性恶心呕吐发生率的药物。

三、肿瘤化疗的注意事项

1.在对肿瘤患者进行化疗前,原则上需获得明确的肿瘤病理学诊断,还应向患者或其家属告知相关信息并让其签署知情同意书。

2.恶性肿瘤治疗需要合理的综合治疗方案,绝大部分患者的综合治疗策略应该经过多学科综合治疗(MDT)的讨论,并告知患者结果,同时在病案中做详细记载,然后有序、合理地安排患者的综合治疗计划。除非患者情况有所改变,原则上不得随意更改综合治疗方案。

3.肿瘤化疗的方案应由主治医师及以上职称的医师制订,治疗中应根据病情变化和药物不良反应做相应调整,同时应依据临床诊疗指南、规范或专家共识实施治疗,确保药物适量、疗程足够,不宜随意更改,避免治疗过度或不足。必要时需邀请主任医师,甚至MDT 共同讨论后方可做出决定。

4.在治疗过程中,应密切观察患者血常规、肝肾功能和心电图变化。定期检查血常规(包括血红蛋白、白细胞和血小板计数),一般每周检查 1～2 次,当出现白细胞和血小板计数降低时,每周检查 2～3 次,直到上述指标经过低谷恢复至正常为止;肝肾功能于每个化疗周期前检查 1 次,待疗程结束时再检查 1 次;心电图则根据情况决定是否复查。

5.注重药物不良反应的预防与管理。对于恶心呕吐和骨髓抑制等不良反应,若处理不当将严重影响化疗方案的实施,常常造成方案延迟或剂量降低,一些荟萃分析数据提示其最终会影响抗肿瘤的治疗效果。如有效控制高致吐性药物引起的急性呕吐和延迟性恶心呕吐;发热性粒细胞减少症的 G-CSF 一、二级预防性应用,血小板减少症选择血小板生长因子开展二级二级预防等。

6.对于老年人(65 岁以上)或有明确并发症的患者,化疗需要个体化,医生应权衡利弊,避免过度治疗导致的不良后果;对于全骨盆放疗后的患者,应根据具体情况选择用药,并密切监测患者血常规;对于严重贫血的患者,应先纠正贫血;对于既往放化疗后有严重骨髓抑制者,应密切监测血常规;对于有骨髓转移者也应密切注意观察,并及时处理。

四、某些药物使用的注意事项

(一)紫杉类药物

紫杉类药物存在过敏风险,必须针对不同药物与剂型选择相应的预处理方案(具体以各药物的药品说明书为准）。如紫杉醇化疗前必须用地塞米松、西咪替丁、苯海拉明进行预处理，在开始输注的 15min 内要有医生在岗，并及时处理可能发生的过敏反应。多西他赛 3 周化疗方案预处理：用药前一天开始使用地塞米松 8mg（口服），每日 2 次，连用 3d。多西他赛每周化疗方案预处理：在用药前 12h 给予首剂地塞米松 8mg（口服），然后每隔 12h 给药 1 次，共 3 次。

（二）培美曲塞二钠

培美曲塞二钠用药前需进行预处理，预服地塞米松（或相似药物）可以降低皮肤反应的发生率及严重程度，给药方法是口服地塞米松 4mg，每日 2 次，于培美塞二钠给药前 1d、给药当天和给药后 1d 连服 3d。补充维生素可以减少相关的血液学或胃肠道不良反应，给药方法是在第 1 次给予化疗药物开始前 7d 至少服用 5 次日剂量的叶酸 400μg，需整个治疗周期服用，在最后 1 次给药后 21d 可停服叶酸；患者还需在化疗给药前 7d 内肌肉注射 1000μg 维生素 B$_{12}$，以后每 3 个化疗周期肌注 1 次。

（三）顺铂（Cisplatin，PDD）

顺铂有肾毒性，35% 患者发病可能是剂量限制性毒性所致，通常是以一种剂量相关的、蓄积的方式发生。水化对于减少顺铂的肾毒性至关重要。充分的预水化处理可使肾毒性的发生率下降至约 5%。根据顺铂剂量（以 50mg/m^2 为界）的不同，水化方法也有所不同。具体方案参照相关指南，特别注意：①化疗前 1h 至化疗后 4h，尿量应至少保持在 100mL/h；②避免应用氨基糖苷类药物；③液体出量（排尿、腹泻、呕吐）＞200mL/h 时，需要额外补液处理；④水化液输注量在 2L 或 2L 以上时，可考虑给予呋塞米 10mg（iv）。

（四）异环磷酰胺

在用异环磷酰胺（Ifosfamide，IFO）时，必须用美司钠解毒，美司钠每 4 小时给药 1 次，其剂量应为 IFO 总剂量的 60%；在给予高剂量 IFO 时，美司钠剂量应适当提高至 IFO 总剂量的 120%～160%。对应用高剂量环磷酰胺（CTX）或既往应用 CTX 曾有过出血性膀胱炎等的患者也可使用美司钠开展解救治疗。

（五）抗体类药物

抗体类药物首次输注时，应密切关注过敏等不良反应。大多数不良反应在首次使用的前 30min 内发生，且以突发性气道梗阻、荨麻疹和低血压为特征。因部分输液反应发生于后续用药阶段，故应在医生监护下用药。发生轻至中度输液反应时，可减慢输液速度或服用抗组胺药物；若发生严重的输液反应，则需立即停止输液，静脉注射肾上腺素、糖皮质激素、抗组胺药物，并给予支气管扩张剂及输氧等治疗。

（六）药物配置

在药物配置选择方面，奥沙利铂（Oxaliplatin）、卡铂（CBP）和吡柔比星（Pirarubicin，THP）必须用葡萄糖注射液配置。因为在生理盐水中，前两者会表现出不稳定性，而后者难以溶解。VM-26、DDP 等只能用生理盐水溶解。ACNU、VCR、VDS、BLM、Taxol、Docetaxel、美罗华等药物采用生理盐水或葡萄糖水配置均可以。靶向药物赫赛汀只能用生理盐水配置。其他新型药物请参照药物说明书。

五、需要遵循或参考的各类指南与共识

需要遵循或参考的各类指南与共识包括以下几种。

1.晚期恶性肿瘤患者的治疗效果评估应参照"实体瘤疗效评价标准"(RECIST 1.1)。

2.常见不良反应事件评价标准参照"通用不良事件术语标准"(CTCAE 4.0,2009 年 5 月 28 日颁布)。

3.中国中性粒细胞缺乏伴发热患者抗菌药物临床应用指南(中华医学会血液学分会、中国医师协会血液科医师分会,2012 年)。

4.肿瘤化疗所致血小板减少症诊疗中国专家共识[中国抗癌协会临床肿瘤学协作专业委员会(CSCO),2014 版]。

5.肿瘤相关性贫血临床实践指南(CSCO 肿瘤相关性贫血专业委员会,2012—2013 年版)。

6.肿瘤治疗相关呕吐防治指南(中国抗癌协会癌症康复与姑息治疗专业委员会/CSCO 抗肿瘤药物安全管理专家委员会,2014 年)。

7.肿瘤药物相关性肝损伤防治专家共识(中国抗癌协会癌症康复与姑息治疗专业委员会,2014 年)。

8.恶性肿瘤骨转移及骨相关疾病临床诊疗专家共识(中国抗癌协会康复与姑息治疗专业委员会/CSCO,2014 版)。

9.中国淋巴瘤合并 HBV 感染患者管理专家共识(中华医学会血液学分会、中国抗癌协会淋巴瘤专业委员会和中华医学会肝病学分会,2013 年)。

10.美国临床肿瘤学会(ASCO)成人中性粒细胞减少伴发热指南(2013 年)。

11.美国国立综合癌症网络(NCCN)骨髓生长因子临床实践指南。

12.应用芳香化酶抑制剂的绝经后乳腺癌患者骨丢失和骨质疏松的预防诊断和处理共识。

13.绝经后女性血脂异常管理的中国专家共识(2014 年)。

第四章

肿瘤介入治疗管理要求及技术规范

第一节　肿瘤介入治疗管理要求

肿瘤介入诊疗技术是指在医学影像设备引导下，经血管或非血管途径对肿瘤进行诊断和治疗的技术。其中，非血管性肿瘤介入诊疗技术是指经皮穿刺或体表孔道途径对肿瘤进行诊断和治疗的技术。

肿瘤介入诊疗技术是肿瘤综合治疗中的一个重要手段。为保障肿瘤介入诊治技术在临床应用中的安全性，保证治疗效果和提高医疗质量，我们制订了肿瘤介入诊疗管理规范。该规范介绍了医疗机构及医师开展肿瘤介入诊疗技术的基本要求。

一、基本要求和管理

1. 要开展肿瘤介入诊疗技术的医疗机构应当与其功能、任务相适应。医疗机构需要具有卫生行政部门核准登记的医学影像科和与开展肿瘤介入诊疗相适应的诊疗科目，并通过卫生行政部门的医疗技术临床应用能力的技术审核。

2. 设备方面应配备具有数字减影功能的血管造影机，并配备床边心电监护仪，非血管性肿瘤介入诊疗技术还需配有 CT 或超声等影像引导设备。

3. 介入手术室(导管室)要求如下。①符合放射防护及无菌操作的条件；设置有菌区、缓冲区及无菌区并且分界清晰，有单独的更衣、手洗区域。②介入手术室应具备供氧系统、除颤器、吸引器、心电监测仪等必要的急救设备以及药品。③设置有存放柜以存放导管、导丝、造影剂、栓塞剂以及其他物品、药品，并有专人负责登记保管。

4. 非血管性肿瘤介入诊疗室要求如下。①符合相关防护及无菌操作的条件。②具备心电监护仪及供氧系统、除颤器、吸引器等必要的急救设备以及药品。③设置有存放柜以存放穿刺器械、引流器械、造影剂、栓塞剂以及其他物品、药品，并有专人负责登记保管。

二、人员基本要求

肿瘤介入诊疗医师的要求如下。①取得《医师执业证书》，执业范围为医学影像和放射治疗专业或与开展的肿瘤介入诊疗相适应的临床专业。②有 3 年以上相关肿瘤诊治方面的工作经验。③经过省级及以上卫生行政部门认定或认可的三级甲等医院(包括肿瘤专科医院)介入科或肿瘤诊疗培训基地系统培训并考核合格,培训时间不少于 6 个月。专业护士及其他技术人员需经过肿瘤介入诊疗技术相关专业系统培训并考核合格。其中,DSA 技术人员需具备 DSA 上岗证。

三、肿瘤介入诊疗的科室管理要求

1.实行科主任负责制,由科主任带领全科(或组)工作人员做好肿瘤介入诊疗、科研及教学等各项工作。

2.必须严格执行各项工作制度及各级医务人员的岗位责任制,尤其是查房、会诊、术前讨论(疑难病例讨论)、死亡病例讨论等制度,应经常性地开展安全医疗及医疗规范教育,预防和减少差错事故的发生,并建立检查和评价工作好坏的方法与制度。

3.重视对医务人员业务技术的培训,有计划地开展科研工作,积极组织医务人员学习肿瘤介入诊疗新技术、新方法,不断提高诊治水平。

4.必须建立患者随访制度,由专人负责,并采用信息网络、电话等形式定期随访,建立专门的病历档案。

5.肿瘤介入诊疗室必须建立严格的管理制度和消毒灭菌制度,介入诊疗器械消毒灭菌必须遵照医院内感染管理的要求。

6.建立肿瘤介入诊疗设备(如 DSA、超声仪、肿瘤射频仪等)的维修、保养制度,确保机器能正常运行。

7.对于在 DSA 机下实施肿瘤介入诊疗的工作人员,必须建立个人档案管理制度,主要记录工作人员个人剂量监测、健康体检以及专业技术和防护知识培训等方面的情况。

四、技术管理基本要求

1.严格遵守肿瘤介入诊疗技术操作规范和诊疗指南,根据患者病情、可选择的治疗方案、患者经济承受能力等因素综合制定治疗措施,因病施治,合理治疗,严格掌握肿瘤介入诊疗技术的适应证。

2.患者的肿瘤介入诊疗方案由肿瘤介入医师决定并实施。手术术者人选则应根据肿瘤介入诊疗手术的分级标准(见附录),由符合专业技术职务条件的肿瘤介入医师担任,并需制订合理的治疗方案及术前、术后管理方案。其中,三级以上肿瘤介入诊疗手术由具有副主任医师以上专业技术职务或任职资格的肿瘤介入医师决定并实施。

3.在实施肿瘤介入诊疗前,应向患者及其家属说明手术目的、手术风险、术后注意事项、可能发生的并发症及预防措施等,并让患者及其家属签署知情同意书。

4.建立健全的肿瘤介入诊疗后的随访制度,并按规定进行随访和记录。

5.其他管理要求如下。①使用经药品监督管理部门审批的介入诊疗器材。②建立介入诊疗器材登记制度,保证器材来源可追溯。在介入诊疗患者住院病历中的手术记录部分,需留存介入诊疗器材条形码或者其他合格证明文件。③不得违规重复使用一次性介入诊疗器材。④严格执行国家物价、财务政策,按照规定收费。

五、附　录

肿瘤介入诊疗手术分级目录参考《国家综合介入诊疗手术分级目录》。

国家综合介入诊疗手术分级目录

一级手术

1.一般动静脉造影术和其他部位插管造影术。

2.一般部位的经皮穿刺活检术。

3.经皮肝穿胆管造影术。

4.腹腔置管引流术。

5.中心静脉置管术。

6.胃十二指肠营养管置入术。

7.各个部位脓肿、囊肿穿刺引流术。

8.经皮瘤内注药术。

9.经皮一般畸形血管硬化术。

10.经 T 型管取石术。

二级手术

1.各部位肿瘤化疗灌注术。

2.输卵管再通术。

3.肺大疱及胸膜腔固化术。

4.经导管选择性动静脉血样采集术。

5.经皮注射无水乙醇治疗肿瘤术。

6.鼻泪管成形术。

7.经皮腰椎间盘切吸、激光气化、臭氧注射术。

8.肝、肾囊肿硬化术。

9.透视下金属异物取出术。

三级手术

1.经皮、经肝食管胃底静脉栓塞术。

2.经皮穿刺胆汁引流术。

3.脾动脉栓塞术。

4.宫外孕介入治疗术。

5.经皮胃造瘘术。

6.精索静脉、卵巢静脉曲张硬化栓塞术。

7. 外周动脉、静脉栓塞术。

8. 颈外动脉分支栓塞、化疗术。

9. 经皮椎体成形、椎体后凸成形术(除外上段胸椎和颈椎)。

10. 心血管内异物取出术。

11. 特殊部位经皮穿刺活检术(纵隔、胰腺等)。

12. 经皮穿刺肿瘤物理消融术(射频、微波、激光、冷冻)。

13. 肿瘤栓塞术。

14. 经皮肾造瘘术。

四级手术

1. 颅面部血管疾病的无水乙醇、硬化剂治疗术。

2. 经皮颈椎间盘切吸、激光气化、臭氧注射术。

3. 气管、支气管支架植入术。

4. 上段胸椎和颈椎经皮椎体成形、椎体后凸成形术。

5. 经颈静脉肝内门体分流术(TIPS)。

6. 头颈部放射性粒子植入术。

7. 颅面部高血供性病灶的辅助性介入栓塞术。

8. 胆管支架植入术。

9. 消化道支架植入术。

10. 经皮血管药盒置入术。

11. 泌尿系支架置入术。

12. 各部位肿瘤的放射性粒子植入术(头颈部除外)。

13. 肿瘤相关的血管支架植入术。

14. 其他准予临床应用的新技术。

第二节　肿瘤介入治疗技术规范

一、恶性肿瘤的经导管化疗/栓塞化疗

(一)适应证

1. 失去手术指征的经明确诊断的各部位恶性实体肿瘤,如肺癌、肝癌、胰腺癌、头颈部肿瘤、盆腔肿瘤等需行姑息治疗。

2. 有手术禁忌证或拒绝手术的恶性肿瘤患者。

3. 手术前的辅助介入治疗,使病灶缩小或降期,为手术做准备。

4. 肿瘤术后预防复发或复发后治疗。

（二）禁忌证

1.恶病质或严重心、肝、肾功能衰竭,凝血功能障碍者。

2.高热、严重感染患者。

3.血白细胞、血小板计数明显低于正常值,有严重出血倾向者。

4.对碘对比剂有过敏者。

（三）术前检查

1.实验室检查如下。①三大常规检查,包括血、尿、粪常规检查;②血清学检查,包括肝、肾功能或生化全套,HBsAg,凝血四项;③肿瘤标志物。

2.影像学检查如下。①胸部 X 线检查;②超声、CT 或 MRI 等相关影像检查。

3.心电图检查。

（四）术前准备

1.备皮。

2.禁食 4h 以上。

3.器械准备,包括穿刺针、导丝、导管鞘、合适的导管等。

4.药物准备如下。①对比剂,建议用非离子型对比剂;②化疗药物,如顺铂、奥沙利铂、多柔比星、羟喜树碱、5-氟尿嘧啶、健择等,根据肿瘤病理类型选择敏感药物;③中枢性止吐药,如欧立亭、枢丹、康泉等可供选择用;④苯巴比妥 0.1mg 或地西泮 10mg,根据患者具体情况给予地塞米松 5～10mg。

5.术前和患者及其家属谈话,签署化疗和手术知情同意书。

（五）介入操作方法要求

1.常规消毒,铺巾,行局麻处理。

2.采用 Seldinger 技术插入导丝导管,寻找靶血管。

3.术中造影显示靶血管,分析肿瘤供血情况。

4.在靶血管内注入抗癌药物,然后根据供血动脉情况行栓塞治疗。栓塞前必须有导管造影定位影像记录,栓塞过程必须在透视监视下进行,栓塞完成后再次造影,以了解栓塞情况并做好图像记录。

5.拔除导管,穿刺点局部压迫 15～20min,无出血后再行加压包扎。

（六）术后处理原则

1.可采用沙袋压迫穿刺点 4～6h,持续卧床 24h。

2.监测呼吸、脉搏、血压等生命体征。

3.观察穿刺点有无出血等状况,注意穿刺侧动脉血管搏动及血液循环状况。

4.给予补液、护肝、对症处理并及时处理并发症。

（七）术后随访

患者于每 1～2 个月复诊 1 次,根据病情决定下一步治疗方案。

二、经皮锁骨下动脉导管药盒系统植入术

(一)适应证

1.中晚期原发性肝癌、肝转移癌者。

2.无法手术切除的胃癌、胰腺癌者。

3.妇科恶性肿瘤者。

4.恶性骨肿瘤者等。

(二)禁忌证

1.同肿瘤介入治疗的禁忌证。

2.严重高血压、动脉硬化者。

3.局部皮肤感染者。

4.凝血功能障碍者。

5.存在碘对比剂的禁忌证者。

(三)术前检查

同相应肿瘤介入治疗术前检查。

(四)术前准备

1.备皮。

2.器械包括穿刺针、手术刀片、注射器、静脉切开包、引导导管(常用 60～80cm 5F Cobra)、150～180cm 超滑导丝以及导管药盒系统(其内含药盒、连接装置、留置导管及隧道针)。

3.术前和患者及其家属谈话,指导其签署手术知情同意书。

(五)基本操作要求

1.局部消毒、铺巾,在左锁骨中外 1/3 下约 2.5～3.0cm 处行局麻操作,做 0.5cm 小切口。

2.用穿刺针向切口内上方穿刺锁骨下动脉,亦可在影像透视下对准左第 1 肋骨外缘中点进行穿刺;若穿刺十分困难可行股动脉插管,将导丝送入左锁骨下动脉,在透视下直接对准导丝实施穿刺。

3.引入导丝至腹主动脉,沿导丝将引导导管送至腹腔动脉或肝动脉、髂内动脉等部位,借助造影了解血供情况,并选择导管留置位置。

4.用导管交换法,将导管留置在较为理想的部位,必要时可在留置导管上开1～2个侧孔。

5.在穿刺点内下方,行局麻后钝性分离皮下组织,做皮下囊腔以容纳药盒。

6.用隧道针将留置导管经穿刺点引入囊腔,剪去多余留置管,用连接装置将导管与

药盒紧密连接。经药盒试注生理盐水,观察接口处是否有液体外渗及导管是否通畅,经透视观察留置管位置,满意后再缝合皮肤,再用肝素封管,并用酒精纱布覆盖,必要时可在创口处放置橡皮引流条。

(六)术后处理原则

1. 卧床休息 12h,局部沙袋压迫 4h,置引流条者应于 24h 后拔除引流条,注意观察局部有无血肿。

2. 避免左上肢大幅度活动。

3. 7~9d 后拆线。

4. 每 2 周用肝素冲洗封管 1 次,以免发生导管堵塞。

三、恶性肿瘤经皮穿刺射频/冷冻消融治疗术

(一)适应证

(1)肝癌:原发性肝癌,病灶直径≤3cm,数目≤3 个者;不能手术需行姑息治疗的中晚期肝癌患者;肝癌术后复发病灶较为局限者;TACE 术后残留病变病灶者;转移性肝癌肿瘤数目为 3~4 个者。

(2)肺癌:不宜及不愿手术的周围型非小细胞肺癌患者,且病灶直径≤3cm;化疗、放疗后疗效不佳或需行联合治疗者;转移性肺癌,肺内病灶不超过 4 个者。

(3)肾及肾上腺肿瘤:各种原因不宜手术的肾癌、单肾肾癌、单发转移性肾癌、肾上腺肿瘤。

(4)其他:原发及转移性骨肿瘤;各种软组织肿瘤、盆腔肿瘤等只要部位、大小合适就可以进行消融治疗。

(二)禁忌证

1. 有心脏起搏器者。

2. 肝脏、肺部弥漫性病变者。

3. 全身情况差,心、肺、肝、肾功能严重不良,大量胸、腹腔积液者。

4. 凝血功能明显异常者。

5. 全身感染活动期者。

6. 病灶靠近心脏、大血管、胆囊、膈肌及肠腔边缘者(相对禁忌证)。

(三)术前检查

1. 血常规和出凝血时间。

2. 不同部位的影像学资料(X 片、超声、CT、MRI 等)。

3. 肝肾功能、肿瘤标志物。

(四)术前准备

1. 局部皮肤清洁。

2.如有糖尿病、高血压及水、电解质紊乱等应予以纠正。

3.各类消融针、消融仪等设备及材料准备。

4.术前30min给予适量镇静剂、止痛剂。

（五）基本操作要求

1.根据病变部位选择超声、CT影像导引设备。取合适的治疗体位，特殊患者在全麻下进行。

2.根据肿瘤大小、位置、形状及邻近结构的关系选择合适的消融针。

3.对穿刺部位进行皮肤消毒、铺巾，用1%利多卡因局部浸润麻醉穿刺点，做皮肤小切口，消融针在影像设备引导下选择合适的路径、精确的进针角度进入肿瘤内。

4.确认消融针位置满意后才开始启动设备按照设定的消融方案消融肿瘤。在肿瘤消融安全范围内，应完全覆盖肿瘤并至少超越肿瘤边缘0.5cm，最后消融针道。

（六）术后处理

1.卧床休息24 h。

2.监测呼吸、脉搏、血压等生命体征。

3.观察穿刺点有无出血等状况。

4.观察腹部/胸部体征。

5.给予补液、护肝及对症处理，及时处理并发症。

（七）术后随访

患者于术后1～2个月复诊1次，进行CT或MRI复查，观察消融病灶情况，根据病情状况决定下一步治疗方案。

四、胆管恶性肿瘤经皮肝胆管内/外引流术(PTCD)

（一）适应证

由胆管及其周围组织恶性肿瘤引起的阻塞性黄疸。

（二）禁忌证

1.明显出血倾向。

2.大量腹水。

3.肝功能衰竭。

以上均为相对禁忌证，可根据情况和需要进行考虑。

（三）术前检查

1.血、尿、粪常规，肝功能，胸片及出凝血时间等检查。

2.腹部超声、CT、MRI等影像检查。

（四）术前准备

1.穿刺部位皮肤清洁。

2.器械准备,包括 PTCD 针(细针或套管针)、穿刺三件套、6F～9F 带侧孔引流管、泥鳅导丝、支撑导丝、引流袋、静脉切开包等。

3.术前半小时肌注或静注巴曲酶 1～2U,肌注布桂嗪或哌替啶 100mg。

4.术前与患者及家属谈话,签署手术知情同意书。

（五）操作方法要求

1.选择在 X 线透视下和(或)超声引导下进行操作。

2.根据阻塞部位选择皮肤穿刺点,要求避开血管、神经及其他重要结构。

3.常规消毒、铺巾,行局麻处理,做 5mm 小切口。

4.用 PTCD 针穿刺扩张的肝内胆管,成功后行胆管造影,引入导丝及引流管。

5.将引流管置于合适位置,并借助造影确认,在皮肤上固定引流管,连接引流袋。

（六）术后处理原则

1.卧床 24h,监测呼吸、血压、脉搏等生命体征。

2.注意观察有无腹腔内出血及胆汁性腹膜炎等体征。

3.注意引流管通畅情况及有无穿刺点渗血、胆汁渗漏等情况。

4.在放置胆管内外引流管时,为防止肠道内容物经引流管反流,在卧床时应注意适度地安置头高足低位。

（七）术后随访

每 1～2 个月复诊 1 次,根据病情状况决定是否更换引流管或采取进一步治疗的方案;如需拔除引流管,要求在引流管放置 2 周后进行,以便窦道的形成,防止出血和腹腔内胆汁渗漏引起胆汁性腹膜炎。

五、胆管内支架植入术

（一）适应证

1.由胆管及其周围恶性肿瘤引起的阻塞性黄疸。

2.PTCD 术后。

（二）禁忌证

同本节"四、胆管恶性肿瘤经皮肝胆管内/外引流术(PTCD)"。

（三）术前检查

同本节"四、胆管恶性肿瘤经皮肝胆管内/外引流术(PTCD)"。

（四）术前准备

1.同本节"四、胆管恶性肿瘤经皮肝胆管内/外引流术(PTCD)"。如为 PTCD 术后放置内支架,则需对原引流管行无菌消毒处理。

2.准备合适的内支架,长度要求覆盖狭窄部位全程并上下各超出1cm。

3.术前与患者及其家属谈话,签署手术知情同意书。

(五)基本操作要求

1.先行胆管造影,了解梗阻情况。

2.已行PTCD者需在2周后行支架植入。

3.采用泥鳅导丝通过狭窄段后送至十二指肠内。

4.通过导丝将导管送到十二指肠,并更换支撑导丝。

5.选择长度合适的胆管支架,沿导丝送入,通过狭窄段后,在透视下定位释放,再行造影了解支架通畅情况。

6.肝内胆管穿刺后应直接放置内支架,且要求同时放置引流管。另外,也可不放置引流管,即在放置内支架后直接用明胶海绵封堵肝脏穿刺通道,以防出血和胆瘘。如在PTCD术后2周再放置内支架者,则可不再放置引流管和堵塞窦道。

7.放置引流管者应于2周后造影,以确认支架已撑开,待胆管通畅后,则可拔除引流管。

(六)术后处理原则

同本节"四、胆管恶性肿瘤经皮肝胆管内/外引流术(PTCD)"。

(七)术后随访

患者于每1~2个月复诊1次,观察支架的通畅情况,根据病情状况决定是否采取进一步的治疗。

六、食管内支架植入术

(一)适应证

1.晚期食管癌,食管狭窄,有明显吞咽困难者。

2.年老体弱及不愿手术的食管癌患者,有明显吞咽困难者。

3.食管-气管瘘或食管-纵隔瘘患者。

4.食管癌术后复发及放疗后引起严重食管狭窄的患者。

5.肺部及其他部位恶性肿瘤引起纵隔淋巴结肿大,严重压迫食管,引起吞咽困难者。

6.食管良性狭窄,原则上不行金属支架植入,确因治疗需要者应植入可回收支架。

(二)禁忌证

1.有严重出血倾向。

2.食管上段病变超过第7颈椎。

(三)术前检查

1.血常规及其他必要的化验检查。

2.胸片、食管吞钡造影、胸部 CT 或 MRI 检查。

3.食管内镜检查。

（四）术前准备

1.根据食管造影片,选择合适的支架。

2.器械准备,包括喉部麻醉剂、牙托、导管、交换导丝、推送器、金属定位标记及碘水造影剂。

3.术前与患者及其家属谈话,指导患者及其家属签署手术知情同意书。

（五）基本操作要求

1.在透视下行狭窄段的上、下端定位。

2.经口腔送入导管、导丝,通过狭窄段后,确认导丝在胃腔内。

3.沿导丝送入推送器,在合适部位释放支架,缓慢撤出推送器及导丝。

4.支架覆盖范围要求超出狭窄段上、下端各 1cm 左右。

（六）术后处理原则

1.术后 4h 后可进流质饮食,禁食冰水、冷饮及粗纤维食物。

2.监测呼吸、血压、脉搏等生命体征。

3.观察有无呕吐、咯血等情况。

4.如有胸骨后疼痛等情况,则给予对症处理。

5.定期检查,观察支架情况,若出现支架移位、再阻塞等情况,则给予相应处理。

七、气管内支架植入术

（一）适应证

1.气管肿瘤或周围组织恶性肿瘤压迫/侵犯气管引起狭窄者。

2.食管-气管瘘患者。

（二）禁忌证

1.有严重出血倾向。

2.气道上段病变累及声门。

（三）术前检查

1.血常规及其他必要的化验检查。

2.胸片、胸部 CT 或 MRI 检查。

3.纤维支气管镜检查。

（四）术前准备

1.根据气道狭窄情况,选择合适的支架,要求超出狭窄段上下端各 0.5cm。

2.器械准备,包括喉部麻醉剂、牙托、导管、交换导丝、推送器、金属定位标记及碘水造影剂。

3.术前和患者及其家属谈话,指导患者或家属签署手术知情同意书。

（五）基本操作要求

1.在透视下行狭窄段的上、下端定位。

2.经口腔送入导管、导丝,通过狭窄段后,确认导丝是否在气管内。

3.沿导丝送入推送器,在合适部位释放支架,缓慢撤出推送器及导丝。

4.支架覆盖范围要求超出狭窄部位上、下端各 0.5cm 左右。

（六）术后处理原则

1.监测呼吸、血压、脉搏等生命体征情况。

2.观察有无呕吐、咯血等情况。

3.如有胸骨后疼痛等情况,则给予对症处理。

4.定期检查,观察支架情况,若出现支架移位、再阻塞等情况,则给予相应处理。

八、经皮椎体成形术

（一）适应证

1.各种良恶性病变引起的椎体压缩性骨折者。

2.椎体骨髓瘤或淋巴瘤,且疼痛症状明显者。

3.椎体转移瘤,且疼痛症状明显,化疗或放疗后不能缓解者,或椎体不稳者。

4.侵袭性椎体血管瘤,且疼痛症状明显者。

（二）禁忌证

经皮椎体成形术无绝对禁忌证,下列情况可视为相对禁忌证。

1.椎体骨折线越过椎体后缘或椎体后缘骨质被破坏、不完整者。

2.椎体压缩程度超过 75％者。

3.出凝血功能障碍,有出血倾向者。

4.体质极度虚弱,不能耐受手术者。

5.成骨性转移性肿瘤者。

为了准确地选择适应证,术前的检查项目中至少应包括 X 线平片和 CT。若有必要,则应包括 MRI 和核素扫描。

（三）术前检查

1.胸片、心电图、三大常规及出凝血时间检查。

2.术前 CT 或 MRI 检查。

（四）术前准备

1.手术区皮肤准备。

2.手术器械准备,包括骨穿刺针、骨水泥等。

3.术中用药准备,包括生理盐水及对比剂等。

4.术前和患者及其家属谈话,指导他们签署手术知情同意书。

(五)手术操作要求

1.背部穿刺部位行皮肤消毒、铺巾。

2.在 CT/SHA 引导下,确定穿刺部位,并行局麻及病变椎体穿刺。

3.确认穿刺针到达椎体内,一般要求在椎体前中 1/3 处。

4.在透视引导下,将骨水泥注入椎体时,密切观察骨水泥弥散情况,一旦发现骨水泥进入椎管或椎旁静脉,应立即停止注入。

5.骨水泥用量视病变情况而定,一般颈椎为 $1\sim2mL$,胸椎为 $2\sim3mL$,腰椎为$2\sim4mL$。

6.术毕,穿刺点压迫 5min 左右,并予以包扎。

(六)术后处理原则

1.术后卧床 24h。

2.监测呼吸、血压、脉搏等生命体征情况。

3.观察穿刺点有无出血情况。

4.观察四肢有无活动障碍等情况。

九、经皮穿刺无水乙醇消融术

(一)适应证

1.原发性肝癌、转移性肝癌及肝癌术后复发者,其肿瘤直径一般<4cm,病灶数目<3个。

2.肝癌 TACE 后有残留病灶,为巩固 TACE 后疗效者。

3.其他部位的实体肿瘤、腹膜后淋巴结转移者。

4.腹部恶性肿瘤晚期,引起顽固性癌性疼痛需行腹腔神经丛阻滞术者。

(二)禁忌证

1.对乙醇过敏者。

2.严重的心、肺、肝、肾功能不全者。

3.凝血功能明显异常者。

4.肝癌伴有大量腹水者。

(三)术前检查

1.血常规及出凝血时间。

2.不同部位的影像学资料(X 片、超声、CT、MRI 等)。

3.肝肾功能、肿瘤标志物。

(四)术前准备

术前准备 $21\sim22G$ 细针或注射乙醇专用针、无水乙醇、碘化油及利多卡因。术前30min 需肌肉注射止痛针。

（五）基本操作要求

1.在超声、CT、X线透视下进行。

2.常规消毒、铺巾及局麻。

3.在影像设备引导下将专用针穿刺到肿瘤内,对较大病灶可行多点、多针穿刺,根据病灶大小、乙醇弥散情况、耐受情况决定乙醇用量。每次用量一般不超过 30mL,乙醇应缓慢注入,向其中加入少量的碘化油有利于乙醇弥散范围的观察。

（六）术后处理原则

部分患者术中若有疼痛,可注入少量利多卡因,注意穿刺后是否出现局部出血情况并及时给予相应处理。

十、经皮穿刺活检术

（一）适应证

胸、腹部及体内深部组织发生非血管性病变而性质不明,需明确诊断后,方可决定治疗方案。

（二）禁忌证

1.出凝血功能异常,有严重出血倾向者。

2.行肺穿刺时曾发生过呼吸困难、肺气肿、肺动脉高压、一侧肺已切除或有严重气胸者。

3.穿刺部位皮肤伴有严重感染且未得到控制者。

4.肿块紧贴大血管无法区分者。

5.位置接近表面的较大肝癌应慎重。

（三）术前检查

1.血常规及出凝血时间。

2.不同部位的影像学资料(X片、超声、CT、MRI 等)。

（四）术前准备

1.穿刺部位的皮肤清洁。

2.术前禁食 4h,必要时给予镇静剂。

3.选用合适的穿刺活检针。

4.术前告知,包括穿刺结果可能假阴性、穿刺可能出现的并发症等。

（五）基本操作要求

1.常规消毒、铺巾及局麻。

2.除体表可触及的肿块外,对深部肿块需在 X 线透视、超声、CT 等设备引导下,定位穿刺。

3.标本送病理及其他化验室检查。

（六）术后处理原则

1.卧床休息,监测血压、脉搏、呼吸等生命体征。

2.注意穿刺部位有无出血等情况。

3.对症处理。

第五章

放射性粒子植入治疗管理要求及技术规范

第一节　放射性粒子植入治疗管理要求

本规范所称放射性粒子植入治疗技术是指恶性肿瘤放射性粒子植入治疗技术,所涵盖的应用范围包括实体肿瘤经皮影像(超声、CT、MRI 等)引导下放射性粒子植入,经内镜(包括腹腔镜、胸腔镜、自然管道内镜等)放射性粒子植入,手术直视下放射性粒子植入。为规范放射性粒子植入治疗技术的临床应用,保证医疗质量和医疗安全,保障医务人员和患者的合法权益,故制订本规范。

一、基本要求和管理

1.医疗机构开展放射性粒子植入治疗技术应当与其功能、任务相适应。

2.二级甲等以上综合医院或肿瘤医院,具有卫生行政部门核准登记的与开展该技术相关的专业诊疗科目,具有影像引导技术设备(如 CT、MRI、超声、内镜等)和治疗计划系统。

3.医疗机构必须有卫生行政部门核发的《放射诊疗许可证》和食品药品监督管理部门核发的《放射药品使用许可证》(许可类别为第二类放射性药品及以上)。

4.开展肿瘤临床诊疗工作 5 年以上,其技术水平达到二级甲等及以上医院相关专业重点科室要求,在本省(自治区、直辖市)同等医院中处于领先地位。

5.实施治疗场地要求如下。①符合放射粒子技术操作场地及无菌操作条件。②在影像设备引导下实施植入技术,全部影像导引技术设备(CT、平板 DSA、MRI、超声)具备医学影像图像管理系统。③具备进行抢救手术意外必要的急救设备和药品,全部技术操作均在心电、呼吸、血压、脉搏、血氧饱和度监测下进行。④具备符合国家规定的放射性粒子保管、运输设施,并由专人负责。

6.按照国家有关放射防护标准制订防护措施并予以实施。

二、人员基本要求

1. 放射性粒子植入治疗医师

(1)取得《医师执业证书》，执业范围为开展本技术相关专业的本院在职医师。

(2)有5年以上与开展本技术相关的专业临床诊疗工作经验，具有副主任医师及以上专业技术职务任职资格。

(3)经过省级及以上卫生行政部门认定或认可的三甲医院(包括肿瘤专科医院)或培训基地进行放射性粒子植入技术系统培训并考核合格。

2. 治疗计划制订人员

(1)取得《医师执业证书》，执业范围为开展本技术相关专业的本院在职医师。

(2)从事与开展本技术相关的专业临床诊疗医师或放射治疗物理师、核医学物理师，熟练掌握本技术治疗计划系统。

3. 其他相关卫生专业技术人员

经过放射性粒子植入治疗相关专业系统培训并考核合格。

三、技术管理基本要求

1. 严格遵守肿瘤诊疗技术操作规范和诊疗指南，根据患者病情，由主管医师、放射性粒子治疗医师、治疗计划制订人员共同拟订治疗方案，因病施治，合理治疗，严格掌握放射性粒子治疗适应证和禁忌证。

2. 术前严格制订放射性粒子治疗计划，粒子植入术后须在规定时间内实施治疗技术质量验证和疗效评估(粒子位置和剂量重建)，必须要记录植入术与质量评估间隔的时间，有评估报告并签名，存档供查阅；根据评价结果，必要时做补充治疗。

3. 实施肿瘤放射性粒子植入治疗前，应当向患者和其家属告知手术目的、手术风险、术后注意事项、可能发生的并发症及预防措施等，并签署知情同意书。

4. 建立健全的肿瘤放射性粒子植入治疗后随访制度，并按规定进行随访、记录。

5. 根据《放射性同位素与射线装置安全和防护条例》《放射性药品管理办法》等放射性物质管理规定，建立放射性粒子的采购、储存、使用、回收相关制度，建立放射性粒子使用登记档案。

6. 建立放射性粒子遗落、丢失、泄漏等情况的应急预案。

7. 按照规定，医疗机构定期接受环境评估，相关医务人员定期接受放射性防护培训及体格检查。

8. 在完成每例次放射性粒子植入治疗后，都要保留相关信息，建立数据库。

9. 医疗机构和医师按照规定定期接受放射性粒子植入治疗技术临床应用能力审核，

包括病例选择、治疗有效率、严重并发症、药物并发症、医疗事故发生情况、术后患者管理、患者生存质量、随访情况和病历质量等。

10.其他管理要求。

(1)使用经国家食品药品监督管理局审批的放射性粒子。

(2)建立放射性粒子入库、库存、出库登记制度,保证放射性粒子来源去向可追溯。在实施本技术治疗的患者住院病历中留存放射性粒子相关合格证明文件。

(3)不得违规重复使用与放射性粒子相关的一次性医用器材。

(4)严格执行国家物价、财务政策,按照规定收费。

四、粒子采购、储存、使用、回收及出入库登记制度

1.建议由专门机构负责粒子的订购、储存、安装消毒、检测及回收工作,并做好出入库登记工作。

2.放射性粒子必须按有关规定招标采购并在环保部门备案。

3.粒子的订购数量应根据治疗计划设计确定的粒子数量、源强度。

4.收到厂方粒子后须核对实际货物、供货清单、质量证书、放射性物质污染及辐射水平检查证明书等是否符合要求。并按相关规定对粒子进行抽查测定,至少应抽检10%作为源活度的质量检测。如发现泄漏,应将同批次的粒子退回厂家。

5.需设定放射性粒子的专用存储场所(存储场所需满足放射防护及防火、防盗、防潮湿的要求),并指定专人进行管理;粒子在未使用时应放入专用存储场所。

6.粒子的安装消毒过程需严格按有关放射防护及院感要求操作,安装消毒后应及时使用,不得过夜,安装消毒粒子数应与计划植入粒子数相符。

7.使用过程如有多余粒子,使用部门应将多余粒子送回,放入专用存储场所进行保管,并及时通知厂商回收,并做退回记录。

五、应急预案

1.放射性粒子植入过程中如发生粒子失漏情况,应使用专用高灵敏度探测仪对操作区域进行探测,找回失漏粒子。在未找到前不得打扫手术场地,找回的粒子应放入专用容器。

2.术中若发现粒子有变性、破碎,应及时回收放入专用容器,并交回处理。

3.粒子植入患者体后,如患者和家属发现有粒子排出,应使用镊子等工具夹取粒子放入预先准备好的专用容器,交给责任治疗医师(责任治疗医师应事前对患者及家属进行教育),责任治疗医师再交回相关管理机构处理。

4.粒子在使用中发生丢失,应及时上报给科主任及医院放射防护机构,待上级指示后做进一步处理。

第二节 放射性粒子植入治疗技术规范

一、适应证

1. 临床诊断为恶性肿瘤患者;局部肿瘤,且为实体病灶。

2. 需要保留的重要功能性组织或手术将累及重要脏器的肿瘤患者。

3. 拒绝进行根治手术、无法手术或用其他治疗方法无效的肿瘤患者。

4. 预防术中(后)残留肿瘤病灶的局部扩散或区域性扩散。

5. 转移性肿瘤或术后孤立转移灶已失去手术机会患者。

6. 局部进展期肿瘤需粒子植入与外照射综合治疗。

7. 局部进展期难以用局部治疗方法控制,或有远位转移但局部有严重症状者,为达到姑息治疗目的,也可行粒子植入治疗。

临床资料表明,放射性粒子植入治疗对许多实体肿瘤有效,如脑肿瘤、鼻咽癌、口腔癌、肺癌、乳腺癌、胰腺癌、前列腺癌、眼眶部肿瘤等,可使患者症状改善,肿瘤缩小甚至消失,转移和复发病灶减少。

二、禁忌证

1. 一般情况差,恶病质或不能耐受治疗者。

2. 肿瘤并发感染和有大范围溃疡、坏死者。

3. 估计患者寿命不能等待疗效出现者。

4. 有严重凝血功能障碍、严重贫血及其他影响穿刺的疾患(如气胸、严重肺气肿等)。

三、治疗原则

1. 严格掌握临床适应证和禁忌证。

2. 粒子植入前应通过近期 CT、MRI 或超声了解病灶与周围重要器官的关系。

3. 粒子植入前,至少应抽检 10% 作为源活度的质量检测,允许测量结果偏差在 ±5% 以内。

4. 应有放射粒子植入计划设计及剂量分布。

5. 治疗后应通过 X 线、CT 检查进行验证,了解粒子重建和剂量分布情况,如发现有稀疏或遗漏应拟订计划择期补种,以期与植入前治疗计划相符。

6. 放射性粒子植入之后,如果需要配合外照射或化疗者,应在第一个半衰期内给予外照射的相应生物学剂量或化疗方案,并告知患者或其家属。

四、术前检查与准备

(一)术前检查

1.实验室检查包括血、尿、粪常规,肝、肾功能或生化全套,HBsAg,凝血四项等血清学检查,以及肿瘤标志物。

2.影像学检查包括胸部 X 线检查、超声、CT 或 MRI 等相关影像检查。

3.心电图检查。

(二)术前准备

1.用三维治疗计划系统进行治疗计划设计,进行模拟粒子种植的空间分布,选择粒子种类及单个粒子活度,计算靶区总活度,预期靶区剂量分布,包括肿瘤及周围危险器官的剂量分布。

2.穿刺区域皮肤清洁、备皮。

3.穿刺针、定位模板等器械准备。

4.签署患者知情同意书。

五、操作方法及程序要求

1.首先要明确肿瘤的形态、位置、大小及与邻近器官、血管的关系。应用模板固定肿瘤在体表的位置或用相应的器械确定肿瘤在体表的位置。

2.固定体位及重要器官。

3.可选择进行术前麻醉及使用镇静剂。

4.根据先前治疗计划系统制订的治疗前计划,确定植入导针数、导针位置和粒子数。

5.术中应用 CT、MRI、超声等成像确定靶区。常用粒子植入治疗方式有三种:①模板种植;②超声和 CT 引导下种植;③外科手术中种植。

6.术中注意调整粒子位置,纠正不均匀度,保护靶区相邻的重要器官。

7.清点未植入的粒子数量,放入专用容器,并交回处理。

8.对工作区域进行检测,排除粒子源在手术过程中丢失、遗漏。

六、术后处理原则

1.患者返回病房过程中,手术部位遮 0.25mm 铅当量的铅单。

2.术后患者入住粒子植入专用病房,在粒子植入部位给予铅皮、铅背心等防护。

3.检测呼吸、心率、血压、脉搏等生命体征。

4.注意植入的穿刺点有无出血、血肿等情况。

5.给予相应对症处理。

6.粒源植入的患者床边 1.5m 内或单人病房内为临时控制区域,除医务人员外,应禁止无关人员进出。

七、术后随访

1.粒子植入后,必须进行质量评估,包括粒子位置及剂量重建。植入后 30d 内,可拍照靶区正侧位 X 线片,确认植入的粒子数目;行 CT 检查,观察肿瘤的体积改变,了解疗效。必须记录植入术与质量评估间隔时间。植入后根据粒子植入部位,根据 CT 检查结果,用 TPS 计算靶区及相邻正常组织的剂量分布,根据评价结果必要时补充治疗。

2.治疗计划评估的参数包括如下。①V_{200},V_{150},V_{100},V_{90},V_{80} 等。②D_{200},D_{150},D_{100},D_{90},D_{80} 等。

评估方法包括如下。①等剂量曲线,最主要的是 80%、90%、100%、150%、200% 处方剂量线。②剂量体积直方图(DVH)。③粒子植入的数量及位置,重要器官的剂量分布。

评估参考指标包括如下。①靶区剂量 D_{90}>匹配周缘剂量(MPD,即 PD)。②最小外周剂量(Minimum peripheral dose,MPD)应为 PD。③适形指数(Conformation index):PD 的靶体积与全部靶体积之比。④植入粒子剂量的不均匀度<PD 20%。⑤显示 DVH 测量相邻结构正常组织的剂量。

第六章

肿瘤核医学治疗管理要求

放射性药品具有其特殊性,按照国家的法律法规,放射性核素使用单位必须取得《辐射安全许可证》《放射性药品使用许可证》等。放射性药品在核医学科或同位素室使用,由具有一定资质的医院的核医学科医生操作,同时需要做好医护人员及患者的防护工作。治疗剂量大于 400MBq 者,需要在核医学专用防护病房中进行治疗。

目前,肿瘤核素治疗主要有分化型甲状腺癌的^{131}I(碘)治疗、骨转移瘤和恶性骨肿瘤的核素治疗、肾上腺素能受体肿瘤的^{131}I-MIBG 治疗、^{125}I(碘)粒子植入治疗(详见第五章)、核素介入治疗、放射免疫治疗等。

第一节 ^{131}I(碘)治疗分化型甲状腺癌

按照国家的法律法规,^{131}I 治疗分化型甲状腺癌(Differentiated thyroid carcinoma,DTC)必须由具有资质的医院的核医学科医生操作,并在核医学专用防护病房中进行。

一、"清甲"治疗

(一)适应证

根据指南意见,对高危、中危 DTC 患者均应采用^{131}I"清甲"治疗;对低危 DTC 患者,如果病灶均小于 1cm,可不行"清甲"治疗。如果为了便于临床随诊观察,患者也可以进行"清甲"治疗。

(二)禁忌证

1.妊娠期、哺乳期及计划短期(6 个月)内妊娠者。

2.术后伤口创面未完全愈合者。

3.无法依从辐射防护指导者。

(三)治疗方法

(1)患者准备:①在"清甲"治疗前,低碘饮食,停用含碘药物及保健品 3 周以上,应禁用碘造影剂及药物(如胺碘酮)等;②停止服用甲状腺激素(如甲状腺片或 L-T_4)3 周以上,使血清 TSH 升高至 30mU/L 以上或使用 rhTSH 升高 TSH;③测定血清 TT_3、TT_4、FT_3、FT_4、TSH、Tg、TgAb,测定甲状腺摄^{131}I 率,检查甲状腺床及^{131}I 全身显像情况,并行胸部 X 线或 CT、心电图、肝肾功能、骨密度等检查,必要时加做 MRI 以及 ^{18}FDG-PET-CT 显像检查。

(2)"清甲"治疗:①常规给予"清甲"剂量^{131}I 1.11~3.70GBq(30~100mCi);若在治疗前已发现肿瘤有甲状腺外侵犯及功能性转移灶,则"清甲"剂量^{131}I 剂量可达 5.55~7.40GBq(150~200mCi)。②服用"清甲"剂量^{131}I 后 5~7d 行全身显像。③通常"清甲"治疗后 24~72h 开始(或继续)口服甲状腺激素。④服用^{131}I 后,早期可能出现颈部肿胀、恶心、呕吐、唾液腺胀痛等症状,需要及时进行对症处理。

(3)疗效评价:初次^{131}I 治疗后 6~12 个月进行疗效评价。

(4)随访:常规检查甲状腺激素水平,并及时进行甲状腺激素剂量的调整,使高危人群的 TSH 水平处于 0.1μU/mL 以下,中危人群处于 0.1~0.5μU/mL,低危人群处于 0.5μU/mL左右。

(5)注意事项:服用^{131}I 后,嘱患者多饮水,及时排空小便,以减少药物对生殖腺、膀胱和全身的辐射影响;嘱患者每天至少排大便 1 次,以减少放射性物质对肠道的损害;嘱患者含服维生素 C、柠檬等,或经常咀嚼口香糖,促进唾液分泌,预防或减轻辐射对唾液腺的损伤;在^{131}I 治疗后的 12 个月内,患者应注意避孕。

二、"清灶"治疗

DTC 的复发病灶和转移灶若具有摄取^{131}I 功能,可用^{131}I 对其进行内照射治疗。

(一)适应证

1.DTC 患者经手术切除原发灶,^{131}I 去除残留甲状腺组织以后,复发灶或转移灶不能被手术切除,经^{131}I 显像显示病灶可浓聚^{131}I,一般状况良好的患者。

2.残留甲状腺组织已被完全切除的 DTC 患者,随访中血清 Tg 水平持续升高(大于10ng/mL,须考虑 TgAb 对 Tg 水平的影响),而^{131}I 显像及其他影像学检查均未发现病灶者可根据经验再次行^{131}I 治疗。

(二)禁忌证

同"清甲"治疗。

(三)治疗方法

1."清甲"治疗后 6 个月,可进行"清灶"治疗(最短间隔不少于 4 个月)。"清灶"治疗前,患者准备同"清甲"治疗,同样需要停用甲状腺激素使血清 TSH 水平升高至 30μU/mL 以上或采用 rhTSH 升高 TSH。

2.根据 DTC 病灶的部位确定^{131}I 剂量,对甲状腺床的复发病灶和颈部淋巴结转移可给予^{131}I 3.70~5.55GBq(100~150mCi);对肺转移者,可给予^{131}I 5.55~7.40GBq(150~200mCi);对骨转移者,可给予 7.40~9.25GBq(200~250mCi)。

3.口服治疗剂量^{131}I 后,应给予甲状腺激素制剂,方法同"清甲"治疗。

4.服用治疗剂量^{131}I 后 5~7d,行全身显像检查。

5.治疗反应及处理同"清甲"治疗,"清灶"治疗前的其他准备及治疗期处理原则基本同前述"清甲"治疗。

6."清灶"治疗间隔期的随访须根据患者的具体病情决定。随访内容包括:记录和评价临床一般情况及"清灶"治疗后的不良反应变化;及时调整 L-T$_4$ 药量,使其达到 TSH 抑制治疗目标;依据血清 Tg 变化和相应的影像学检查结果对 DTC 转移灶的变化实施动态评估。当评估确定疾病进展应更新制订后续治疗计划。

根据病情的需要和患者身体状况,需要再次"清灶"治疗的间隔宜在 6～12 个月。"清灶"治疗[131]I 剂量确定有争议,经验用剂量为 3.7～7.4GBq(100～200mCi),一般不宜超过 9.25GBq(250mCi)。

随访过程中也要对患者的伴随疾病及相关的治疗状况进行评估,同时要注意调节患者心理,提高患者的生活质量。

(四)注意事项

除与"清甲"治疗相同的注意事项外,"清灶"治疗仍应注意以下事宜。

1.在随访患者过程中,发现 Tg 阳性而[131]I-WBS 阴性等不匹配现象,若要进行"清灶"治疗,应增加[131]I 用量,明确无效的患者应选择外科手术或其他靶向治疗手段。

2.在经过"清甲"和"清灶"长期治疗后,患者仍存在明显的转移灶,且 Tg 值较高,但 TSH 很低,远远不能达到 TSH>30μU/mL 的要求者,若进行[131]I 治疗,可注射 rhTSH,或者停用 L-T$_4$ 治疗。

第二节　骨转移瘤和恶性骨肿瘤的核素治疗

一、适应证

1.恶性肿瘤骨转移并伴有骨痛患者。

2.核素骨显像发现骨转移性肿瘤病灶,且有异常放射性物质浓聚者。

3.恶性骨肿瘤未能手术切除或手术后仍有残留癌灶,且骨核素显像证实有较高的放射性物质浓集的患者。

4.白细胞计数不低于 3.0×10^9/L;血小板计数不低于 10×10^9/L 者。

二、禁忌证

1.近 6 周内进行过细胞毒素治疗的患者。

2.化疗和放疗后出现严重骨髓功能障碍者。

3.骨显像仅见溶骨性冷区,且呈空泡者。

4.严重肝肾功能损害者。

5. 妊娠期及哺乳期妇女。

脊柱破坏伴病理性骨折和(或)截瘫的患者以及晚期和(或)已经历多次放化疗且疗效差者,应慎用本疗法。

三、治疗方法

(一)患者准备

1. 患者治疗前需行骨显像、X线、血常规、肝肾功能、电解质和酶学检查。

2. 患者可在门诊或住院期间接受治疗,治疗前应签署知情同意书。

(二)用药方法及剂量

几种常用的放射性药物均采用静脉注射,如^{89}Sr-SrCl$_2$、^{153}Sm-EDTMP 和^{188}Re-HEDP 等。首先仔细观察药液颜色有无改变、包装有无破损及药液有无混浊或沉淀的现象。使用前应仔细核对并记录药名、放射性活度、放射性比度、药液体积及生产日期与批号。注射时要求一次性全部进入血管,不宜漏出,最好使用三通管。

(三)推荐用药剂量

用药剂量应视患者具体情况制订。考虑因素应包括患者的临床表现、病情轻重、影像学检查、实验室检查、患者对放射性药物的摄取率及红骨髓吸收剂量等,从而计算出用药剂量。以下的药物用量可供参考。

^{89}SrCl$_2$:每千克体重 1.48～2.22MBq(40～60μCi),成人一般为每次 111～148MBq(3～4mCi)。

^{153}Sm-EDTMP:每千克体重 22.2～37.0MBq(0.6～1.0mCi);也可以通过复杂的公式较为准确地计算^{153}Sm-EDTMP 的用量,从而达到个性用量化。

^{188}Re-HEDP:每千克体重 14.8～22.2MBq(0.4～0.6mCi)。

(四)重复治疗指征

1. 骨痛未完全消失或有复发。

2. 第1次治疗效果好,随访中发现血象变化不明显(白细胞计算$>3.0\times10^9$/L;血小板计数$>80\times10^9$/L),疼痛缓解时间可以持续 4～40 周,可重复治疗。

3. 重复治疗间隔时间根据放射性药物的半衰期、病情的进展和患者的全身状况而定。一般情况下,^{153}Sm-EDTMP 宜间隔 4～5 周,^{188}Re-HEDP 宜间隔 1～4 周,^{89}SrCl$_2$ 宜间隔 3 个月或更长时间。

(五)用药后随访观察

1. 大多数患者在用药后短期内无不良反应,部分患者若有以下症状和体征,可给予对症处理。①恶心、呕吐;②腹泻或便秘;③蛋白尿、血尿;④皮肤红斑或皮疹;⑤脱发;⑥发烧或寒战;⑦过敏所致的支气管痉挛。

2. 部分患者可能出现白细胞、血小板计数一过性下降,经对症处理后可恢复。

3. 在观察期间应密切观察和记录患者骨痛消失、开始缓解、维持和复发时间。

4.观察和记录患者的食欲、睡眠和生活质量的变化,并与治疗前相比较。

5.根据患者临床表现与治疗反应定期进行血常规检查,治疗后 1 个月内应每周检查 1 次;生化检查可于治疗后 3 个月内每周检查 1 次。对于出现异常者,应一直观察患者上述指标,直至恢复正常为止。

6.必要时进行 X 线和骨显像检查,每 3 个月或半年检查 1 次。

第三节　肾上腺素能受体肿瘤的^{131}I-MIBG 治疗

一、适应证

1.^{131}I-MIBG 显像表明上述肿瘤具有较好的摄取^{131}I-MIBG 的功能。

2.不能行手术切除或放化疗无效的嗜铬细胞瘤和神经节细胞瘤、Ⅲ期或Ⅳ期神经母细胞瘤。

3.术后复发或广泛转移的嗜铬细胞瘤、神经母细胞瘤、交感母细胞瘤和神经节瘤。

4.上述肿瘤广泛骨转移所致的剧烈骨痛。

二、禁忌证

1.妊娠期及哺乳期患者。

2.白细胞计数低于 3.5×10^9/L,血小板计数低于 10.0×10^9/L。

3.预期寿命少于 3 个月。

4.需要行短期透析治疗的肾功能不全患者。

三、治疗方法

(一)治疗前准备

1.在治疗前 3d 开始服用复方碘溶液,每次 10 滴,每日 3 次,直至治疗后 4 周停服。

2.在治疗前 7d 停服影响^{131}I-MIBG 摄取的药物,如抗高血压及心血管药物(拉洛尔(Labetelol)、利舍平、钙通道阻滞剂、三环抗抑郁药物、拟交感神经作用药物等),胰岛素,可卡因,苯丙醇胺,N-苯丙醇胺等。

3.治疗前测定 24h 尿儿茶酚胺,以便做疗效判断。

4.肝肾功能及血常规检查。

5.为了计算每克肿瘤组织所接受的照射剂量,在治疗前,可做诊断性^{131}I-MIBG 显像,每 24 小时测定肿瘤的^{131}I-MIBG 摄取率,持续 7d,并计算最高摄取率和有效半衰期。另外,可通过 CT 或超声检查,测定肿瘤的体积,计算肿瘤照射剂量。

（二）^{131}I-MIBG 剂量的确定

^{131}I-MIBG 剂量一般采用一次性固定剂量法，^{131}I-MIBG 用量控制在 3.7～11.1GBq，要求 ^{131}I-MIBG 的比放要高，应达到 1.48GBq/mg；也可根据示踪剂量 ^{131}I-MIBG 显像结果进行估算，按每疗程肿瘤吸收剂量为 200Gy 计算 ^{131}I-MIBG 剂量。

（三）治疗方法

每次静脉滴注 ^{131}I-MIBG 3.7～7.4GBq(100～200mCi)，两次治疗间隔时间一般为 4～12 个月，根据病情和患者身体状况可适当缩短治疗间隔时间。

（四）具体操作

向 ^{131}I-MIBG 溶液中注入 250mL 生理盐水，缓慢静脉滴注，约需 90～120min 完成给药，滴注过程中应每 5 分钟检测脉率、血压和心电图；给药后 24h 内每小时测 1 次；必要时进行心电监护；将患者安置在放射性隔离室内治疗；治疗后 1 周应做 ^{131}I-MIBG 全身显像检查。

四、注意事项

1.患者在治疗前必须严格按"治疗前准备"中所述的第 1 点做好准备，否则，易引起甲状腺功能减退症或导致治疗无效。

2.在治疗中必须缓慢静滴 ^{131}I-MIBG，并时刻监测患者的心率、血压变化，个别病例在治疗中发生恶心、呕吐、高血压症状时，应暂停静滴，待症状缓解后再继续滴注。

3.在治疗过程中，可引起骨髓一过性抑制，当血常规指标低于治疗标准时，应暂停用药。

4.患者应多饮水，及时排空小便，以减少膀胱的辐射剂量；患者应至少被隔离 5～7d。

第七章

射频消融治疗管理要求

第一节　射频消融治疗管理要求

近年来,随着微创治疗新技术的发展,射频消融疗法以其安全、有效、治疗时间短、并发症少和可重复治疗等优点逐步被应用于临床。目前,射频消融治疗主要用于肝癌、肾癌、肺癌、软组织肿瘤、乳腺肿块、子宫肌瘤及子宫腺肌症等肿瘤的治疗,也逐步被应用于良性甲状腺结节、复发甲状腺癌及部分转移性淋巴结的治疗,并取得了较满意的临床效果。

原发性肝癌是射频消融技术最早应用治疗的肿瘤。早期手术切除被认为是肝癌根治性治疗的首选方法,然而仅有15%～30%的原发性肝癌和转移性肝肿瘤患者能进行手术切除治疗,术后远期疗效并不乐观,复发与转移使其5年生存率仅为20%～50%。近年来,肿瘤治疗观念发生了转变,即以追求根治为目的的治疗手段逐步被以提高生存质量为目的的微创治疗所取代。因此,大力发展和规范射频消融治疗方案,对提高肿瘤患者整体的治疗水平以及延长患者生命有重要的临床价值。下面以肝癌为例来介绍肿瘤射频消融治疗的相关管理规范与技术规范。

一、射频消融的基本原理

射频消融是指在超声或CT引导下将射频电极插入肿瘤组织,射频电极发出400kHz的频率波,肿瘤组织中的极性分子和离子以与射频电流频率相同的速率高速运动震荡产生摩擦热,并传导至邻近组织,使得肿瘤组织内部升温,肿瘤细胞内外水分蒸发、干燥、固缩,诱导其出现无菌性坏死,从而杀灭肿瘤细胞,达到治疗目的。因而,射频消融的热量来源于电极

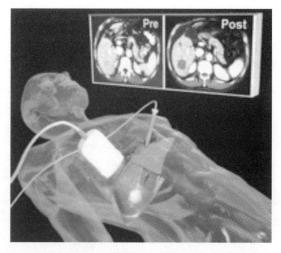

图7-1　射频消融治疗模式图

周围组织而非电极本身(射频消融治疗模式见图 7-1)。

一般情况下,细胞在 42℃时即已发生热损伤;如果温度增至 45℃并持续 3～50h,细胞将发生进展性变性;随着温度增高,细胞产生不可逆破坏所需的时间将会呈指数性缩短。当温度＞60℃时,蛋白质会发生瞬间凝固,造成细胞死亡。当温度＞100℃时,可引起组织内水分沸腾、蒸发,直至碳化。

目前,高热杀灭肿瘤细胞的机制主要有以下几种观点。

1. 高热可以抑制 DNA 复制、RNA 和蛋白质的合成。Mondovi 发现,Novikoff 肝癌细胞在 43℃持续孵育 2h,^{3}H 胸腺嘧啶、^{2}H 脲嘧啶和^{12}C 氨基酸等前躯体合成 DNA、RNA 和蛋白质的能力明显降低,抑制率为 0.5%～12.0%,以同样条件孵育正常肝细胞则无类似效应。

2. 高热会使细胞膜的通透性发生改变,导致低分子蛋白外溢,核染色质蛋白含量相对升高,染色质结构改变而引起细胞破坏。

3. 高热可使细胞溶酶体活性升高,加速肿瘤细胞的破坏。

4. 高热可使细胞骨架破坏,细胞功能受损,导致肿瘤细胞死亡。

5. 局部高温直接导致该区域的组织细胞出现凝固性坏死。

二、治疗原则

1. 射频治疗前,须充分评估患者的病情及其肿瘤的生物学行为(预测可行性及效果,确定消融治疗及联合治疗的措施和步骤)。

2. 治疗前行充分的影像学评估,根据肿瘤浸润范围、位置等制订治疗方案、策略,保证足够的安全范围,尽可能获得一次性、适形的完全消融治疗。

3. 选择适合的影像引导路径,并监控治疗过程。

4. 制订适宜的综合治疗方案及科学合理的随访计划。

初次消融应整体灭活肿瘤,这是降低肿瘤复发转移的关键。消融方案应根据 CT、MRI、超声等影像学方法提供的肿瘤大小、形态、部位等信息制订;超声造影在动脉期增强的范围被证实可界定原发性肝癌侵袭范围,须对其加以重视和应用,并用于指导射频消融;消融安全范围应完全覆盖并超出癌周一定范围。

三、适应证与禁忌证

我国于 2011 年形成了《肝癌射频消融治疗规范的专家共识》,初步提出以肝癌射频消融为代表的射频消融治疗的适应证和禁忌证等,结合国内外文献及相关指南,其适应证和禁忌证如下。

(一)适应证

1. 最大直径≤5cm 的单发肿瘤或最大直径≤3cm 的多发结节,数目≤3 个。

2. 单发肿瘤直径≤3cm 的小肝癌,消融多可获得根治性治疗。

3.无脉管癌栓及邻近器官侵犯或远处转移,肝功能为 Child-Pugh A 或 B 级(或经内科治疗达到该标准)的早期肝癌患者,射频消融是外科手术以外最好的选择。

4.肿瘤距肝门部肝总管、左右肝管的距离应至少为 5mm。

5.对于不能行手术切除的直径≥5cm 的单发肿瘤或最大直径≥3cm 的多发肿瘤,根据患者肝功能状况,射频消融可作为姑息性治疗方法,或采取治疗前肝动脉化疗栓塞(TACE 或 TAE)+射频联合治疗,其疗效明显优于单纯的射频消融治疗。

6.对于位于肝脏表面,邻近心膈、胃肠管区域的肿瘤,可选择开腹或腹腔镜下治疗,也可以行射频消融结合无水乙醇注射治疗或放射性粒子植入治疗。

7.无严重肝、肾、心、肺、脑等器官功能障碍,凝血功能正常或接近正常,凝血酶原时间不超过正常对照的 50%,血小板计数大于 50×10^9/L。

8.对于不愿接受手术治疗的小肝癌患者,手术切除后复发或中晚期癌等各种原因不能手术切除的肝癌患者,转移性肝癌化疗后患者,待肝移植前控制肿瘤生长以及移植后复发转移等患者均可采用消融治疗。

9.另外,射频消融除广泛用于治疗原发性和转移性肝癌(特别是小肝癌外)外,10 余年来,国内外也相继在治疗肾癌、肺癌、软组织肿瘤、甲状腺结节、乳腺肿块、子宫肌瘤、子宫腺肌症及部分转移性淋巴结等方面取得了较好的临床疗效。

根据病情的不同,其治疗目的也不同,适应证又可分为三类:根治性治疗、亚根治性治疗及姑息性治疗。

(1)根治性治疗:①单发肿瘤,肿瘤最大直径≤5cm;②多发肿瘤,肿瘤数目≤3 个,肿瘤最大直径≤3cm;③无全身或局部转移;④距周边重要结构(如肝门结构、胆囊、左右肝管、胃肠道等)≥0.5cm;⑤肝功能 Child 分级为 A 级或 B 级,无腹水或少量腹水。

(2)亚根治性治疗:对达不到根治性条件的患者,一部分患者可以进行多点或多次治疗,或是与其他治疗方法联合应用,力争达到肿瘤完全性坏死的目的,属亚根治性治疗。①对于单发肿瘤,肿瘤最大直径≥5cm,但一般≤8cm,可先行肝动脉导管栓塞化疗,阻断肿瘤的血供,再行射频消融治疗,这有利于提高热效率并增大消融范围。②对于多发肿瘤,肿瘤数目≤5 个,肿瘤最大直径≤5cm,如血供不丰富,可直接行射频消融治疗;如血供丰富,可先行肝动脉导管栓塞化疗,再行射频消融治疗。③对于伴门脉癌栓,癌栓局限于门静脉三级分支以下的,通过射频可直接阻断该段血流,先消融癌栓,再消融病灶。④对于肝转移癌,需结合全身化疗或内分泌治疗,并应注意原发灶的治疗。⑤肿瘤靠近肝门部胆管、胃肠管时,为预防外射频高温区造成上述结构的损伤,或肿瘤靠近大血管时形成"冷区",可先行肿瘤局部化疗,再行射频消融治疗。

(3)姑息性治疗:对于肿瘤较大、多发的患者,无法行手术治疗,而且其他方法(如肝动脉化疗栓塞、放疗等)疗效有限的,可行姑息性治疗。治疗的目的主要是降低肿瘤负荷,以减缓病情,减少患者躯体痛苦并延长生命。接受姑息性治疗的患者往往病情重、肿瘤大、肿瘤数目较多。射频消融治疗中首先要考虑安全性,酌情进行减瘤治疗。每次消融体积不宜过大,治疗肿瘤数目不宜过多,注重对肿瘤周边区位的消融和肿瘤内部滋养血管的凝固操作。

由于肝癌病情的复杂性和个体对治疗反应的差异性,上述几种治疗没有绝对的区分界限。如有些在治疗前为根治性治疗的患者,在治疗中发现新的转移病灶,即可能转为亚根治性治疗。而随着各项技术手段和方法的开展,现在的亚根治性治疗患者也有可能变成根治性治疗的对象。

(二)禁忌证

1.肝功能 Child-Pugh C 级,经护肝治疗无法改善,TNM Ⅳ期或肿瘤呈侵袭状态者。

2.肝脏显著萎缩,肿瘤巨大,其消融范围需达 1/3 肝脏体积者。

3.弥漫型肝癌,合并门脉主干至二级分支、脉管癌栓或邻近器官受到侵犯者。

4.严重黄疸、腹水,或经保肝、利尿等治疗后无法改善的顽固性腹水,意识障碍或恶病质者。

5.近期有食管(胃底)静脉曲张破裂出血者。

6.不可纠正的凝血功能障碍及严重的血常现异常,有严重出血倾向者,血小板计数<30×10⁹/L,凝血酶原活动度<40％,经输血、给予止血药等治疗后仍无改善者。

7.有其他部位的急性或活动性的感染病变,尤其是胆管系统炎症等,待感染控制后方可进行治疗。

8.严重的肝、肾、心、肺、脑等主要脏器功能衰竭。

9.转移性肝癌射频消融的禁忌证与原发性肝癌的大同小异,需要特别提出的是:①原发灶无法得到根治性治疗且呈进展状态;②除肝脏以外,其他重要脏器也已发生广泛转移,预计生存期小于 6 个月,且肝脏局部无明显症状者。

位于第一肝门区的肿瘤为相对禁忌证;肿瘤紧贴胆囊、胃肠、膈肌或突出于肝包膜为经皮穿刺路径治疗的相对禁忌证;伴有肝外转移的病灶不应被视为禁忌证,仍然可以采用射频消融治疗以控制肝内病灶情况。

必须说明的是:①上述标准主要参考了国外 20 世纪 90 年代的射频消融适应证标准,已经无法反映射频消融近年的发展现状。不少接诊患者数量较大、治疗经验丰富的大型医疗单位已将此适应证做了合理扩展,并未拘泥于上述标准;但对于初期开展射频消融治疗的医疗单位,从治疗的有效性和安全性出发,该标准必须成为基本规范。②由于转移性肝癌患者极少伴有肝硬化,肝脏抗打击能力明显优于原发性肝癌患者,因此转移性肝癌的射频消融适应证可适度放宽,一次性消融的肿瘤大小和数目不必拘泥于原发性肝癌患者的适应证标准。

四、治疗前准备

(一)术前检查

首先应详细询问患者的病史,并对患者进行全面的体检,尤应注意有无高血压、心脏病、肺气肿、糖尿病、上消化道静脉曲张出血,以及是否有腹腔手术史等情况。

1.必要的常规检查包括如下几方面。血、尿、粪常规化验,肝肾功能,血糖,电解质,凝血酶原时间,乙型肝炎和丙型肝炎血清标志物,肿瘤标志物(如 AFP、CEA、CA19-9等),胸部 X 线,心电图,CT 或 MRI 检查。对肝硬化较重者最好进行胃镜或上消化道钡餐检查,了解上消化道静脉曲张的情况。术者在术前应亲自观察超声或 CT/MRI 检查结果,以了解肿瘤的大小、数目和位置,尤应注意与肝内重要管道结构(尤其胆管)的关系,根据病灶部位,考虑进针路线,根据病灶范围决定实施单次、分次或分段治疗方案。这对于进一步明确诊断,正确评估患者全身状况、手术耐受力和对麻醉、热凝范围的控制以及手术并发症的预防均有重要意义。

2.签署手术知情同意书。手术治疗前,每位患者签署知情同意书,医务人员跟患者详细交代病情,告知手术过程、风险及预后情况,使其充分知情并签署知情同意书。

(二)术前治疗

根据术前检查结果,射频消融前予以短时间积极而有针对性的处理。

1.改善凝血功能,如给予维生素 K_1 等,使凝血酶原时间的术前检查结果与对照组相差不超过 4s。

2.提高肝脏储备功能,对于肝功能较差者应加强保肝治疗,使肝功能不低于 Child-Pugh B 级,不推荐对 Child-Pugh C 级的肝癌患者实施射频消融治疗。

3.对于黄疸患者,应给予保肝、利胆治疗,使总胆红素低于 40μmol/L,对于阻塞性黄疸,如有二级胆管堵塞,可给予胆管内置管引流,黄疸缓解后再给予射频消融.

4.对于合并腹水的患者,由于腹水能够导致肝表面穿刺孔缺少腹壁与肝脏之间的压迫而发生出血不止,因此应在保肝、提高血浆白蛋白的基础上予以利尿,使腹水消退。

5.对于脾功能亢进造成的血小板减少患者,应通过药物或输注血小板使血小板至少在 50×10^9/L 以上。

6.基础麻醉,由于射频消融治疗所产生的高温可对肝包膜及肝内迷走神经产生刺激而诱发迷走反射,因此为防止有可能引起的心率减慢、心律不齐、血压下降等情况,术前最好给予阿托品或山莨菪碱预防迷走反射。

射频消融治疗一般在局麻下进行,也可在全麻下实施。其中,在全麻下可获得较好效果,也可根据情况采用静脉麻醉。适度的精神安慰和鼓励也可起到较好的辅助效果。

五、治疗程序

目前,射频消融主要有三种治疗途径,分别为经皮(最常用)、经腹腔镜及开腹途径。相比之下,经皮途径最符合微创治疗原则,也最常用。

(一)经皮肝癌局部消融治疗(超声或 CT 引导)

1.麻醉方法如下。①局部麻醉是目前国内最常用的麻醉方案,对位于肝实质中央的小肿瘤,可在穿刺点处肝包膜下实施 2%利多卡因逐层浸润麻醉;②静脉麻醉配合局麻可取得良好的麻醉效果;③全麻在国外最常用,国内使用也呈增多趋势,多用于肿瘤较大、较多、位置特殊(如包膜下、大血管或胆管旁、空腔脏器旁等易造成剧痛的部位)、高龄、心脏或呼吸系统存在障碍等情况下。

2.在射频消融前半小时左右,可根据具体情况适当应用止吐、止血、抗感染及止痛药物。①止吐药:如甲氧氯普胺、脱烷司琼等,可减少术中恶心、呕吐引起的针道出血。②止血药:如巴曲酶、凝血酶原复合物等,尽量减少针道出血发生的可能,尤其存在凝血机制不全者。③预防性抗生素:如三代头孢霉素等,主要用于曾经有过胆肠吻合、胃肠吻合、胆管支架植入术等操作,尤其伴有肝内胆管扩张、较大肿瘤、多发肿瘤、伴有糖尿病等降低人体免疫功能的疾患,长期应用激素或化疗药物等降低人体免疫力等情况。④止痛药:如哌替啶、曲马朵注射液等,尤其应用于肿瘤位于包膜下、空腔脏器或较大管道结构附近并实施局麻者。

3.手术区域常规消毒、铺巾。

4.穿刺引导方式最常采用的是在超声引导下经皮穿刺。该方式具有操作简单、定位方便快捷、可实时监控穿刺及消融过程等优点。近年来,超声造影的应用使得穿刺定位更为精确。另外,还可采用在 CT 引导下穿刺,其定位较准确,但操作繁杂,不能实时监控。

5.尽量选择肋间进针,在超声或 CT 引导下,尽量选择先经过正常肝脏部分,再进入肿瘤部位。穿刺时应定位准确,避免反复多次穿刺,导致肿瘤种植、损伤邻近组织或肿瘤破裂出血等。如果进针过深,不应直接将电极针退回,而应该在原位消融后再退针并重新定位,避免肿瘤种植。一般情况下,应先消融较深部位的肿瘤,再消融较浅部位的肿瘤。

6.参照各消融治疗仪的说明进行消融治疗,应注意逐点进行。为确保消融治疗的效果,消融时应该力求达到 0.5cm 的安全消融边界,一针多点的重叠消融方式可以保证消融范围和减少遗漏部位的发生。消融完成后,争取在拔针时进行针道消融,防止术后出血和肿瘤沿针道种植。

7.由于治疗过程中可能出现迷走神经反射,因此应实时动态监测患者的心律、心率和血压变化。

8.治疗结束前应进行再次增强超声或 CT 检查来全面扫描肝脏,确定消融范围已经完全覆盖肿瘤,力求有 0.5~1.0cm 的安全消融边界,并排除肿瘤破裂、出血、血/气胸等并发症发生的可能。

9.待治疗结束后,可给予患者腹带对胸腹部加压包扎处理,以预防腹壁或肝脏穿刺处出血。

(二)经腹腔镜局部消融治疗

适用于肿瘤位于肝包膜下,或者邻近胆囊、胃肠等,或者超声/CT 显示不清或难于经皮穿刺者。

1.在行常规腹腔镜操作时,必要时需游离肝周韧带及组织,以暴露肝脏及肿瘤。

2.必要时,应用腹腔镜超声扫描确定肿瘤数目及部位。

3.分离并隔离保护周围正常组织器官。

4.将射频针经皮穿刺入腹,并在腹腔镜直视下或者腹腔镜超声引导下将电极针插入肿瘤内,按预定方案布针,行消融治疗。

5.消融过程中可(应用止血钳等器械)间断、多次阻断入肝脏血流,以提高消融效率,增加消融范围。

6.消融完成后应仔细检查,以确定无活动性出血及邻近器官损伤。

(三)开腹局部消融治疗

适用于上述两种方法难于实行,或者手术探查发现肿瘤无法切除者。

1.开腹局部消融治疗如下。①常规开腹;②游离肝周韧带,暴露肿瘤;③保护周围正常组织器官;④在术中超声引导下将电极针插入肿瘤内,按预定方案布针,消融治疗;⑤消融过程中可间断、多次阻断入肝脏血流,以提高消融效率,增加消融范围;⑥消融完成后仔细检查,以确定无活动性出血及邻近器官损伤;⑦关腹。

2.术后注意事项如下。①术后6h密切监测呼吸、血压、脉搏和注意腹部体征变化;②根据情况给予常规吸氧,对肿瘤较大或一次性消融肿瘤数目较多者,应至少于手术后6h少量进水或给予流质饮食,如无异常,应于次日开始进食和下地活动;③加强保肝治疗,尤其对肝功能欠佳、热凝范围较大者;④术后可视凝血指标情况给予一次止血药物;⑤术后酌情给予广谱抗生素1~3d;⑥对于合并肝硬化,尤其肿瘤较大或一次性消融肿瘤数目较多者,术后给予1~2d制酸药;⑦术后适当给予抗肿瘤、免疫、支持等综合治疗。

六、并发症及其处理

(一)术中并发症的防治

(1)迷走神经反射:由于射频产热会对肝包膜及肝内迷走神经产生刺激而诱发迷走神经反射,可引起心率减慢、心律不齐、血压下降,严重者可导致死亡,所以,术前可给予阿托品0.5mg或山莨菪碱10mg以预防迷走神经反射。术中应动态监测心率、心律、血压和血氧饱和度。

(2)损伤肝内胆管:为使肿瘤能够完全被消融,理论上消融范围需超过肿瘤边缘0.5~1.0cm,由此易造成肿瘤周围组织损伤。由于胆汁流速慢,不能快速将热量带走,故射频产生的高温易损伤胆管,造成胆漏或肝内感染。对于第一肝门区的肝癌,消融范围更不宜过大。

(3)损伤肝周空腔脏器:对于曾有腹部手术史或影像检查发现肿瘤侵及周围空腔脏器的患者,射频消融尤应谨慎,不可为了肿瘤完全消融而伤及空腔脏器,造成内瘘或外瘘等严重并发症。

(4)内出血:对于紧靠肝脏表面或突出于肝脏外的肝肿瘤,因肿瘤表面血管丰富,一旦出血将不易自止,所以穿刺时不可从肿瘤表面直接刺入,而应经部分无瘤肝组织后穿入瘤体。对于血小板计数低于$50 \times 10^9/L$的患者,可考虑在术前输注少量血小板,常规给予巴曲酶;对于凝血酶原时间过长者,可于术前、术后应用维生素 K_1、凝血酶原复合物等。

(二)术后并发症的防治

(1)针道出血:针道出血是肝癌射频消融后最严重的并发症之一,往往会引起患者死亡。射频消融后出血可分为两种类型:非针道出血和针道出血。前者主要是胃底食管下段静脉曲张破裂出血所致;后者最常见的有包膜下出血、腹腔内出血和胆管出血。针道出血构成了射频消融后出血的主体。

射频消融后是否发生针道出血主要取决于以下两方面因素。①医生的操作能力,这是射频消融后发生针道出血的基础;②是否存在出血的高危因素,即患者治疗方式的选择是否合理。

由于射频消融后针道出血的先决条件是发生穿刺道血管损伤破裂,因此提高操作技术是预防针道出血的最根本环节。另外,最大限度地预防射频消融后针道出血还必须重点注意以下几点。①熟悉肝脏解剖结构,穿刺中必须避开较粗的血管。穿刺要尽量一步到位,减少因反复穿刺造成的血管破裂风险。②对肝硬化过重、PT 过长者,应通过保肝、注射维生素 K_1 等手段予以处理,使 PT 至少降至不超过正常对照4秒以内。对于血小板过低者,可通过药物或输用血小板,使之至少达到 $40\times10^9/L$ 以上。③对位于肝包膜下,尤其突出于包膜以外(外生性生长)的肝癌,必须选择合理的穿刺路线。切忌透过腹壁直接行肿瘤穿刺,最好在到达肿瘤前有一段正常的非瘤性组织穿刺道。④对部分凝血机制较差者,可在瘤体射频消融后消融针道再拔针。

(2)肝内感染:肝内消融灶感染(或并发腹腔感染)也是肝癌射频消融后最常见的严重并发症之一。既往报道肝癌射频消融后肝内感染发生率一般在 $0.3\%\sim3.6\%$。射频消融后肝内感染大多发生在术后第3~5天。肿瘤部位、肿瘤性质(原发性还是继发性)、既往胆管相关手术等与射频消融后肝内感染呈显著相关性。

实施肝脏肿瘤射频消融时必须重视以下几方面。①对于有过胆肠吻合术或胆管支架植入术的转移性肝癌患者,在选择射频消融时须谨慎,尤其伴有肝内胆管扩张者。②对于高龄、全身营养状况差、多发性肝癌、较大肝癌、伴有糖尿病等降低人体全身免疫功能疾病,曾长期应用化疗药物或激素等治疗,以及接受过胃肠、胆肠吻合术或胆管放置支架处理的肝癌患者,建议射频消融前应预防性应用抗生素。射频消融后无须长期应用抗生素,除非患者已经出现肝内感染征兆,否则术后1~3d 即可停药。③位于空腔脏器附近的肿瘤,首先要遵循安全第一的原则,不可为了追求消融的彻底性而导致空腔脏器热损伤引起穿孔,继发肝内感染。④重视肝内感染的早期诊断。如患者射频消融后3d左右出现不明原因畏寒、发热,尤其伴有寒战时,应高度怀疑消融灶发生感染。在经验应用广谱抗生素的同时,应行细菌培养和药敏试验,同时行超声和CT检查予以明确诊断。如果没有形成肝脓肿,可通过使用敏感抗生素和营养支持等措施加以控制;如果形成了肝脓肿,则可给予穿刺引流脓液,并用抗生素冲洗脓腔,同时需结合细菌培养和药敏试验结果,给予敏感抗生素。

(3)肿瘤种植:主要由反复多次穿刺造成。预防:穿刺时应准确定位,避免反复多次穿刺;如果进针过深,不应直接将电极针退回,而应该在原位消融后,再退针重新定位。

(4)肝功能衰竭:主要原因是治疗前肝硬化程度高、肝功能差或发生严重并发症(如感染、出血等)。预防和治疗:严格掌握适应证,其中肝功能 Child-Pugh C 级、大量腹水、严重黄疸等均为禁忌证;术后注意预防其他并发症的发生,预防感染,积极开展护肝治疗。

(5)邻近脏器损伤:当肿瘤邻近胆囊、胃肠、胆管、膈肌等或位于第一肝门区、肝包膜下等部位时,进行经皮穿刺路径下消融治疗容易对邻近脏器或脉管产生热损伤。对于这些部位的肿瘤,应该尽可能采用腹腔镜下射频消融治疗或者在开腹手术直视下行射频消融治疗,对邻近的脏器进行隔离保护。

总之,预防射频消融并发症的关键是严格掌握适应证,熟练掌握技术操作,并认真做好术前、术中及术后的密切观察与治疗。

七、疗效评估及随访

建立和健全肝癌射频消融治疗的疗效评估及随访制度,并按规定和要求进行记录。对于射频消融治疗方案,目前国内外还没有形成统一的疗效评价标准。由于射频消融治疗的特殊性,其评价标准既不能完全套用外科切除,更不适用 WHO 实体瘤化疗疗效标准。目前,较为常用且最符合射频消融疗效判定的标准如下。

1. 消融灶边缘或内部无病理性增强,肿瘤血清学指标(AFP、CEA、CA19-9)基本恢复正常,将其定义为"肿瘤完全消融"。

2. 边缘或内部存在增强者,将其定义为"部分消融"或"肿瘤残留"。

3. 首次复查 CT 或 MRI 提示完全消融,后续复查显示肝内消融灶体积明显增大并存在边缘或内部病理性强化,或血清肿瘤标志物下降后再次出现升高,则将其定义为"局部复发"。

4. 在消融灶以外的其他肝组织部位发现新的肿瘤,将其定义为"肝内肿瘤新生"。

其中,2、3 可视为"消融失败";3、4 可视为"肿瘤进展"。射频消融的疗效评价标准还有待于进一步规范和统一。

对治疗后仍有肿瘤残留者,可以进行再次消融治疗;若两次消融后仍有肿瘤残留,则确定为消融治疗失败,应该选用其他的治疗手段。

术后的前 2 个月,每月应复查肝脏三期 CT/MRI 或者超声造影,以及行肝功能、肿瘤标志物等指标检查,观察病灶坏死情况和肿瘤标志物的变化。之后,每 2~3 个月复查肿瘤标志物,并行超声造影或者肝脏三期 CT/MRI(超声造影和 CT/MRI 检查时间应相间隔)检查。两年后,每 3~6 个月复查肿瘤标志物,并行彩超造影或者肝脏三期 CT/MRI(超声造影和 CT/MRI 检查时间应相间隔)检查。根据随访结果判断肿瘤复发和进展情况,具体如下。

(1)局部肿瘤进展(Local tumor progression):肿瘤经完全消融后,在消融灶的边缘出现新的病灶,新病灶与消融灶相连。

(2)新病灶(New lesion):肝内其他部位新发生的病灶。

(3)远处转移(Distant recurrence):出现肝外的转移灶。

第二节 评价与展望

近年来,以射频消融治疗为代表的肝癌局部微创治疗,无论是在技术层面还是在临床普及应用方面都得到了长足的发展,尤其在部位良好的小肝癌上,大有取代外科手术之势。另外,射频消融还可协同外科手术以提高肝癌治疗的整体效果。因此,其治疗前景非常广阔。然而,由于射频消融等局部治疗方法尚属新事物,其在某些方面还存在不足。

肝癌射频消融主要面临以下挑战。

1.要提高较大肿瘤(≥5cm)射频消融的成功率。这主要取决于新型射频发生器和射频电极针的不断推陈出新、穿刺布针方法的改进以及多种治疗方法的联合应用等,是射频消融能否成功治疗大体积肝癌的必备基础。

2.进一步探讨射频消融联合肝段或亚肝段栓塞、肝动脉和门静脉双重栓塞、肝内血流阻断等方式,以增大病灶坏死范围和提高临床效果。

3.进一步研究射频消融应用于门静脉癌栓清除、肝癌腹腔转移或肺转移灶等方面治疗的可能性及可行性。

4.射频消融应用于多发性肿瘤的有效性和安全性研究。

5.加强影像引导技术的创新研究,以利于肿瘤更精确的定位。

6.必须加强与射频消融有关的基础研究,奠定厚实的理论支撑,提供强大的拓展动力。

7.必须尽早规范射频消融的命名和报道标准。

8.必须提高资料收集的正确性以及加强论文交流的标准化。

9.进一步规范和细化肝脏肿瘤射频消融治疗效果的评估标准。

10.尽早建立射频消融后随访指标的标准,应分别根据肿瘤大小、数目、部位和射频针类型等指标对射频消融后肿瘤完全消融率、局部复发率、生存预后及其影响因素做出更为科学的评估,即建立临床治疗结局的标准化评估,以解决目前研究报道中的混乱状况。

11.必须建立一套科学的培训机制,进一步规范从事射频消融治疗的人员和机构。当前,很多非临床科室在开展这一项目,然而射频消融毕竟涉及肿瘤诊断和治疗的一系列知识和技术,是一门相对独立且完整的新兴学科,有着独特而复杂的围手术期处理机制,应由解剖水平熟练、临床经验丰富的临床医生(尤其是有外科经验者)实施。

12.必须尽早建立一套科学、合理和公认的射频消融适应证国际标准。

13.必须尽早建立一套成熟、科学的射频消融围手术期处理原则和方案。

当然,在射频消融中疗效最好、应用最广泛、技术最成熟的当属肝脏肿瘤。不过,随着国内外研究的不断深入,射频消融有望成为除肝脏以外其他脏器肿瘤的主要治疗手段,如甲状腺、肺、肾脏、子宫、乳腺及软组织等部位肿瘤的微创治疗。相比于外科手术内容,射频消融适应证更宽、效果确切、损伤更小、并发症更轻微,患者生活质量更高,尤其适用于肿瘤数目过多、肿瘤位于脏器深部或重要管腔结构附近、肿瘤复发后再次切除困难、年老体弱或伴有心、肺、肾等重要脏器功能不全的患者。作为一种安全性和有效性俱佳的肿瘤局部治疗手段,射频消融无疑有着极为光明的未来。

第八章

癌痛规范化治疗管理要求和技术规范

第一节　癌痛规范化治疗的管理要求

疼痛是癌症患者最常见的症状之一,严重影响着癌症患者的生活质量。初诊癌症患者的疼痛发生率约为 25％;晚期癌症患者的疼痛发生率约为 60％～80％,其中 1/3 的患者为重度疼痛。癌症疼痛(以下简称癌痛)如果得不到缓解,患者将感到极度不适,可能引起或加重患者的焦虑、抑郁、乏力、失眠、食欲减退等症状,严重影响患者日常活动、自理能力、交往能力及整体生活质量。

为规范癌痛诊疗行为、完善规范化诊疗体系、提高癌痛诊疗水平、改善癌症患者生活质量、保障医疗质量和安全,加强癌痛规范化治疗的管理制定规范。

癌痛规范化治疗的管理是指在一定的区域范围内,使各级医疗机构达到同质化的治疗,要求在医院管理、药事服务、医护操作各层面,均应做到制度、流程规范化。

(1)医院管理层面:应制订契合临床实际的规章制度(癌痛药物治疗知情同意书、癌痛患者会诊制度等),具备条件的医疗机构应提供电子化麻醉药品处方,将癌痛规范化治疗列入专项医务管理。

(2)药事层面:配备相关各类癌痛治疗药物的品种、规格,在提供临床规范化癌痛治疗药物的同时,临床药师应参与指导和处理疑难病例。

(3)医护层面:临床医护人员严格按照癌痛规范化治疗的技术规范开展操作,使癌痛患者的疼痛缓解率达到规范化治疗要求。

第二节　癌痛规范化治疗的技术规范

癌痛规范化治疗是从事癌症相关诊疗的医务人员必须做到的一项工作。所谓"癌痛规范化治疗"是指医护人员须在充分的疼痛筛查评估基础上对伴有疼痛的癌症患者予以规范化治疗,包括按阶梯应用镇痛药物、阿片类药物滴定和规范的暴发痛处理。癌痛评估是进行合理、有效止痛治疗的前提,应当遵循"常规、量化、全面、动态"评估的原则。

一、常规评估原则

癌痛常规评估是指医护人员主动询问癌症患者有无疼痛,常规评估疼痛病情,并进行相应的病历记录。癌痛常规评估应当在患者入院后8h内完成。对于有疼痛症状的癌症患者,应当将疼痛评估列入护理常规监测和记录的内容中。癌痛常规评估应当鉴别暴发性疼痛发作的原因,例如需要行特殊处理的病理性骨折、脑转移、感染以及肠梗阻等急症所致的疼痛。

二、量化评估原则

癌痛量化评估是指使用疼痛程度评估量表等量化标准来评估患者疼痛主观感受程度,需要患者密切配合。量化评估疼痛时,应当重点评估患者在最近24h内最严重和最轻的疼痛程度,以及在通常情况下的疼痛程度。量化评估应当在患者入院后8h内和门诊就诊时完成。癌痛量化评估通常使用数字分级法(NRS)、面部表情评估量表法及主诉疼痛程度分级法(VRS)3种。

(一)数字分级法(NRS)

数字分级法是指使用《疼痛程度数字评估量表》(见图 8-1)对患者疼痛程度进行评估。将疼痛程度用0~10十个数字依次表示,0表示无疼痛,10表示最剧烈的疼痛。交由患者自己选择一个最能代表自身疼痛程度的数字,或由医护人员询问患者:您的疼痛有多严重? 由医护人员根据患者对疼痛的描述选择相应的数字。按照疼痛对应的数字将疼痛程度分为:轻度疼痛(1~3),中度疼痛(4~6),重度疼痛(7~10)。

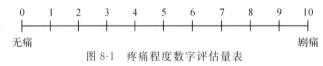

图 8-1　疼痛程度数字评估量表

(二)面部表情疼痛评分量表法

由医护人员根据患者疼痛时的面部表情状态,对照"面部表情疼痛评分量表"(见图8-2)进行疼痛评估,适用于表达困难的患者,如儿童、老年人以及存在语言、文化差异或其他交流障碍的患者。

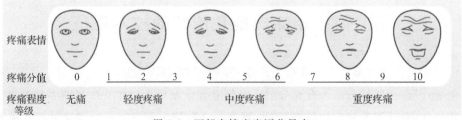

图 8-2　面部表情疼痛评分量表

(三)主诉疼痛程度分级法(VRS)

根据患者对疼痛的主诉,将疼痛程度分为轻度、中度及重度三类。

1.轻度疼痛:有疼痛但可忍受,生活正常,睡眠无干扰。

2.中度疼痛:疼痛明显,不能忍受,要求服用镇痛药物,睡眠受干扰。

3.重度疼痛:疼痛剧烈,不能忍受,需用镇痛药物,睡眠严重受干扰,可伴自主神经紊乱或被动体位。

三、全面评估原则

癌痛全面评估是指对癌症患者疼痛情况及相关病情进行全面评估,包括疼痛病因及类型(躯体性、内脏性或神经病理性),疼痛发作情况(疼痛性质、加重或减轻的因素),止痛治疗情况,重要器官功能情况,心理精神情况,家庭及社会支持情况以及既往史(如精神病史、药物滥用史)等。首次全面评估应当在患者入院后 24h 内进行;在治疗过程中,应当在给予止痛治疗 3d 内或疼痛达到稳定缓解状态时进行再次全面评估。原则上,评估不少于 2 次/月。

癌痛全面评估通常使用"简明疼痛评估量表(BPI)"(见本节"八、附件")来评估疼痛及其对患者情绪、睡眠、活动能力、食欲、日常生活、行走能力、与他人交往等生活质量的影响。应当重视并要鼓励患者描述对止痛治疗的需求及顾虑,并根据患者的病情和意愿,制订患者功能和生活质量最优化目标,从而提供个体化的疼痛治疗。

四、动态评估原则

癌痛动态评估是指持续、动态评估痛患者的癌变化情况,包括评估疼痛程度、性质变化情况,暴发性疼痛发作情况,疼痛减轻及加重的因素,以及止痛治疗的不良反应等。动态评估对于药物止痛治疗剂量的滴定尤为重要。在止痛治疗期间,应当记录用药种类、剂量滴定、疼痛程度及病情变化。

五、阿片类药物的剂量滴定

阿片类药物是中、重度疼痛患者治疗的首选药物。目前,临床上常用于癌痛治疗的短效阿片类药物为吗啡即释片和针剂,长效阿片类药物为吗啡缓释片、羟考酮缓释片、芬太尼透皮贴剂等。对于慢性癌痛的治疗,推荐选择阿片受体激动剂类药物。长期给予阿片类止痛药时,首选口服给药途径;有明确指征时,可选用透皮吸收途径给药,也可行临时皮下注射用药;必要时可行自控镇痛给药。

阿片类止痛药的疗效及安全性存在较大的个体差异,因此需要逐渐调整剂量,以获得最佳用药剂量,此过程被称为剂量滴定。对于初次使用阿片类药物止痛的患者,可应用阿片类药物即释制剂进行滴定,其滴定方法可参考国际和国内相关临床指南。

六、暴发性疼痛的处理

在应用长效阿片类药物期间,应当备用短效阿片类药物。当患者因病情变化、长效止痛药物剂量不足或发生暴发性疼痛时,应立即给予短效阿片类药物。短效阿片类药物可用于解救治疗及剂量滴定。解救剂量为前24h用药总量的10%～20%。每日短效阿片解救用药次数大于3次时,应当考虑将前24h解救用药换算成长效阿片类药物,并按时给药。

七、医疗质量控制指标

(一)镇痛治疗前的疼痛量化评估率

镇痛治疗前的疼痛量化评估率是指在进行镇痛药物治疗前,完成癌症患者疼痛量化评估的病例数所占的比例。

计算公式:

$$治疗前完成疼痛量化评估率 = \frac{\sum 单位时间内治疗前的量化评估病例数}{\sum 单位时间内治疗的癌痛例数} \times 100\%$$

意义:保证癌痛治疗规范化。

(二)大剂量阿片类药物应用病例会诊率

大剂量阿片类药物应用病例会诊率是指在应用大剂量阿片类药物时,提请相关癌痛规范化治疗临床专家和药师会诊的病例数所占的比例。

计算公式:

$$大剂量阿片类药物应用病例会诊率 = \frac{\sum 单位时间内大剂量阿片类药物应用时会诊病例数}{\sum 单位时间内大剂量阿片类药物应用病例数} \times 100\%$$

意义:保证癌痛治疗规范化和个体化。

(三)癌痛后实施疗效评价和不良反应评价的比率

癌痛后实施疗效评价和不良反应评价的比率是指患者接受镇痛治疗后完成疗效评价和不良反应评价的例数占接受镇痛治疗患者总例数的比例。镇痛疗效按照国家标准,不良反应评价按照NCI-CTC 4.0版以上标准。

计算公式:

$$癌痛后实施疗效评价和不良反应评价的比率 = \frac{\sum 接受癌痛药物治疗后完成疗效评价和不良反应评价的患者例数}{\sum 住院接受癌痛药物治疗的患者例数} \times 100\%$$

意义:反映医疗机构癌痛评估治疗的疗效和不良反应情况。

(四)癌痛治疗后随访率

癌痛治疗后随访率是指癌痛患者分别于治疗后1周、1个月内电话随访或门诊复诊的比例。

计算公式：

$$癌痛治疗后随访率 = \frac{\sum 单位时间内患者治疗后1周、1个月内电话随访或门诊复诊的病例数}{\sum 单位时间内癌痛住院治疗病例数} \times 100\%$$

意义：治疗效果的评价依据于居家治疗患者的随访指导。

八、附 录

简明疼痛评估量表(BPI)

患者姓名：_____ 病案号：_____ 诊断：_____

评估时间：_____ 评估医师：_____

1.大多数人一生中有过疼痛经历(如轻微头痛、扭伤后痛、牙痛)，除这些常见的疼痛外，现在您是否还感到有其他类型的疼痛？

(1)是 (2)否

2.请您在下图中标出您的疼痛部位，并在疼痛最剧烈的部位以"×"标出。

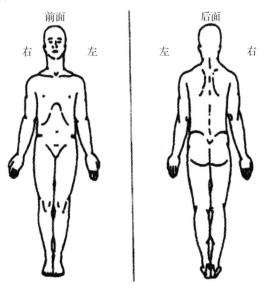

前面　　　　　　　　　后面
右　　　左　　　左　　　右

3.请选择下面的一个数字，以表示过去24h内您疼痛最剧烈的程度。

(不痛) 0 1 2 3 4 5 6 7 8 9 10 (最剧烈)

4.请选择下面的一个数字，以表示过去24h内您疼痛最轻微的程度。

(不痛) 0 1 2 3 4 5 6 7 8 9 10 (最剧烈)

5.请选择下面的一个数字，以表示过去24h内您疼痛的平均程度。

(不痛) 0 1 2 3 4 5 6 7 8 9 10 (最剧烈)

6.请选择下面的一个数字，以表示您目前的疼痛程度。

(不痛) 0 1 2 3 4 5 6 7 8 9 10 (最剧烈)

7. 您希望接受何种药物或治疗措施来控制您的疼痛?

_____

8. 在过去的 24h 内,由于药物或治疗的作用,您的疼痛缓解了多少? 请选择下面的一个百分数,以表示您疼痛缓解的程度。

(无缓解)　0　10%　20%　30%　40%　50%　60%　70%　80%　90%　100%　(完全缓解)

9. 请选择下面的一个数字,以表示过去 24h 内疼痛对您的影响。

(1)对日常生活的影响:

(无影响)　0　1　2　3　4　5　6　7　8　9　10　(完全受到影响)

(2)对情绪的影响:

(无影响)　0　1　2　3　4　5　6　7　8　9　10　(完全受到影响)

(3)对行走能力的影响:

(无影响)　0　1　2　3　4　5　6　7　8　9　10　(完全受到影响)

(4)对日常工作的影响(包括外出工作和家务劳动):

(无影响)　0　1　2　3　4　5　6　7　8　9　10　(完全受到影响)

(5)对与他人关系的影响:

(无影响)　0　1　2　3　4　5　6　7　8　9　10　(完全受到影响)

(6)对睡眠的影响:

(无影响)　0　1　2　3　4　5　6　7　8　9　10　(完全受到影响)

(7)对生活兴趣的影响:

(无影响)　0　1　2　3　4　5　6　7　8　9　10　(完全受到影响)

第九章

恶性肿瘤随访管理要求

随访是指医疗卫生部门为了定期或不定期了解曾在医院做过一定医疗处理的患者的预后情况、远期疗效及生存质量,采用家庭访视、预约复查以及通过各种通讯方式(如信函、电话、电子邮件等方式)联系患者或家属,了解患者病情动态和指导患者康复的一种方法。恶性肿瘤患者出院后的肿瘤复发、转移、恶化乃至死亡等,都必须通过随访定期了解,以利于评价诊断和治疗的准确性、有效性,并能进一步总结、分析,为后续治疗提供真实依据。若在随访早期发现尚有第2次治愈希望的或至少有取得较好短期疗效的复发者,应及时对其进行了解,通知其做进一步的治疗,这样可以让患者的生命得以延续,生存质量得以提高,甚至逐步恢复正常。

第一节　随访的时间和内容

随访间距和随访期限要视不同疾病的临床分期、治疗方法以及随访目的而设定。在此基础上,随访可分为近期随访和远期随访,定期随访和不定期随访等。如果病情严重、恶性程度高、复发转移快,随访频率应为1次/月。出院后3年内,患者一般每隔3~6个月随访1次;4~5年,每隔半年至1年随访1次;6年以后,随访时间为1次/年。根据临床的特殊需求及科研课题的需求,还可以进行扩大至临床范围以外的随访,如流行病学的调查随访、肿瘤早期防治的调查随访等。

随访内容登记包括患者的基本信息、医疗信息和随访信息。基本信息包括姓名、性别、年龄、出生日期、居住地址、联系方式等。医疗信息包括病案号、诊断单位、肿瘤名称、肿瘤部位(亚部位)、诊断日期、诊断依据、诊断时分期、组织(细胞)学类型、入院日期、出院日期、治疗方案(术式、化疗方案、放疗方案等)、经治医生、出院情况等。随访信息包括随访人员、随访时间、随访方式、患者状态、转归、再次治疗情况、特殊检查、死亡日期、死亡原因、生存期、拒访及其原因、失访及其原因、需要说明的其他情况等。

第二节　随访管理和要求

随访管理是指对随访工作进行全面、系统、规范的要求和规定,其管理内容包括制度、人员、设备、随访的形式、内容、登记、统计、查询及反馈等。医院应有随访的专职机构、专职人员、专用设备、专用地点,有条件的单位应逐步实现随访管理的微机化、网络化和患者的全程化管理,按 UICC 标准,要求肿瘤有效随访率达到 90%。

随访管理工作是医院病案管理的重要环节,对提高医疗质量,保证医疗、教学和科研工作正常运行,促进医学科学发展具有重要意义,是医疗质量管理的终末环节,也是医院全面质量管理的重要组成部分。

下篇
技术规范

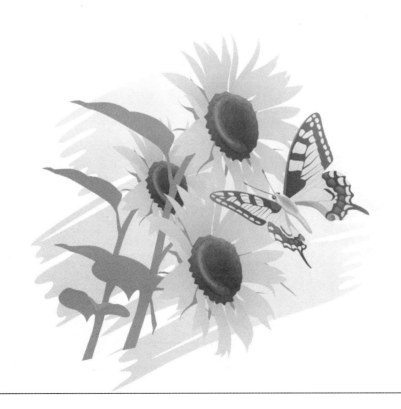

第十章

常见恶性肿瘤外科治疗技术规范

第一节 甲状腺癌的外科治疗

一、术前检查

(一)必要检查

必要检查包括:体格检查,甲状腺及侧颈部和锁骨上淋巴结高频彩色超声,胸部 X 线正侧位片,甲状腺激素及 TSH 测定。通过喉镜检查以评估术前声带活动情况。

(二)补充检查

1. 补充检查包括:甲状旁腺激素水平测定,颈部 CT/MRI,纤维支气管镜,纤维食管镜,ECT(对于固定、巨大或胸骨后肿物在必要时须进行此项检查)等。

2. 对甲状腺功能异常者,可检测甲状腺自身抗体[TPOAb、TgAb 和(或)TRAb]。

3. 对于甲状腺髓样癌,应测定其降钙素水平(必要时可联合血清 CEA 测定),进行嗜铬细胞瘤筛查、RET 原癌基因突变筛查;对于 N_1 或降钙素>400pg/mL 者,推荐行胸部及纵隔 CT/MRI 检查。

4. 对于晚期甲状腺癌患者,可考虑行全身骨 ECT 扫描或 PET-CT 检查。

5. 对于疑似癌症患者,有条件的医疗单位推荐行术前 FNA 细针穿刺细胞学检查以明确其病理情况。

二、分 期

甲状腺癌的临床病理分期参照美国癌症联合委员会(AJCC)颁布的国际 TNM 分期标准(最新版)。

三、手术适应证及禁忌证

(一)分化型甲状腺癌及甲状腺髓样癌

(1)适应证:对可以耐受手术和麻醉者均应行甲状腺癌手术。

(2)禁忌证:有全身基础疾病,全身情况极差或患有其他重要系统或器官严重疾病,难以耐受较大手术和麻醉者。

(3)相对禁忌证:局部病变侵犯周围重要组织难以切除者。

(二)甲状腺未分化癌

(1)适应证:可手术切除者宜首先行全甲状腺及周围受侵组织的切除及淋巴结清扫,出现呼吸或吞咽困难等压迫症状时,可切除部分肿物以减轻症状。

(2)禁忌证:初诊时即具有广泛的局部浸润或远处转移者。

外科手术治疗分化型甲状腺癌,除传统的开放手术外,还可包括腔镜甲状腺手术。其适应证为 T_1 期低危组分化型甲状腺癌。禁忌证包括再次手术、颈部放射史、局部浸润性肿瘤或淋巴结融合固定、髓样癌和未分化癌。

四、手术原则及技术规范

(一)手术原则

(1)乳头状癌:血道转移较少,多见区域淋巴结转移,因此外科手术是乳头状癌的有效治疗方法。①原发灶手术:对单侧甲状腺癌,至少应行单侧甲状腺腺叶切除加峡部切除治疗;对双侧甲状腺癌,行全甲状腺切除术;对峡部甲状腺癌,宜行峡部加双侧甲状腺内侧大部切除术或全切术。术中须常规行冰冻切片病理学检查。②转移灶处理:对甲状腺癌患者在行原发灶手术时,应同期行中央区淋巴结清扫术(包括甲状腺旁、气管周围、喉返神经周围、喉前淋巴结)。对峡部甲状腺癌患者,宜行双侧中央区淋巴结清扫术。对 cN^+ 甲状腺癌患者,应行侧颈淋巴结清扫术(包括Ⅱ、Ⅲ、Ⅳ以及Ⅴ区)。

(2)滤泡癌:以血道转移多见。①原发灶手术:对微侵袭者,可行单侧甲状腺腺叶切除加峡部切除;对广泛侵袭者或临床淋巴结阳性者,宜行全甲状腺切除。②转移灶处理:一般仅对临床淋巴结阳性者做颈淋巴结清扫术,手术范围包括Ⅱ、Ⅲ、Ⅳ、Ⅴ以及Ⅵ区。

(3)髓样癌:包括分散发性甲状腺髓样癌及遗传性甲状腺髓样癌。后者如果合并嗜铬细胞瘤,应优先处理嗜铬细胞瘤。①散发性甲状腺髓样癌:对原发灶,至少行患侧甲状腺腺叶+峡部切除。建议对颈部淋巴结行Ⅱ、Ⅲ、Ⅳ、Ⅴ以及Ⅵ区清扫。②遗传性甲状腺髓样癌:应行全甲状腺切除术。对颈部淋巴结的处理,建议结合降钙素水平及突变风险等级进行确定。有条件的单位应根据 RET 突变类型结合降钙素水平行预防性甲状腺切除。

(4)未分化癌:①对于可手术切除的患者,应行全甲状腺及周围受侵组织的切除及淋巴结清扫。②对于无法切除的患者,当出现呼吸或吞咽困难等压迫症状时,经充分评估后行姑息切除可切除的肿物部分或行气管切开术以减轻症状。不管手术与否,所有患者均应采取多学科综合治疗。

(二)技术规范

(1)传统开放技术:①在甲状腺癌的根治术中,必须常规剖离喉返神经,将喉返神经损伤的发生率降至最低。须注意对喉返神经的保护,避免对其牵拉、钳夹、误结扎及热灼伤等。②在甲状腺癌根治术中,须常规探查并尽量保留各甲状旁腺及其功能。③在甲状腺癌的根治术中,宜尽量规避对喉上神经的损伤。

(2)腔镜辅助技术:①外科医师必须严格把握手术适应证,合理选择病例,不能以牺牲手术效果来满足美容效果。②除须常规剖离喉返神经及保留甲状旁腺外,根据腔镜治疗甲状腺手术的特点,尤其须注意保护喉返神经,以避免热灼伤。③应强调严格遵循无瘤操作原则。

五、常见手术并发症防治原则

甲状腺癌常见的手术并发症主要是喉返神经损伤和甲状旁腺损伤等。

1.在甲状腺癌根治术中,应常规剖离喉返神经。对甲状腺二次手术或多次手术者,原有解剖层次被破坏,瘢痕收缩,组织粘连,可致喉返神经走向改变。为提高术中辨认喉返神经的准确性,有条件的单位可实行术中电极刺激神经以检测其功能,通过肌电图观察、监测神经情况,以指导手术。

2.应行甲状腺被膜精细化剖离,对切除的标本,在送快速病理检查之前仔细探查,看是否有被误切的甲状旁腺。对于因肿瘤浸润、粘连等所致无法保留的甲状旁腺组织,应行术中一期异位自体移植术,可明显减少永久性低钙血症的发生。

3.在甲状腺癌根治术中,约 $15\%\sim20\%$ 的患者会出现喉上神经外支损伤的症状,包括声音嘶哑、喘息样声音、经常清嗓、发声疲劳、声频范围降低等。喉上神经变异复杂,在未解剖显露条件下,其被肉眼识别的难度较大,建议甲状腺切除术中应根据解剖特点予以规避,并建议予以识别。

4.同时行侧颈部清扫术患者的并发症可有副神经损伤、淋巴乳糜漏等。在行颈部清扫术时还可造成其他神经损伤,如面神经分支、舌下神经、膈神经、迷走神经、交感神经等,这些神经损伤后可产生相应的表现。关键是术中应预防其发生,故除非转移灶已侵犯这些神经,否则应尽可能保留能够分离的神经。

腔镜甲状腺癌手术的并发症主要同开放甲状腺癌手术,其他并发症包括高碳酸血症、皮下与纵隔气肿、皮下瘀斑及皮肤损伤、气管损伤及食管损伤。需要特别注意避免肿瘤种植,标本取出时须使用特制标本袋,手术创面宜用蒸馏水反复冲洗。若术中完成困难,则应及时中转行开放手术。

六、病理标本的处理

对于病理标本,应清楚标示原发灶的左右及部位,并应标明清扫淋巴结的区域(如气管前、喉返神经旁以及颈部Ⅱ、Ⅲ、Ⅳ、Ⅴ、Ⅵ区等)和分组等。

七、综合治疗原则

(一)内分泌治疗

对于分化型甲状腺癌术后患者,左甲状腺素为目前 TSH 抑制治疗最主要的药物,逐渐增加药量至 TSH 抑制治疗目标,并将 T_3、T_4、FT_3 尤其是 FT_4 维持在正常高值范围,以不出现临床甲状腺功能亢进症状为度。根据患者术后的肿瘤风险评估高危、中危及低危的不同,TSH 抑制治疗目标是使 TSH 血浆浓度维持在 $0.1\sim0.5mU/L$ 的水平,但对高危患者宜维持在 $<0.1mU/L$ 的水平。长期补充外源性甲状腺素导致 TSH 水平下降所产生的常见并发症包括高代谢症状(如震颤、焦虑、失眠、畏寒、心悸等)、骨质疏松和心律失常等,对于这些患者不必强求达标,应适当减少甲状腺素用量,并密切随访。对于出现并发症的患者,可评估患者基础心脏状况并定期随访,在无禁忌证的情况下加用 β 受体阻滞剂,评估骨骼基础状况并定期随访。绝经后女性接受骨质疏松初级预防,确保钙的摄入及维生素 D 的补充。

(二)同位素治疗

用 ^{131}I 治疗分化型甲状腺癌必须由具有资质的医院内的核医学科医生操作,并在核医学专用防护病房中进行。

1. ^{131}I 去除 DTC 术后残留甲状腺组织——"清甲"治疗

(1)适应证:根据指南的要求,对于高危、中危 DTC 患者,均应采用 ^{131}I"清甲"治疗。如果低危患者病灶均小于 1cm,可不行"清甲"治疗;否则为了便于临床随访观察,患者可以进行"清甲"治疗。

(2)禁忌证:妊娠期、哺乳期及计划短期(6 个月)内妊娠者、术后伤口创面未完全愈合者、无法依从辐射防护指导者禁用 ^{131}I 治疗。

(3)治疗方法:患者准备、"清甲"治疗、疗效评价、随访、注意事项等参考相关指南。

2. ^{131}I 治疗 DTC 转移灶——"清灶"治疗

DTC 的复发和转移灶如具有摄取 ^{131}I 的功能,则可用 ^{131}I 对其进行内照射治疗。

(1)适应证:①DTC 患者经手术切除原发灶,用 ^{131}I 去除残留甲状腺组织以后,复发灶或转移灶不能手术切除,经 ^{131}I 显像显示病灶可浓聚 ^{131}I,一般状况良好的患者。②残留甲状腺组织已被完全去除的 DTC 患者,随访中血清 Tg 水平持续升高(大于10ng/mL,须考虑TgAb 对 Tg 水平的影响),而 ^{131}I 显像及其他影像学检查均未发现病灶者可经验性地再次接受 ^{131}I 治疗。

(2)禁忌证:同"清甲"治疗。

(3)治疗方法:患者准备、^{131}I 剂量的确定、服用 ^{131}I 治疗剂量后 $5\sim7d$ 做的全身显像检查、治疗反应及处理、随访及重复治疗、注意事项等环节均需要参考相关指南。

(三)分子靶向药物治疗

FDA 已批准将索拉菲尼用于治疗对于放射性碘治疗无效的局部复发或转移性去/失分化型甲状腺癌。目前,临床试验结果显示凡他尼布(Vandetanib)对进展期甲状腺髓样癌有一定疗效,已被列入 NCCN 推荐指南。

(四)放射治疗

分化型甲状腺癌对放疗不敏感,但如因各种原因导致局部病变难以彻底切除时可辅以放疗,对未分化癌手术后局部应辅以放疗。

（五）化 疗

临床上，化疗主要用于不能手术及远处转移的未分化癌、髓样癌。主要化疗药物为阿奇霉素、紫杉醇、5-氟尿嘧啶及顺铂类等。

（六）其他治疗

甲状腺射频治疗具有一定的微创性，但对其适应证尚有较大争议，效果尚难评判，暂不予建议。

八、术后随访

分化型甲状腺癌患者的生存期较长，可能在 10 年甚至更久的时间出现复发及远处转移，因此需要进行长期随访。随访的目标是对可能复发的患者进行密切监测，以便尽早发现复发病灶，并对患者实施有效的治疗。第 1 年，每 1～3 个月复查 1 次；第 2 年，每 2～4 个月复查 1 次；第 3～5 年，每 4～6 个月复查 1 次；5 年以上，每 6～12 个月复查 1 次。

复查内容包括：甲状腺及颈部高频彩色超声检查，这是监测甲状腺癌患者颈部转移高敏感的方法，如有必要则再做相应的其他检查，如 CT、MRI、ECT 骨显像甚至 PET-CT 等；监测甲状腺激素水平，保持合适的 TSH 水平；定期行胸片等检查排除肺部等部位的转移。

对于甲状腺全切及 RAI 治疗后患者，血清 Tg 水平是监测残留或转移病灶的重要方法，其对甲状腺癌的复发及转移具有高度的敏感性和特异性。建议术后动态观察血清 Tg 水平变化趋势。在 TgAb 低表达情况下，Tg 是监测甲状腺癌复发风险的理想指标；但当合并 TgAb 高表达时，也增加了假阳性率。因此，两者的联合检测有助于甲状腺癌的术后随访管理及预后判断。特别是在 Tg 测定干扰较多的情况下，动态观察 TgAb 的变化，将会给临床带来更真实、更重要的信息。

第二节　口腔癌的外科治疗

口腔解剖复杂，位置特殊，口腔癌治疗强调个体化。对早期口腔癌，可行单纯手术治疗；对晚期口腔癌，提倡综合序列治疗及术后支持、康复治疗。本节所述口腔癌指原发于口腔黏膜的鳞癌。

一、术前检查

1.必要检查
术前必要检查包括：口腔及颈部临床检查、胸片、颈部以及腹部超声、病理检查。

2.补充检查
补充检查包括：为辅助确定下颌骨离断的位置，评估下颌骨骨质破坏情况，可行颌骨 X 片；若肿块较大或张口受限等原因导致触诊不满意，则可行增强 CT 及（或）MRI 检查以评估原发灶情况,也可评估肿瘤和颈部大血管的关系;对于晚期口腔癌患者,如怀疑有骨转移时,可考虑行 ECT 骨扫描筛查;可行 PET-CT 检查,评估有无远处转移;若肿块累及口咽,可行鼻咽镜、喉镜检查,评估软腭鼻腔面、舌根、会厌等部位的侵犯状况。

二、临床病理分期

口腔癌的 TNM 分期方法参照国际抗癌协会(UICC)公布的 TNM 分期系统(最新版)。

三、手术适应证和禁忌证

1. 适应证

手术适应证包括患者体质或脏器功能能耐受手术,病变切除后的缺损组织能同期或分期重建;无远处转移;或有远处转移灶,但预计无短期致命风险。

2. 禁忌证

手术禁忌证包括年老体弱或脏器功能损害导致无法耐受手术者,病变范围过于广泛以致无法完整切除或无法修复者,有短期致命风险的远处转移者。

四、手术原则以及技术规范

口腔癌的手术强调根治性切除和术后缺损的修复。切除原发灶时,应严格遵守无瘤操作原则,一般至少需要有 1cm 的安全切缘。颈部淋巴结清扫术是根治口腔癌的重要措施。术后缺损修复是患者术后功能保全的关键。

(一)原发灶手术

(1)唇癌:对于较早期未累及颌骨、颊部、鼻底时,做局部扩大切除。对缺损在 1/3 以内的患者,可直接拉拢缝合;对缺损超过 1/3 的患者可行邻位皮瓣修复,如滑行皮瓣、扇形瓣或 Bernard 术、Abbe 瓣术等修复。癌灶累及颌骨、颊部、鼻底时,应做广泛切除,并用带蒂肌皮瓣或游离皮瓣等修复。

(2)舌癌:对口底未受累者,根据病变大小行局部广泛切除、半舌切除、近全舌切除或全舌切除,要有足够的安全切缘。口底受累时,应连同口底行广泛切除,包括口底的黏膜、舌下腺、口底肌肉和该间隙中的淋巴组织。

根据口底的侵犯情况以及牙列的完整程度,可选择行下颌骨边缘切除术或下颌骨节段性切除术。舌癌对应牙位为残冠、残根等病灶牙,而且舌癌较局限时,术中需拔除病灶牙或行牙槽骨边缘切除术,以去除致病因素,也可避免皮瓣咬合创伤,以利于术后恢复。当病变累及口底但未侵透下颌骨黏骨膜时,要争取保持下颌骨的连续性,仅行下颌骨边缘性切除。当舌癌病灶为晚期,下颌骨受侵犯时,原则上应进行相应区域下颌骨节段性切除术。

对舌癌手术后缺损大者,应同期对患者行股前外侧皮瓣、前臂皮瓣、带蒂胸大肌皮瓣或腓骨肌皮瓣等修复。

(3)口底癌:根据软组织的受累情况,在足够的切缘内应彻底切除软组织肿瘤。对口底癌患者,常须切除部分舌组织,其中下颌骨的处理和缺损修复同舌癌。

(4)牙龈癌:根据病变大小,在足够的切缘内分别行牙槽突切除、上颌骨低位切除或下颌骨边缘性切除,上颌骨或下颌骨切除,邻近组织受累者应行扩大切除。需要指出的是,下牙龈癌导致下唇麻木者,至少须做孔间截骨。

(5)腭癌:可视病变大小做腭骨广泛切除、上颌骨低位截除;若病变侵犯上颌窦,则应做上颌骨次全切除术或全切除术。腭部的腺样囊性癌极易沿着腭大孔内的神经血管束浸润,对此可行扩大切除。

(6)颊黏膜癌:根据病变大小,在足够的切缘内行扩大切除。若原发灶位于磨牙前颊黏膜,切除后易形成洞穿性缺损;若原发灶位于磨牙后颊黏膜,切除范围根据情况可适当保留皮肤。若肿瘤累及皮下组织,则皮肤不能保留;若肿瘤累及上颌骨,则根据范围行上颌骨牙槽突、上颌骨次全或全部切除;如肿瘤累及下颌骨,则根据侵犯程度行下颌骨边缘性或节段性切除。缺损修复可视创面大小采用皮片、带蒂肌皮瓣、股外侧皮瓣、前臂皮瓣等修复。若形成洞穿缺损,需行皮瓣或肌皮瓣的瓦合修复。

(二)转移灶处理

根据特定的解剖结构,不同部位口腔癌的治疗方法具有特殊性。如针对口裂以上部位的口腔癌,一般将颈清术放在原发灶切除后的二期进行;而针对口裂以下部位的口腔癌,一般主张同期进行原发灶以及颈部的联合根治术。对 cN_0 患者,可采用肩胛舌骨肌上颈部淋巴清扫术或功能性颈部淋巴清扫术;对口腔癌临床淋巴结阳性者,则应同期行治疗性颈部淋巴清扫术;对 cN_1 患者,可行功能性部颈淋巴清扫术;对 cN_2、cN_3 患者,须做经典根治性颈清扫术。若原发灶过中线,则需要行双侧颈部淋巴结清扫术。

五、常见的并发症以及防治原则

(一)呼吸障碍

手术切除范围较大、较广,特别是涉及舌根、口咽等部位时,由于止血不彻底,导致术后肿胀、水肿、皮瓣太过臃肿等,均可能导致呼吸困难或窒息。术前需充分考虑到呼吸障碍的可能性,酌情行预防性气管切开;术中应止血彻底,合理设计皮瓣;术后适当应用激素类药物预防水肿,如有窒息现象,需紧急行气管切开。

(二)口底瘘

创缘张力过大、创面有死腔导致积液感染、移植骨或接骨钛板暴露等,均可导致创面裂开,形成口底瘘。因此,术中缝合时要减少张力,特别是在钛板、移植骨表面缝合不宜太紧;钛板固定要坚固,避免松开而导致创面裂开。术中要消灭死腔,必要时行肌皮瓣填充。口底瘘发生后,在去除病因的前提下,若范围较小可积极换药,二期愈合;若范围较大,可考虑重新减张缝合,必要时做组织瓣修复。

（三）皮瓣坏死

修复术后缺损的游离皮瓣由于血栓形成、血管痉挛、血管蒂压迫或扭转等原因,出现血管危象,引起皮瓣瘀血或缺血,导致皮瓣坏死。皮瓣处理技术应熟练,术后应及时观察,头部制动5～7d,合理运用抗凝药物,及时发现并处理血管危象,常可挽救皮瓣。而对已坏死的皮瓣需进行清创,待其创面自行愈合或行二期处理。

（四）张口受限

颊部恶性肿瘤切除后直接拉拢缝合、颊部缺损植皮修复后瘢痕收缩、皮瓣修复后皮瓣坏死、颊部术后放疗等,均可导致颊部黏膜瘢痕化,从而造成不同程度的张口受限。术中应根据缺损的大小采用合适的修复方式,术后或者放疗后进行张口训练,可预防或者减轻张口受限。

六、综合治疗

对于术后病理有高危因素(淋巴结包膜外侵,切缘阳性,pT_3 或 pT_4,N_2 或 N_3,Ⅳ区或Ⅴ区淋巴结转移,侵犯神经,脉管瘤栓等)的口腔癌患者,建议其行术后放疗或放化疗。对于局部晚期的口腔癌患者,新辅助化疗可使肿瘤缩小,以期增加手术切除的机会。但一般认为,化疗不能缩小手术切除的范围。

七、病理标本的处理

保持病理标本的完整性,对标本的部位、前后左右及基底位置、颈淋巴结分组等做出明确的标记,详细填写病理申请单。

八、术后随访

口腔癌恶性程度较高,早期治疗的效果较好,中晚期疗效则欠佳,总体5年生存率在50%～60%。术后定期复查的目的是评估患者术后的功能恢复情况,及时发现和处理复发或转移者,争取获得最佳的治疗效果。一般建议:第1年,每1～3个月复查1次;第2年,每2～4个月复查1次;第3～5年,每4～6个月复查1次;5年以上,每6～12个月复查1次;如有特殊情况,即时复查。

复查内容:患者的主诉和详细的体格检查;若出现持续性疼痛不适、张口受限、局部结节、溃疡等症状,需仔细检查有无复发或转移可能。辅助检查包括胸片、超声、增强CT或MRI、穿刺、活检等,必要时可行PET-CT检查。

第三节　喉癌的外科治疗

一、术前准备

1.必要检查

必要检查包括:体格检查,喉镜检查(病理活检),胸部及喉部 X 线,腹部加颈部超声,肺功能检查,心电图检查。

2.补充检查

补充检查包括:喉部、颈部 CT 和(或)MRI;晚期患者可行 PET-CT、全身骨扫描;可行分子生物学检测,营养、言语和吞咽功能评价。

二、病理分期

喉癌病理分期参照 AJCC 公布的最新版 TNM 分期方案。

三、手术适应证和禁忌证

1.适应证

喉癌外科手术适应证包括:无远处转移,患者体质或脏器功能能耐受手术,病变切除后缺损组织能同期或分期修复重建。

2.禁忌证

喉癌外科手术禁忌证包括:有远处转移,年老体弱或脏器功能损害无法耐受手术者,病变范围过于广泛以致无法修复者。

四、手术原则及技术规范

外科手术是喉癌原发灶的主要治疗手段,要依据肿瘤因素、患者情况考虑手术方案,尽可能采用喉功能保全根治术。喉癌的手术切缘$\geqslant$5mm,其中在声带处$\geqslant$2mm。

(一)喉激光手术治疗

(1)适应证:①声门型喉癌为 $Tis\sim T_1$ 期病变,部分为 T_2 病变;②舌骨上会厌癌为 $T_{1\sim2}$ 期病变;③局限的杓会皱襞癌;④部分早期室带癌。

(2)相对适应证:①声门型喉癌为 T_1 期病变且侵犯前联合或前联合癌;②声门型喉癌为 $T_{2\sim3}$ 期病变;③部分声门上型喉癌为 $T_{2\sim3}$ 期病变。

(二)喉开放式手术

1.声门上型喉癌

(1)喉声门上水平部分切除术:适应证包括以下几个方面。①会厌癌喉面或舌面(T_1);

②会厌及室带癌(T_2)；③会厌癌侵及会厌谷、舌根黏膜或梨状窝内壁黏膜(T_2)；④声门上喉癌侵及会厌前间隙(T_3)。

(2)喉声门上水平垂直部分切除术：适应证包括以下几个方面。①声门上型喉癌T_2，肿瘤从声门上侵及声门，杓状软骨活动良好；②声门上型喉癌T_3，侵及声门，杓状软骨固定，会厌前间隙受侵，对侧声带及杓状软骨正常或对侧前联合稍受侵。

2. 声门型喉癌

(1)喉裂开声带切除术适应证：声门型癌T_{1a}。

(2)额侧垂直部分切除术适应证：声门型喉癌T_{1b}，声带马蹄型病变，前联合受侵。

(3)喉垂直部分切除术适应证：声门型喉癌T_2，声带原发，侵及喉室或室带，声带突无肿瘤。

(4)喉扩大垂直部分切除术适应证：声门型喉癌T_3，一侧声带杓状软骨固定，后联合及对侧喉无病变；或对侧前联合少许受侵。向上为超过室带，向下未达环状软骨。

3. 声门下型喉癌

大部分声门下型喉癌采用喉全切除术，如肿瘤局限可采用部分或扩大部分喉切除术加以修复。

4. 其他喉外科手术治疗

(1)喉次全切除术适应证：门型喉癌T_2，喉室已部分受侵，室带未受侵；声门下无肿瘤；声门型喉癌T_3，健侧杓状软骨可活动，无肿瘤。

(2)喉全切除术，环(气管)咽吻合术适应证：喉癌$T_{1\sim3}$病变。

(3)喉环状软骨上部分切除术-环状软骨-舌骨固定术(SCPL-CHP)适应证：声门上型喉癌累及声门区，侵及前联合或对侧声带(T_2)；会厌前间隙受侵犯(T_3)；单侧声带活动受限或固定而杓状软骨未固定(T_3)；侵犯甲状软骨(T_4)。

(4)喉环状软骨上部分切除术-环状软骨-舌骨-会厌固定术(SCPL-CHEP)适应证：应用于声门型喉癌。T_{1b}、T_2声门癌，侵犯室带、前联合或对侧声带；局限的T_1喉室癌；一侧声带固定的声门癌(T_3)；T_4声门癌限于甲状软骨受侵犯(外侧软骨膜完好)。

(5)气管-环状软骨-舌骨固定术(SCPL-TCHP)和气管-环状软骨-舌骨-会厌固定术(SCPL-TCHEP)适应证：SCPL-TCHEP的适应证是声门癌向声门前下侵犯小于2cm(T_2)，会厌无侵犯；声门下癌局限在声门下前部，环甲膜部分受侵犯，环状软骨的前上缘受侵犯(T_1)。SCPL-TCHP的适应证是声门癌向上侵犯会厌，同时向下侵犯声门前下小于2cm，环状软骨后板及一侧环杓单元完好者。

(6)喉近全切除术适应证：适用于喉癌和喉附近脏器肿瘤。①喉癌：肿瘤分布广泛，或已有声门下病变超过1cm达环状软骨水平，已不能用喉部分切除来解决，但喉内正常黏膜可用来缝成黏膜管进行。②喉附近脏器肿瘤：手术需要切除部分喉组织，影响喉功能。尤其是老年患者有反复发作的慢性肺部疾病史，可能导致术后严重肺部并发症的出现时，也可考虑喉近侧全切除。适应证：喉癌，声门型或声门上型$T_{3\sim4}$；梨状窝癌$T_{3\sim4}$；颈段食管癌

$T_{3\sim4}$；舌根癌 $T_{2\sim4}$。

(7)喉全切除术适应证：不论是声门上型、声门型或声门下型喉癌，只要是肿瘤已扩展至全喉组织者；肿瘤破坏喉软骨，侵及喉外组织（T_4）；喉癌放疗或喉部分切除术后复发；喉周围器官癌已大范围侵及喉组织；喉部虽尚未受到癌细胞的大范围侵及，但由于高龄或喉受周围器官癌侵及，手术难以保证喉功能健全，无法避免术后进食呛咳造成肺部感染的可能；足量放疗后致喉软骨坏死或软骨炎。

五、颈部淋巴结处理

喉癌颈淋巴结转移与肿瘤的部位、T 分期、病理类型等有关。颈部淋巴结清扫术是最主要的治疗手段。

(1)临床淋巴结阳性 cN^+：对各类型喉癌均应行颈清术，对 N_1 可行改良根治性颈清术或区域清扫术，对 $N_{2\sim3}$ 宜行经典根治性颈清术。

(2)临床淋巴结阴性 cN_0：对声门上型喉癌行病变侧Ⅱ、Ⅲ区或加Ⅳ区颈清术；对原发灶越过中线或病理分化差者可行双侧Ⅱ、Ⅲ区或加Ⅳ区颈清术。对声门型喉癌 T_1—T_2 病变，应行颈部观察；对 $T_{3\sim4}$ 病变，应行Ⅱ、Ⅲ区或加Ⅳ区颈清术；对声门下型喉癌，应行双侧Ⅱ、Ⅲ、Ⅳ、Ⅵ区颈清术。

六、手术并发症及防治原则

(一)咽瘘

(1)预防原则：①术前和术中使用广谱抗生素，同时配合甲硝唑；②术后持续有效的负压引流；③适当的加压包扎；④吻合技术采用朝向咽腔的内翻缝合；⑤当缺损较大时，应采用有效的修复手段；⑥术前、术后做好口腔清洁护理；⑦手术前后胃肠内营养；⑧纠正贫血和调整血糖水平。

(2)治疗原则：常规引流及换药等保守治疗，难以愈合者可选择手术修复。

(二)进食呛咳

(1)预防原则：选择适当的修复方法以恢复杓状软骨的高度，防止误入梨状窝的食物滑入气管内；利用喉悬吊方法使舌根覆盖大部分喉口，有助于克服误吸；切开环咽肌，降低下咽食管张力。

(2)治疗原则：早期的误吸可保守治疗，必要时行外科手术治疗。

(三)气管造瘘口狭窄

(1)预防原则：全喉切除后，气管断面可设计成斜面，将颈前造瘘皮肤切成直径为2.5cm的圆形面；气管黏膜与皮肤缝合时须保持适当张力。皮肤嵌入式缝合有利于避免永久带管。

(2)治疗原则：轻度的狭窄可采用逐渐增加喉管直径的方法，必要时行手术治疗。

(四)喉狭窄

(1)预防原则：部分喉手术后选择适当组织修复；应利用组织和黏膜覆盖暴露的喉腔软

骨面;前联合癌术后应放置喉架。

(2)治疗原则:早期肉芽引起的狭窄可用激素预防,必要时可采用激光手术或放置支架等手术治疗。

七、全喉切除发音重建

1.气管-食管瘘发音重建术。

2.气管-食管 Blom-Singer 发音管发音重建术。

3.食管发音法。

4.电子喉发音法。

八、综合治疗原则

喉癌的治疗要依据肿瘤的原发部位、浸润范围、生物学特性,患者的年龄、职业及健康状况等不同情况,采取个体化治疗,在根治肿瘤的同时,尽可能保留喉的正常结构、功能,提高患者的生存质量。现喉癌治疗主要采用手术(开放、激光)、放疗、化疗等有机结合的综合治疗。靶向药物的治疗效果有待于进一步验证。

对 T_1、T_2 病变病例,可单独采用激光、放疗及部分喉切除手术。

对 T_3、T_4 病变部分病例,可采用喉部分切除手术,术前、术后可采用放疗、化疗。

对中晚期喉癌患者进行综合评价后,当患者不适合做喉功能保全手术,但又有喉功能保留要求或不愿意接受手术时,可行同步放疗、化疗,如肿瘤未控制可行挽救性手术治疗。

颈部有淋巴结转移,行治疗性颈清术加术后放疗。

九、病理标本的处理

喉部标本要完整,要注明部位,切缘要清楚;颈部淋巴结要分区注明,及时送病理检查。

十、术后随访

术后 2 年内,每 3 个月复诊 1 次;随后,每半年或 1 年复诊 1 次。随访时,及时记录病情变化情况,包括气管拔管、吞咽功能恢复、局部复发、远处转移治疗情况及死亡原因。

第四节　下咽癌的外科治疗

一、术前检查

1.必要检查

必要检查包括:体格检查,咽、喉镜检查(活检),颈部及胸部 X 线,双颈部及腹部超声,心电图,肺功能等。

2.补充检查

补充检查包括:颈部及胸部 CT 和(或)MRI,胃、食管镜检查(必要时活检),甲状腺功能测定,下咽、食管钡餐或碘油造影,颈部淋巴结针吸病理检查(必要时)。晚期病例可行全身骨扫描,PET-CT,分子生物学检测,以及营养、言语和吞咽功能的评价。

二、临床病理分期

下咽癌的 TNM 分期方法采用 AJCC 公布的方案。

三、手术适应证及禁忌证

1.适应证

下咽癌外科手术适应证包括:无远处转移,患者体质或脏器功能可耐受手术,病变切除后的组织缺损能同期或分期修复重建。

2.禁忌证

下咽癌外科手术禁忌证包括:有远处转移,年老体弱或脏器功能损害无法耐受手术,病变范围过于广泛以致无法修复重建。

四、手术原则及技术规范

下咽癌原发灶被发现时常处于晚期,容易出现黏膜下浸润,累及喉部组织结构。手术是主要的治疗手段。手术切缘:上切缘为 15mm,下切缘为 25mm,深部达椎前筋膜。当肿瘤累及喉部时,应尽可能在切净肿瘤的基础上保留部分或全部喉功能。下咽缺损一期可采用皮瓣、肌皮瓣、胃、游离空肠等修复方式重建上消化道,进而恢复吞咽功能。

五、原发灶处理

1.梨状窝切除术

适应证:梨状窝内壁或外壁癌小于 2cm(T_1)或已经侵犯部分咽后壁的梨状窝外侧壁癌

(T_2)。

2.下咽后壁切除术

适应证:下界在食管入口上方且局限的下咽后壁癌$(T_{1\sim2})$。

3.部分下咽及部分喉切除术

适应证:梨状窝癌侵犯杓会厌皱襞(T_2),杓状软骨活动或活动稍差;梨状窝内侧壁癌侵犯声门旁间隙引起声带固定(T_3)。

4.近或全喉及部分下咽切除术

适应证:梨状窝癌侵犯喉及软骨,声带固定$(T_3、T_4)$,亦适用于环状软骨后癌。

5.全下咽、全喉及部分食管或食管切除

适应证:下咽癌侵犯食管入口或颈段食管、广泛的环状软骨后癌、侵犯喉的咽后壁癌。对颈段食管癌侵犯下咽者,可视喉是否受侵犯决定是否进行喉切除。

对晚期下咽癌可考虑应用皮瓣、肌皮瓣、胃、结肠、游离空肠等组织进行修复,重建下咽及食管功能。

六、颈部淋巴结处理

下咽癌极易发生颈淋巴结转移,首诊时有$50\%\sim60\%$的颈淋巴结转移。转移因素与肿瘤生长的部位、生长的方式、累及的范围及病理分化程度有关。颈清术是最主要的治疗手段。

临床淋巴结阳性(cN^+):应行治疗性颈清术。其中,对cN_1者可行改良根治性颈清术(功能性颈消术);$cN_{2\sim3}$者行经典根治性颈清术。

临床淋巴结阴性(cN_0):若原发灶位于梨状窝内侧壁、环后区、咽后壁,或肿瘤超过中线,应行双侧Ⅱ、Ⅲ、Ⅳ区颈清术或改良根治性颈清术;若为梨状窝外侧壁早期癌,可行同侧Ⅱ、Ⅲ、Ⅳ区颈清术或改良根治性颈清术。对中晚期病例,常规加行Ⅵ区(中央区)颈清术。

七、常见手术并发症防治原则

(一)咽　瘘

(1)预防原则:①术前和术中使用抗生素;②术后持续有效地进行负压引流;③适当地加压包扎;④吻合技术采用朝向咽腔的内翻缝合;⑤当缺损较大时,应采用有效的修复手段;⑥术前、术后做好口腔清洁护理;⑦术前和术后给予胃肠内营养支持治疗;⑧纠正贫血和调整血糖水平。

(2)治疗原则:行常规引流及换药等保守治疗,对难以愈合者可选择手术修复。

(二)进食呛咳

(1)预防原则:选择恰当的修复方法以恢复杓状软骨的高度,防止误入梨状窝的食物滑入气管内;利用喉悬吊方法使舌根覆盖大部分喉口,有助于克服误吸;切开环咽肌,降低下咽食管张力。

(2)治疗原则:对早期的误吸可行保守治疗,必要时行外科手术治疗。

(三)气管造瘘口狭窄

(1)预防原则:全喉切除后的气管断面可设计成斜面;颈前造瘘的皮肤应切成直径2.5cm的圆形面;气管黏膜与皮肤缝合时须保持适当张力,皮肤嵌入式缝合有利于避免永久性带管。

(2)治疗原则:轻度的狭窄可采用逐渐增加喉管直径的方法,必要时行手术治疗。

(四)喉狭窄

(1)预防原则:部分喉手术后选择适当的组织进行修复治疗;对喉腔软骨面暴露部位,应利用组织和黏膜进行覆盖;前联合癌应于术后放置喉架。

(2)治疗原则:早期肉芽引起的狭窄可用激素预防,必要时可采用激光手术或放置支架等手术治疗。

(五)下咽狭窄

防治原则:手术中缝合黏膜时应放置胃管,若局部缝合的黏膜量不够,可采用组织修复。

(六)甲状腺或甲状旁腺功能低下

防治原则:术中尽量保留甲状旁腺及正常的甲状腺组织,术后给予适当甲状腺激素片口服及补钙治疗。

八、综合治疗

下咽癌病理分化差,容易发生黏膜下浸润,常伴有多灶性病变;容易侵犯喉部组织,影响喉的功能;极易发生颈淋巴结转移,预后差。下咽癌治疗现主要有手术、放疗、化疗等,根据疾病的临床分期、生物学特性及患者情况,常采用综合性治疗手段,在根治肿瘤的同时,应尽可能保留喉的功能,提高患者的生存质量。

对 T_1、T_2 期病变,可采用单纯的放疗、手术。

对 T_3、T_4 期病变,可采用放疗、诱导化疗、手术或同步放化疗等综合治疗。

对颈部 cN_0 病例,可采用单纯放疗或颈清术治疗;对 cN^+ 病例,拟行颈清术加术后放疗。

靶向药物在下咽癌的治疗中已有所开展,但其疗效还有待于临床数据的进一步积累。

九、病理标本的处理

对下咽及喉部肿瘤标本,应做好详细记录,注明手术的切缘;分区记录颈部淋巴结,并及时送病理检查。

十、术后随访

手术治疗后 2 年内,每 3 个月复诊 1 次;随后,每半年或 1 年复诊 1 次。随访时,应详细记录病情变化,包括气管拔管、吞咽功能恢复、局部复发或远处转移治疗情况及死亡原因等。

第五节　腮腺癌的外科治疗

一、术前检查

1.必要检查

必要检查包括:体格检查,术前常规检验(三大常规、肝肾功能、免疫功能、凝血功能),腮腺及颈部淋巴结高频彩色超声,胸部 X 线正侧位片,心电图,鼻咽镜检查(以排除鼻咽癌腮腺区淋巴结转移可能)。

2.补充检查

对于肿块巨大者,可行腮腺 CT 和(或)MRI 检查,以了解肿瘤对周围组织的侵犯情况;对有条件的医疗单位,应推荐行术前 FNA 细针穿刺细胞学检查,以明确病理;对于晚期患者,可考虑行全身骨 ECT 或 PET-CT 检查。

二、分　期

腮腺癌的临床病例分期参照 AJCC 颁布的最新版 TNM 分期方案。

三、手术适应证及禁忌证

1.适应证

腮腺癌手术适应证包括:患者体质或脏器功能可耐受手术者;无远处转移或虽有远处转移但肿瘤恶性程度较低,转移灶发展较慢,可长期带瘤生存,局部手术后可明显改善生活质量者。

2.禁忌证

腮腺癌手术禁忌证包括:年老体弱或脏器功能损害无法耐受手术者;有远处转移且肿瘤恶性程度较高,转移灶发展较快,估计生存时间短暂者。其相对禁忌证为肿瘤侵犯颅底、翼板,包绕颈动脉。

四、手术原则及技术规范

1.手术原则

对腮腺癌主要采取手术治疗,其对放疗及化疗不敏感。首次手术完整切除肿瘤是治疗成功的关键。

(1)原发灶:对有条件手术者,均应行手术治疗。对于位于腮腺浅叶的低度恶性肿瘤,可行腮腺浅叶切除术;对于位于腮腺深叶的和(或)中高度恶性肿瘤,需行全腮腺切除术;对于周围组织侵犯者(如皮肤、外耳道、下颌骨等),可行全腮腺切除及周围侵犯组织切除术,并同期修复组织缺损;若术中发现周围侵犯范围广泛以致无法行根治性切除者,应行姑息性减瘤手术,为术后放疗创造条件。

(2)淋巴结:对于 cN_0 患者,低度恶性肿瘤可行区域淋巴结清扫,高度恶性肿瘤需行全颈淋巴结清扫;对于 cN^+ 患者,需行全颈淋巴结清扫术。

2.技术规范

(1)避免包膜破损:手术中切破包膜可引起肿瘤组织外溢,造成肿瘤种植,故术中切忌切破肿瘤包膜。

(2)注意保护面神经:腮腺手术应常规解剖面神经,可根据肿块位置及术者习惯先寻找面神经的某一分支或总干,动作轻柔,避免对其产生损伤。

(3)周围组织侵犯:对下颌骨与肿瘤有粘连,影像学诊断无骨质破坏者,可行颌骨的局部切除;有破坏时,则应将其与肿瘤一并切除;当累及皮肤时,应将受累皮肤和肿瘤一并切除;对累及外耳道者,需行外耳道切除。所有的手术缺损应争取一期修复。

五、常见手术并发症的防治原则

(一)面神经损伤

腮腺手术应常规解剖面神经,动作轻柔,避免发生机械损伤及热损伤。对于二次手术者,因首次手术后组织粘连等原因,应尽量从未手术区域进入寻找并解剖面神经。对于术中发现肿瘤与面神经粘连,且术前已有面神经麻痹者,应切除受累面神经。对术前无面神经麻痹者,应根据肿瘤病理类型决定:如肿瘤为低度恶性且与面神经粘连不紧密,则应尽量保留面神经的完整性;如肿瘤为高度恶性或具有嗜神经性或粘连紧密者,应切除受累面神经分支。面神经部分切除后,可酌情在无张力情况下行面神经端端吻合。若缺损过长,可行耳大神经或腓肠神经吻合,如面神经近端无法吻合,可行舌下降支-面神经远端吻合。术后治疗可采用功能训练、药物疗法及电刺激疗法等。

(二)涎 瘘

涎瘘为腮腺术后常见并发症,由术中开放腮腺包膜引起。术中应对残余腺体进行缝扎,以减少腺体创面;术后保证引流通畅,减少积液;禁酸饮食,减少腺体分泌;服用减少腺体分泌的药物(如阿托品);术后给予加压包扎。对于反复不愈合的涎瘘可行局部放疗。

(三)味觉出汗综合征(Frey 综合征)

味觉出汗综合征是由于支配腮腺唾液分泌的副交感神经切断后再长入汗腺,以致患者在进食或闻到异味时原手术区皮肤出现皮肤潮红或汗珠。尚无有效的保守治疗方法,应重视术中预防,如在术中用胸锁乳突肌筋膜瓣或防粘连材料覆盖手术创面。

六、综合治疗原则

1.对于完整切除的肿瘤,当存在一些不良预后因素,如病理类型为中高级,切缘病理检查结果为阳性或肿瘤离切缘过近,神经或神经周围受侵(通常见于腺样囊性癌),淋巴结转移,淋巴管/血管受侵等,术后应行放疗或放化疗。

2.对于未完整切除且肉眼可见肿瘤残留的,无进一步手术切除的可能,术后应行放疗或放化疗。

3.化疗对腮腺癌的疗效不高,仅作为辅助性治疗用于晚期病例。

七、病理标本的处理

保持病理标本的完整性,腮腺腺体及肿瘤一并送检,注明肿瘤部位及周围组织侵犯情况。对颈淋巴结分组等做出明确的标记,详细填写病理检查申请单。

八、术后随访

腮腺癌总体治疗效果较好,可长期生存,故应重视术后随访。术后 2 年内,每 3 个月复诊 1 次;第 3~5 年,每 6 个月复诊 1 次;5 年后,可每年复诊 1 次。

复查内容包括:仔细进行体格检查,腮腺癌复查首选检查项目为腮腺及颈部高频彩色超声,必要时应增加腹部高频彩色超声,定期行胸部 X 线正侧位片检查,必要时增加CT、MRI、全身骨 ECT、PET-CT 检查,并及时记录病情变化。

第六节　肺癌的外科治疗

一、术前检查

1.必要检查

必要检查包括:胸部 X 线检查,胸部 CT 检查,脑增强 MRI,腹部(肝脏和肾上腺)及颈部超声检查,骨扫描检查,支气管镜检查,痰细胞学检查,肺功能检查,实验室一般检测(血常规,肝、肾功能及其他必要的生化检查,凝血功能检测),血清学肿瘤标志物检测,胸科手术术前各主要脏器功能检查。

2.补充检查

补充检查包括:胸部 MRI 检查,PET-CT 检查,经支气管针吸活检术(Transbronchial needle aspiration,TBNA),超声支气管镜引导的经支气管针吸活检术(Endobronchial ultrasound-guided transbronchial needle aspiration,EBUS-TBNA),经支气管肺活检术

(Transbronchial lung biopsy，TBLB)，纵隔镜检查,胸腔镜检查,经胸壁肺肿物穿刺针吸活检术(Transthoracic needle aspiration，TTNA),胸膜活检术,浅表淋巴结及皮下转移结节活检术。

二、分　期

1. NSCLC

NSCLC 的 TNM 分期采用国际肺癌研究协会（International Association for the Study of Lung Cancer，IASLC)第 7 版分期标准(IASLC 2009)。

2. SCLC

对于接受非手术治疗的患者采用美国退伍军人肺癌协会的局限期和广泛期分期方法;对于接受外科手术治疗的局限期 SCLC 患者,可采用 IASLC 第 7 版分期标准。

三、手术适应证及禁忌证

1. 适应证

（1）Ⅰ、Ⅱ 期和部分 ⅢA 期($T_{1\sim2}N_2M_0$、$T_3N_{1\sim2}M_0$、$T_4N_{0\sim1}M_0$ 可行完全性切除治疗) NSCLC 和 Ⅰ 期 SCLC($T_{1\sim2}N_0M_0$)。

（2）部分 Ⅳ 期 NSCLC,有单发对侧肺转移、单发脑或肾上腺转移者。

（3）对临床上高度怀疑肺癌的肺内结节,经各种检查无法定性诊断,可手术探查。

2. 禁忌证

（1）全身状况不佳,心、肺、肝、肾等重要脏器功能无法耐受手术者。

（2）绝大部分诊断明确的 Ⅳ 期、大部分 ⅢB 期和部分 ⅢA 期 NSCLC。

四、手术原则及技术规范

解剖性肺切除术是早期肺癌的主要治疗手段,也是目前临床治愈肺癌的重要方法。肺癌手术分为完全性切除、不完全性切除和不确定性切除。应力争完全性切除,以期达到完整地切除肿瘤,减少肿瘤转移和复发的目的,并且进行精准的病理 TNM 分期,力争进行分子病理分型,指导其术后综合治疗。对于可手术切除的肺癌患者,应当遵守下列外科原则。

1. 全面的治疗计划和必要的影像学检查(临床分期检查,特别是精确的 N 分期)均应当在手术治疗前完成,充分评估以决定手术切除的可能性并制订手术方案。

2. 尽可能做到肿瘤和区域淋巴结的完全性切除,同时尽量保留功能正常的肺组织。

3. 电视辅助胸腔镜外科(Video-assisted thoracic surgery,VATS)是近年来已经成熟的胸部微创手术技术,在没有手术禁忌证的情况下,推荐使用 VATS 及其他微创手段。

4. 根据患者身体状况,可行解剖性肺切除术(肺叶切除、支气管及血管袖状肺叶切除或全肺切除术);如果身体状况不允许,则行亚肺叶切除,其中首选解剖性肺段切除,也可行肺楔形切除。

5.解剖性肺段切除术或肺楔形切除术的指征包括以下几个方面。

(1)患者高龄或低肺功能,或有行肺叶切除术的主要风险。

(2)CT 提示肺内周围型病变(指位于肺实质外侧 1/3),且病变直径≤2cm,并具备以下一个特征:病理证实为腺癌;CT 随诊 1 年以上的高度可疑癌;CT 提示磨玻璃样影中的实性成分≤50%。

(3)切除肺组织的切缘应距离病变边缘≥2cm 或切缘距离≥病变直径,术中行快速病理检查为切缘阴性。

(4)在决定行亚肺叶切除术之前,应对肺门和纵隔淋巴结进行系统采样。目前,早期肺癌亚肺叶切除术式尚属临床研究阶段,鼓励参与临床研究,但不能作为标准术式推广。

6.完全性切除手术(R_0 手术)除完整切除原发病灶外,应当常规进行系统性肺门和纵隔各组淋巴结(N_1 和 N_2 淋巴结)切除,并标明位置送病理学检查。最少对 3 个纵隔引流区(N_2 站)的淋巴结进行清扫或采样,尽量保证淋巴结完整切除。建议:右胸淋巴结清除范围为 2R、3a、3p、4R、7～9 组淋巴结和周围软组织;左胸淋巴结清除范围为 4L、5～9 组淋巴结和周围软组织。

7.通常情况下,在术中应依次处理肺静脉、肺动脉,最后处理支气管,或依据术中实际情况决定处理顺序。

8.支气管袖状肺叶切除术是在术中快速病理检查后保证(包括支气管、肺动脉或静脉断端)切缘阴性的情况下,尽可能保留更多肺组织及肺功能所行的切除方式,术后患者生活质量优于全肺切除术患者。

9.对于肺癌完全性切除术后 6 个月复发或孤立性肺转移者,在排除肺外远处转移及心肺功能等机体状况允许的条件下,且可行复发侧余肺切除或肺转移病灶切除。

10.对于心肺功能等机体状况无法行手术治疗的Ⅰ期和Ⅱ期 NSCLC 患者,可选择根治性放疗、射频消融治疗和药物治疗等。

五、常见手术并发症防治原则

(一)心律失常

心律失常是最常见的肺切除术后并发症,其中又以房颤和室上性心动过速最为多见。对无明显不适症状的患者,治疗可用洋地黄类药物;对出现严重心律失常的患者,需要用药物或电复律,并及时纠正血流动力学紊乱。

(二)肺不张

长期大量吸烟使痰液稠厚,同时支气管纤毛上皮正常的排痰功能受到破坏,容易发生痰液潴留造成肺不张。支气管成形手术后会使原有的生理结构发生改变,也容易发生痰液潴留和肺不张。另外,体力不支、疼痛控制不佳、未掌握正确的咳痰方法等都可以导致痰液潴留和肺不张。一旦发生肺不张,应及时吸痰。由于盲插吸痰无法进入支气管,因此通常需用纤维支气管镜(简称"纤支镜")吸痰,在吸痰的同时可观察支气管残端或吻合口愈合情况。

(三)呼吸衰竭

呼吸衰竭是肺部手术后的严重并发症,也是围手术期患者死亡的最主要原因。术前应根据患者全身状况和肺功能结果做出预测,对高危患者的手术应慎重。胸外科术后并发的呼吸衰竭常起病急、进展快,一旦确诊应及时处理。治疗首先经鼻或经口行气管插管,呼吸机辅助通气;若患者痰量较多或估计呼吸机应用时间较长,则应及时改为气管切开;同时,应用有效抗生素治疗肺部感染,并注意防止继发其他脏器功能障碍。

(四)支气管胸膜瘘及脓胸

支气管胸膜瘘较多见于全肺切除术后,其他危险因素包括术前放化疗、支气管残端肿瘤残留、糖尿病、营养不良、术中支气管周围游离过于彻底等。若患者咳出大量胸水样痰,就应怀疑支气管-胸膜瘘的可能。全肺切除后,若突然出现气液平,或原有液平明显下降,即可确诊。当瘘口较小、诊断不明确时,可向胸内注入亚甲蓝溶液,如咳出蓝色痰液则可确诊。纤支镜检查除有助于确诊外,还可观察瘘口大小,是否存在残端肿瘤复发。

一旦确诊支气管胸膜瘘,应立即行胸腔闭式引流,防止胸内积液经瘘口播散至对侧肺,造成呼吸衰竭。对术后早期瘘,在其胸腔感染并不严重、患者体质尚可的情况下,可以考虑行早期手术修补治疗。对手术切除愈合不佳的残端,炎症水肿的部位也应尽量切除,于支气管残端正常处重新缝合。缝合应使用不可吸收线,并以带蒂大网膜、肋间肌、胸膜或心包等加固。若怀疑胸腔有感染,术后可行胸腔冲洗,直至胸水白细胞计数正常后拔除胸管。

晚期瘘大多有严重的胸腔感染,不宜立即手术,而应以胸腔闭式引流、抗感染和营养支持为主。少数患者瘘口较小,感染控制后可于内镜下向残端处黏膜下注射硬化剂,使瘘口闭合;然后每日行胸腔冲洗,一部分患者可以痊愈。若瘘口较大、胸腔感染严重、引流不畅、全身中毒症状明显,则应及时行开窗手术;若开窗或引流后瘘口长期不闭合,则可行胸廓成形术消灭残腔。

(五)肺栓塞

高龄、恶性肿瘤、心脏疾病、下肢深静脉血栓、高脂血症、长期卧床等都是发生术后肺栓塞的危险因素。肺部手术后肺栓塞的发病率较低,但死亡率高,是严重的术后并发症。在预防措施方面,可给高危患者注射小剂量肝素,建议患者穿高弹力袜并及早下床活动等。肺栓塞的临床表现有胸痛、呼吸困难、咳嗽、发热、咯血等。若发生广泛的肺栓塞或肺动脉主干栓塞时,可有急性右心衰的表现,导致病情危重。动脉血气分析显示以低氧为主的呼吸衰竭,心电图可有右心室后负荷增加的表现,但都缺乏特异性。增强CT扫描可发现肺动脉内有较大的血栓,肺通气血流同位素扫描和肺动脉造影可以确诊。确诊后,应尽早开始溶栓和抗凝治疗,但应注意防止出血,否则将极大地增加治疗难度。

（六）应激性溃疡

手术创伤、缺氧、缺血等都可以诱发应激性溃疡。对老年、手术创伤大、缺氧时间长的患者，术后预防性应用制酸剂可以防止应激性溃疡。若术后出现上腹痛和局部压痛，胃液隐血试验阳性，则应高度怀疑应激性溃疡，并给予禁食、胃肠减压和止血治疗。

六、病理标本处理

详细描述大体标本包括肺标本、胸膜及肿瘤，标明各区淋巴结及支气管残端，并及时送病理检查。

七、综合治疗原则

对于肺癌患者，应当采取多学科综合治疗与个体化治疗相结合的原则，即根据患者的机体状况、肿瘤的病理组织学类型和分子分型、侵及范围及发展趋向采取多学科综合治疗的模式，有计划、合理地应用手术、化疗、放疗和分子靶向治疗等手段，以期达到最大限度地延长患者的生存时间、提高生存率、控制肿瘤进展和改善患者的生活质量的目的。

NSCLC 的分期治疗模式如下。

（一）Ⅰ期 NSCLC 患者的综合治疗

1.首选外科手术治疗，包括肺叶切除加系统性肺门和纵隔淋巴结清除术，可采用 VATS 或开胸等手术方式。

2.对于高龄或低肺功能的部分Ⅰ$_A$期 NSCLC 患者，可以考虑行解剖性肺段或肺楔形切除术加系统性肺门、纵隔淋巴结清除或采样术。

3.对于完全切除的Ⅰ$_A$、Ⅰ$_B$期 NSCLC 肺癌患者，不推荐常规应用术后辅助化疗、放疗及靶向药物治疗等。但对具有高危险因素的Ⅰ$_B$期患者可以选择性地考虑进行辅助化疗。

4.对切缘阳性的Ⅰ期肺癌患者，推荐行再次手术治疗。对任何原因导致无法再次手术的患者，推荐行术后放化疗。

5.对于有严重的内科并发症、高龄或拒绝手术的患者，可采用大分割根治性放疗。

（二）Ⅱ期 NSCLC 患者的综合治疗

1.首选外科手术治疗，解剖性肺切除加系统性肺门和纵隔淋巴结清扫或采样术。

2.对高龄或低肺功能的患者，可以考虑行解剖性肺段或肺楔形切除术加系统性肺门和纵隔淋巴结清扫或采样术。

3.对完全性切除的Ⅱ期 NSCLC 患者，推荐行术后辅助化疗。

4.当肿瘤侵犯壁层胸膜或胸壁时，应当行整块胸壁切除，切除范围至少距病灶最近的肋骨上、下缘各 2cm，受侵肋骨切除长度至少应当距肿瘤 5cm。

5.对切缘阳性的Ⅱ期肺癌患者，推荐行再次手术治疗。对任何原因导致无法再次手术的患者，推荐术后行放化疗。

(三)Ⅲ期 NSCLC 患者的综合治疗

局部晚期 NSCLC 是指 TNM 分期为Ⅲ期的患者。多学科综合治疗是Ⅲ期 NSCLC 可切除的局部晚期 NSCLC 的最佳选择。局部晚期 NSCLC 分为可切除和不可切除两大类。

1. 可切除的局部晚期 NSCLC

(1)对于 T_3N_1 期的 NSCLC 患者,首选手术治疗,术后行辅助化疗。

(2)对于 N_2 期 NSCLC 患者,对影像学检查发现单组纵隔淋巴结肿大并且直径<3cm,或两组纵隔淋巴结肿大但没有融合,并且估计能完全切除的病例,应接受以外科手术治疗为主的综合治疗;有条件的医院推荐行术前纵隔镜、EBUS-TBNA 或超声内镜引导下行细针穿刺活检术(endoscopic ultrasonography-fine needle aspiration, EUS-FNA),明确 N_2 分期后行术前新辅助化疗,然后行手术治疗。对于纵隔淋巴结融合、固定的患者,应行化疗、放疗或同步放化疗;对于治疗后出现 N_2 降期特别是降至 N_0,且经重新分期评估排除远处转移者,可结合患者的机体状况,推荐手术治疗。

(3)对于一些 $T_4N_{0\sim1}$ 期的 NSCLC 患者可考虑采取如下措施。①对相同肺叶内存在卫星结节的患者,首选治疗方式为手术切除;也可选择术前新辅助化疗,术后进行辅助化疗。②对其他可切除的 $T_4N_{0\sim1}$ 期 NSCLC 患者,可酌情首选新辅助化疗,也可选择手术切除。若为完全性切除患者,可考虑行术后辅助化疗。若切缘为阳性,则术后应行放疗和辅助化疗。

(4)对部分可手术的肺上沟瘤患者,建议考虑先行术前新辅助同步放化疗,对经再评估后有手术指征的患者,可给予手术治疗和术后辅助化疗;对于不能手术的肺上沟瘤者,则应行根治性放疗联合化疗。

2. 孤立性脑转移的Ⅳ期 NSCLC

(1)对孤立性脑转移而肺部病变又可切除的 NSCLC 患者,其脑部病变可行手术切除或采用立体定向放疗,其胸部原发病变则按分期治疗原则进行。

(2)孤立性肾上腺转移而肺部病变又可切除的 NSCLC 患者,其肾上腺病变可考虑手术切除,其胸部原发病变则按分期治疗原则进行。

(3)对侧肺、同侧肺或其他肺叶的孤立结节,可分别按两个原发瘤各自的分期进行治疗。

(四)SCLC 的分期治疗模式

1. Ⅰ期 SCLC 患者

手术+辅助化疗(4~6 个周期)。术后推荐行预防性脑照射(Prophylactic cranial irradiation,PCI)治疗。

2. Ⅱ~Ⅲ期 SCLC 患者

可采用化疗、放疗联合,或手术治疗。

①可选择序贯或同步放化疗。

②序贯治疗推荐 2 个周期诱导化疗后同步放化疗。

③达到疾病控制者,推荐行 PCI。

八、术后随访

对于新发肺癌患者,应当建立完整的病案和相关资料档案,诊治后定期随访和进行相应检查。具体检查方法包括病史、体检、血生化、血液肿瘤标志物检查、影像学检查和内镜检查等,旨在监测疾病复发或治疗相关不良反应、评估生活质量等。术后患者随访频率为:治疗后 2 年内,每 3~6 个月随访 1 次;2~5 年内,每 6 个月随访 1 次;5 年后,每年随访 1 次。

第七节　食管癌的外科治疗

一、术前检查

1.必要检查

食管癌术前必要检查包括:纤维胃食管镜检查取活检获得病理诊断、食管造影、胸腹部增强 CT、三大常规及血生化、出凝血功能、肺功能、心电图检查等。

2.补充检查

食管癌术前补充检查包括:颈部超声以检查颈部有无可疑转移的淋巴结;纤维支气管镜以检查气管和支气管有无受累及;纤维喉镜以检查有无伴发喉癌及下咽癌;食管超声内镜以探测食管癌病变的深度及周围可疑转移的淋巴结;PET-CT 检查有助于更精确的淋巴结分期及有无远处转移的判断。

二、分　期

术前分期建议采用 1997 年国际抗癌联盟(Union for International Cancer Control,UICC)的 TNM 分期。

三、手术适应证及禁忌证

1.适应证

(1)肿瘤仅侵入黏膜下层浅层以内,可在内镜下行黏膜切除术。

(2)对Ⅰ期、Ⅱ期患者可直接手术。

(3)对Ⅲ期食管癌患者,建议行新辅助放化疗后手术治疗。

(4)对放疗后未控制或复发的患者,也可行挽救性手术。

(5)局部晚期(Ⅳ$_A$ 期)经辅助治疗后降期者。

2. 禁忌证

(1)Ⅳ期患者。

(2)有严重心肺功能不全导致不能耐受手术者。

四、手术原则及技术规范

由于食管癌手术创伤大,术前应充分进行分期和评估,尽量做到完全(R_0)切除。

(一)切口选择

1. 由于食管癌多灶性的特点,无论是哪段食管癌都建议行食管次全切除术,所以颈部、右胸后外侧切口、上腹正中的翻身三切口均值得推荐。

2. 如果食管癌位于腹段或胸下段(距门齿 34cm 以上),也可采用在左胸开一切口的手术方式,由于该切口较难清除上纵隔的淋巴结,故术后需行上纵隔的辅助性放疗。

3. 如果食管癌位于气管分叉以下,可采用上腹正中、右胸后外侧的翻身二切口方式开展手术,其吻合口应在胸顶。

(二)淋巴结清扫

食管癌手术中的淋巴结清扫是一个非常重要的环节,至少要行两野淋巴结清扫,即胃周围及气管分叉以下的淋巴结清扫;有条件的医院尚需清扫双侧喉返神经链的淋巴结及下颈部的淋巴结。

(三)胸腔镜食管癌手术

对技术成熟者来说,胸腔镜食管癌手术的适应证同开放性手术。

五、常见手术并发症防治原则

食管癌手术是并发症最多的手术之一,其相应的并发症及防治手段简述如下。

(1)心律失常:应予以对症处理。

(2)吻合口瘘:颈部瘘仅换药即可,胸部瘘的处理原则是引流和营养支持。

(3)声嘶及肺部感染:喉返神经损伤可导致声嘶和排痰困难,导致肺部感染,所以清扫喉返神经旁淋巴结时要保护好神经,在神经附近尽量不用电刀和超声刀等能量器械。

(4)乳糜胸:手术时如果怀疑胸导管损伤,应在第 8 胸椎以下结扎胸导管。如果证实为乳糜胸且引流量大于每天 800mL 时,应尽早行胸导管结扎。

(5)术后吻合口狭窄:可行内镜下扩展,尽量不放置支架。

六、病理标本的处理

病理标本要标明上下切缘;标明各组淋巴结,分别装袋送检;标本应用 10% 的中性福尔马林液固定。

七、综合治疗原则

对术前Ⅲ期患者,应行新辅助同步放化疗后手术治疗,术后根据一般状况决定是否化疗;对术后病理Ⅲ期者,应行术后辅助放疗;对切缘为阳性或有肿瘤残留者,应行术后放疗。

八、术后随访

术后第 1 年,每 3 个月复查 1 次,检查包括血常规、血生化、胸腹部增强 CT 及颈部超声,每年复查 1 次胃镜;第 2 年,每 4 个月复查 1 次,内容同第 1 年;第 3 年以后,每半年复查 1 次,内容同第 1 年。

第八节　乳腺癌的外科治疗

本节主要讨论浸润性可手术乳腺癌(Operable breast cancer,OBC,包括Ⅰ期、Ⅱ期以及Ⅲ期中的 $T_3N_1M_0$)的根治性手术、综合治疗与术后随访,兼顾局部晚期乳腺癌(Local advanced breast cancer,LABC,Ⅲ期除外 $T_3N_1M_0$)新辅助治疗加根治性手术治疗、术后辅助治疗与随访。其他如非浸润性乳腺癌、乳腺癌根治性手术后局部和(或)区域复发及Ⅳ期乳腺癌的外科治疗则不在此进行讨论。

一、术前检查

1. 必要检查

必要的检查包括体格检查,血常规、血型、凝血功能常规、尿常规、粪便常规检查,血生化全套或肝肾功能、电解质、血糖检查,感染性疾病筛查(乙肝三系、丙肝抗体、梅毒抗体、艾滋病抗体等),双侧乳腺 X 线摄片、胸部 X 线片和(或)胸部 CT,超声检查(双侧乳房、双侧腋下、双侧锁骨上),超声检查(腹部或肝、胆、胰、脾),心电图,细针穿刺和(或)空芯针穿刺或真空辅助活检或手术切除切取活检行病理学诊断(必要时在影像学引导下定位);体检不能触及病灶者保乳手术前在影像学引导下行病灶定位。

2. 补充检查

补充检查内容包括血或尿妊娠试验、生殖激素常规检查,肿瘤标志物检测(CA153、CEA、CA125 等)、免疫功能检测,双乳磁共振(MRI)检查、超声检查(盆部或子宫附件)、ECT 全身骨扫描,症状、阳性体征及其他检查呈阳性或可疑阳性结果相关部位的 CT/MRI 检查,必要时行 PET-CT 检查,心肺功能检查、超声心动图、24h 动态心电图、心肌酶谱检查,乳头溢液细胞学检查、乳头印片细胞学检查、乳腺导管造影 X 线检查、乳管镜检查,腋窝肿大淋巴结的针吸细胞学检查和(或)空芯针活检病理检查,穿刺或切检标本的免疫组化检查(ER、PgR、Her2、Ki-67 等)及必要时的 FISH 检测,合并其他疾病的相关检查,术中超声检查、伴钙化肿瘤保乳手术标本的 X 线摄片,病理会诊等。

二、分　期

推荐参照美国癌症联合委员会(AJCC)乳腺癌 TNM 分期临床病理分期标准,见本节末附录。

三、手术适应证及禁忌证

(一)绝对禁忌证

手术绝对禁忌证为患者机体一般情况差、高龄体弱、重要脏器功能严重障碍以致不能耐受手术者。

(二)各手术适应证与禁忌证

1. 乳房手术

(1)保留乳房手术(肿瘤扩大切除术)

保留乳房手术(简称保乳手术)的适应证包括临床 OBC 不行新辅助治疗或行新辅助治疗后、临床 LABC(炎性乳腺癌除外)经新辅助治疗降期后,患者在充分了解全乳切除治疗与保乳治疗的特点和区别之后,本人具有明确的保乳意愿,乳腺癌病灶可以完整切除达到阴性切缘并可获得良好的美容效果。

开展保乳手术的医疗单位应具备保乳手术切缘的组织学检查设备与技术。由于保乳手术后绝大多数患者需行术后乳腺放疗,因此实施保乳手术的医疗单位也应有可及的保乳术后行放疗的设备与技术。接受保乳手术的患者在客观上需有条件接受治疗后的随访。

保乳手术的绝对禁忌证包括患者在充分了解全乳切除治疗与保乳治疗的特点和区别之后拒绝保乳;同侧乳腺或胸壁既往接受过放疗(少数保乳术后不需要放疗者例外);妊娠期需放疗;病变广泛/多中心分布导致癌灶无法完整切除或经局部广泛切除后切缘阳性行再次切除仍不能保证病理切缘阴性者;炎性乳腺癌。

保乳手术的相对禁忌证包括癌灶直径大于 5cm 等癌灶完整切除后不能获得良好美容效果的状况;累及皮肤的活动性结缔组织病尤其是硬皮病和系统性红斑狼疮(少数保乳术后不需要放疗者例外)。

年轻不作为保乳手术的禁忌。≤35 岁的患者有相对高的复发和再发乳腺癌的风险,在选择保乳治疗时,应向患者充分交待可能存在的风险。

从立体的角度距离乳头 2cm 以内的癌灶,包括伴有乳头 Paget 病者,保乳手术时可能需要切除全部或部分乳头和(或)乳晕。但如果切除全部或部分乳头和(或)乳晕后的美容效果尚好,仍可行保乳治疗,还可以考虑重建乳头和(或)乳晕。

病灶在一个象限内,且可通过一个切口全部切除的多发癌灶,如果切除后美容效果尚好,仍可行保乳治疗。癌灶最大直径>3cm 者或癌灶与乳房大小的比率较大者,为增加治疗后美容效果,可先行新辅助治疗使癌灶缩小后再行保乳手术或在保乳手术的同时行肿瘤整形外科(Oncoplastic surgery,OPS)乳房重建术。

(2)全乳切除手术

全乳切除手术的适应证为 OBC 患者无保乳愿望或有保乳治疗禁忌证者,LABC 患者新辅助治疗后未降期或降期后无保乳愿望或有保乳治疗禁忌证者,有新辅助治疗禁忌证或坚决拒绝新辅助治疗的 LABC 患者。

2.(同侧)腋窝手术

(1)腋窝淋巴结清扫术(Axillary lymph nodes dissection,ALND)

ALND 的适应证包括 LABC,临床腋窝淋巴结阳性的 OBC,临床腋窝淋巴结阴性 OBC 但无开展保腋窝手术条件、患者没有保腋窝意愿、腋窝前哨淋巴结活检(Sentinel lymph nodes biopsy,SLNB)未能成功或腋窝前哨淋巴结(群)病理阳性者。

(2)SLNB 替代 ALND

开展 SLNB 的医疗单位需要建立完善的包括外科、影像诊断科、核医学科、病理科、放疗科等多学科的团队协作组织,并具备相关的技术和设备条件。采用 SLNB 替代 ALND 前还必须通过资料收集和结果分析以确保整个团队熟练掌握 SLNB 技术。建议在采用 SLNB 替代 ALND 前,应完成 40 例以上 SLNB 后直接行 ALND,使 SLNB 的成功率达到 90% 以上,假阴性率低于 10%。

对腋窝前哨淋巴结(SLN)行充分的 HE 染色病理检查,其结果为阴性者不继续行 ALND 的适应证为临床腋窝淋巴结阴性的 OBC 患者,在充分了解 SLNB 较高的成功率和较低的假阴性率及相关的复发风险之后自愿接受 SLNB 替代 ALND 者。经临床查体和(或)影像学检查发现可疑阳性的腋淋巴结,可以通过细针穿刺或空芯针活检进行评估,细胞学或病理组织学阴性患者仍可进入 SLNB 流程。拟行新辅助治疗的患者可在新辅助治疗前行 SLNB,SLN 病理阴性者可考虑在局部手术治疗时免除 ALND。除非新辅助治疗前临床/病理腋窝淋巴结阳性或新辅助治疗后临床腋窝淋巴结阳性,在新辅助治疗后行 SLNB 替代 ALND 治疗也可慎重选择。此前曾有同侧乳房或腋窝手术史者、老年及肥胖患者行 SLNB 的成功率略低,假阴性率略高,术前应充分向患者交代清楚。

对腋窝前哨淋巴结(群)病理阳性者,建议行 ALND,不愿行 ALND 的患者也可行腋窝放疗替代 ALND。对于 cT_1/T_2,SLNB 微转移或 1~2 枚宏转移且拟行保乳手术及常规全乳放疗的患者也可不行 ALND。SLN 无转移或仅存在孤立肿瘤细胞(Isolated tumor cells,ITC)者,则在治疗中一般免除 ALND。

(3)其他腋窝淋巴结解剖分期手术

由于 SLNB 存在假阴性,另外 SLN(冰冻)病理检查又存在假阴性,为提高腋窝淋巴结分期的准确性或减少二次手术的发生,可考虑行"前哨淋巴结活检导航的淋巴结群切除术替代 ALND",若 SLN 及其所在群的其他淋巴结(冰冻)病理检查为阴性,可免除 ALND,同样能达到相似的保腋窝效果。

3.乳房重建术

乳腺癌术后乳房重建术是乳腺癌外科治疗的有机组成部分,是在破坏性手术的基础上进行的乳房重建或整形,一开始就应纳入乳腺肿瘤的整个治疗计划中。乳腺肿瘤外科医生应该掌握这方面的技术。

乳腺癌术后乳房重建术包括保留乳房合并 OPS 乳房重建术、保留乳头乳晕复合体的乳腺腺体切除术(Nipple-areola-sparing mastectomy,NSM)合并即刻乳房重建术及全乳切除手术后的乳房再造术。

(1)保留乳房合并乳房重建术

保留乳房合并乳房重建术适应证包括保留乳房手术组织切除量比例较大或组织缺损位置不佳,估计直接缝合后美容效果不理想,有乳房重建意愿的患者。

(2)全乳切除手术后的乳房再造术

全乳切除手术后的乳房再造术适应证为经充分与患者及家属沟通后,若患者有乳房再造的需求,乳腺肿瘤外科医生在有条件的医院可开展全乳切除手术后即刻(Ⅰ期)乳房再造术或延迟(Ⅱ期)乳房再造术。应向患者充分说明可能出现的手术并发症。即刻(Ⅰ期)乳房再造术多被用于 0、Ⅰ、Ⅱ期乳腺癌患者。

乳房再造术的(相对)禁忌证为肿瘤晚期、高复发风险、预计存活时间短;处于放化疗等治疗期内;大面积胸壁放射性损伤者、瘢痕体质者、妊娠或哺乳期的患者、未发育成熟的女性、年老体弱的妇女;有长期吸烟习惯的患者。

(3)NSM 合并即刻乳房重建术

NSM 合并即刻乳房重建术适应证为不适合保乳手术或无保乳手术意愿,但有乳房重建意愿的患者。NSM 合并即刻乳房重建术的(相对)禁忌证包括乳头回缩、乳头溢血、乳头炎性改变、乳头 Paget 病、既往放疗史、癌灶大、癌灶距乳头乳晕近等。

四、手术原则及技术规范

(一)乳房手术

1. 保留乳房手术(肿瘤扩大切除术)

保乳手术应在遵守肿瘤治疗学原则的前提下尽可能地追求美学效果。综合考虑肿瘤特点、大小、部位、侵犯范围及乳房具体条件以及是否需要同时行重建及其方法设计切口。对于肿瘤与皮肤无粘连者,一般不切除皮肤或仅切除包括穿刺针眼或活检手术疤痕在内的极小片皮肤。若皮下组织在安全切缘以外,应尽可能地保留皮下组织(最好将活检针道切除)。一般推荐乳房肿瘤扩大切除与腋窝解剖分别做切口(少数肿瘤位于外上象限或乳腺尾部者可选择一个切口)。以乳头为中心将乳房划分为上、下两部分,肿瘤位于下方者推荐行放射状切口;位于上方者一般推荐行弧形切口,但对于需要切除部分皮肤又不准备行 OPS 的患者,行弧形切口易致乳头移位,仍可考虑放射状切口。

行保乳手术时推荐切缘与肿瘤边缘的肉眼距离为 1～2cm,可根据肿瘤的临床特点、组织学分类及分子分型进行个体化选择。对切除标本进行方位标记。伴钙化肿瘤的保乳手术标本推荐行 X 线摄片以明确钙化病灶是否完全被切除及病灶与切缘的位置关系。

推荐对标本切缘进行术中快速冰冻切片检查或印片细胞学检查,术后必须行常规病理检查以保证切缘阴性。若术中或术后病理报告显示切缘阳性,则需扩大局部切除范围以达到切缘阴性的目的;当扩大切除后已经达不到美容效果的要求时,建议改行全乳切除±乳房重建术。推荐乳房手术残腔放置4~6枚惰性金属夹(例如钛夹)作为放疗瘤床加量照射的定位标记。肿瘤切除后若缺损不大可选择缝合乳腺组织或不缝合乳腺组织直接缝合皮下及皮肤;肿瘤切除后若缺损较大可考虑术中同时行乳房重建术。

2.全乳切除手术

手术切口的选择应遵守便于手术,兼顾美学的原则。综合考虑肿瘤特点、部位、乳房具体的条件、是否同期或计划二期行乳房再造及其方法设计切口。一般应切除乳头乳晕、覆盖肿瘤表面及邻近适当范围内的皮肤、广泛的皮下组织及全乳腺组织。皮肤缺损者可予植皮处理。同期或计划二期行乳房再造者根据拟再造方法可以行保留乳房皮肤的全乳切除术(一般应切除乳头乳晕)。NSM应综合考虑肿瘤期别、类型、位置,乳头乳晕侵犯的可能性,术后是否行放疗等因素后再慎重选择。皮瓣厚薄应适中。一般不切除胸大小肌,有胸肌侵犯或临床腋窝转移淋巴结融合固定,估计不切除胸肌难以彻底清除腋窝转移淋巴结者,可酌情切除部分或全部胸肌。有胸壁侵犯者也可根据情况行胸壁肿瘤扩大切除加胸壁重建术。

(二)(同侧)腋窝手术

1.ALND

全乳切除者行ALND手术时应共用乳房手术的切口。保乳手术者腋窝解剖的切口推荐为平行于腋褶线的斜切口,约5~6cm。按照Berg腋窝淋巴结分级标准,应切除腋窝自背阔肌前缘至胸小肌外侧缘(Level Ⅰ)、胸小肌外侧缘至胸小肌内侧缘(Level Ⅱ)的所有淋巴脂肪结缔组织,包括胸肌间淋巴脂肪结缔组织;如果LevelⅠ和(或)Level Ⅱ有明显可见的转移淋巴结,应行Level Ⅲ清扫。清扫并行病理检查的腋窝淋巴结要求在10枚以上,以保证能真实地反映腋窝淋巴结的状况。一般宜保留胸长神经、胸背神经、肩胛下血管、部分或全部胸前神经,可选择性地保留肋间臂神经。ALND也可在腔镜辅助下进行。

2.SLNB替代ALND

腋窝SLNB一般应先于乳房手术进行。SLN的示踪方法有染料示踪法、核素标记物示踪法、荧光标记物示踪法等。示踪剂可注射于肿瘤表面的皮内或皮下、乳晕区皮内或皮下及原发肿瘤周围的乳腺实质内。染料示踪法要求检出腋窝来自乳房的所有染色淋巴管进入的第一站淋巴结,核素示踪法要求检出腋窝所有γ探测仪计数显示较本底10倍以上的淋巴结。核素示踪剂对患者及医务人员均是安全的,不需要特别防护。推荐联合使用两种示踪法,也可以单用一种示踪法。应用示踪法检出SLN后应对腋窝区进行触诊,触诊发现的肿大质硬淋巴结也应作为SLN送检。

检出的SLN推荐行术中冰冻病理检查和(或)印片细胞学检查,二者或任一诊断结果为阳性,均作为SLN阳性病例而进行ALND。有条件的单位还可以采用经过国家食品药品监督管理局(SFDA)批准的术中分子诊断技术。

检出的 SLN 需行术后常规病理组织学检查,推荐将 SLN 沿长轴切分成 2mm 厚的组织块,对每个组织块进行逐层或连续切片 HE 染色病理检测。

(三)乳房重建术

乳腺癌术后的乳房重建术应由一支专业的多学科团队完成,术前应对患者进行充分的评估,评估内容包括肿瘤治疗策略、体型、个体及家属的要求、合并的疾病及有无吸烟史,从而确定手术的安全切缘、乳房重建的最佳时机和方法、手术与辅助治疗的顺序安排。

1.保留乳房合并乳房重建术

保乳手术肿瘤切除后,可根据切除标本体积/乳房体积比值、乳房大小及下垂程度、肿瘤部位及其与乳头乳晕复合体(Nipple areola complex,NAC)的关系、腺体密度、患方意愿及医方经验选择体积移位法(用残存的乳房组织进行美学重塑)或体积替代法(用非残存乳房组织进行替代填充)进行乳房重建术。常用的体积移位法技术有乳腺腺体层与乳房皮肤皮下及 NAC 的潜行分离以重塑乳房外形、通过旋转提拉进行乳腺组织包括或不包括其表面皮下皮肤的移位重新分布、将偏移的 NAC 移至中央与对侧 NAC 对称的位置(NAC 的再中心化)、乳房缩小术及固定术、对侧乳房同时修整以取得对称的美学效果等。常用的体积替代法技术有填充一次性医用胶原蛋白材料、邻位皮瓣及脂肪筋膜瓣、小型假体(20～130mL)或微小假体(10～15mL)植入、带蒂大网膜填充、脂肪注射、远位自由式游离皮瓣及干细胞乳腺组织工程等。

2.全乳切除术后的乳房再造术

全乳切除术后乳房再造术的术式、切口、技术应综合考虑乳腺癌分期、患者年龄、身体状况、吸烟史、根治手术创伤程度、综合治疗方法、健侧乳房情况、可选的供区状况、患者的意愿和期望值、外科医生的经验以及基础设施条件等情况进行个体化选择。

让患者了解手术效果,与患者共同讨论各种手术方式的利弊也是手术成功的关键。

全乳切除术后乳房再造术包括乳房隆起的再造与 NAC 的再造两部分。

按照再造组织类型分类,乳房再造术包括三种常用方法,分别为应用自体组织乳房再造、应用假体乳房再造以及联合应用两者乳房再造。常用的自体组织有横行腹直肌肌皮瓣、腹壁下动脉穿支皮瓣和背阔肌肌(皮)瓣等;常用的假体有硅凝胶假体和盐水假体等。按照再造时机分类,乳房再造术包括即刻、延期-即刻、延期乳房再造。

3.NSM 合并即刻乳房重建术

NSM 又称保乳性全乳切除术。NSM 与常规全乳切除术的区别在于保留全部或大部分的 NAC 及乳房皮肤。切口一般选择半环乳晕切口伴或不伴外侧延长或乳房下皱襞切口或放射状切口。切除的范围应在尽可能完整切除腺体与保留足够的皮下脂肪层作为血供来源之间寻找平衡点。为了保证 NAC 的血供,有时需要对 NAC 进行预处理:术前几天将 NAC 与其背侧的组织进行分离,以促进其从旁边的皮肤获得血供,还可提前获得乳晕后组织的常规病理结果。对于皮瓣或 NAC 有缺血风险的患者,还可以先将扩张器植入胸大肌和前锯肌间的囊袋里,避免直接植入假体在术后早期给皮瓣或 NAC 带来过高的压力。乳房重建术的方法也包括应用假体乳房再造、应用自体组织乳房再造以及联合应用二者乳房再造这三种类型,以前者最为常用,尤其是行双侧 NSM 后的患者,假体植入后,两侧乳房的对称性良好。

五、常见手术并发症防治原则

在此仅讨论乳腺癌改良根治术(全乳切除加 ALND)后的常见手术并发症。

(一)术后出血

术中彻底止血、术后适当加压包扎、围手术期纠正异常的凝血功能是避免术后出血的有效手段。已经发生的术后出血视出血原因给予清创止血、加压包扎、纠正异常凝血功能等治疗措施。

(二)皮瓣坏死

正确地设计切口、皮肤切除适度、皮肤切除过多时考虑植皮或利用皮瓣转移修复缺损、提高手术技巧使皮瓣分离厚薄适中以减少创伤、术后包扎松紧适度、适当换药保持切口干燥预防感染、术后引流通畅、围手术期积极治疗糖尿病等伴发病是避免术后皮瓣坏死的有效手段。若已经发生的术后皮瓣坏死是干性坏死,可适当换药保持切口干燥,待其深面新生上皮形成后达到痂下愈合;若是湿性坏死,则需适时清创,适当换药促进肉芽组织的生长及新生上皮的形成以达到创面愈合,必要时可考虑植皮。

(三)皮下积液

皮下积液或称血清肿是指皮瓣与胸壁或腋窝间有液体积聚造成皮瓣不能紧贴于创面。皮肤切除适度,皮肤切除过多时考虑植皮或皮瓣转移修复缺损,术中彻底止血,术后包扎松紧适度,术后引流通畅,提高电刀使用技巧或改用超声刀/能量平台行腋窝解剖,腋窝淋巴管适当结扎,引流管适时拔除是避免术后皮下积液的有效手段。已经出现的皮下积液可以采取加强引流、创面填塞及加压包扎等办法处理。皮瓣愈合良好的单纯皮下积液,如果没有明显的不适症状,也可以暂时观察以等待其自行吸收。

(四)上肢淋巴水肿

同侧上肢淋巴水肿的原因主要是由于 ALND 后,同侧上肢经腋窝的淋巴回流通路被阻断,又由于患者个体的淋巴交通支发育较差,使得侧支循环不能很好地被建立。其他原因还有腋区感染、辅助放疗、腋区肿瘤复发等。

对上肢淋巴水肿患者,首先要排除肿瘤复发的可能。

对轻中度的上肢淋巴水肿患者,可以首选非手术保守疗法,包括局部防护、机械物理疗法及药物疗法等。

对中重度的上肢水肿患者,可考虑选择手术治疗,包括降低淋巴系统负荷的手术、促进淋巴回流的手术、重建淋巴引流通道的手术。

目前,乳腺癌术后上肢淋巴水肿的治疗,疗效仍不甚满意,难以从根本上彻底解决问题。

六、病理标本的处理

1. 所有手术切除标本必须送常规病理检查,临床医生必须在病理申请单上提供完整、确切的临床情况。

2. 对于行新辅助治疗后临床完全缓解者,临床医生有责任协助病理医生找到原病灶部位。

3. 手术切除标本固定液为 10％的中性福尔马林溶液,固定液量原则上要超出标本一倍以上;外科医生在固定标本前应以乳头与肿瘤中心的连线切开标本,并使标本底部相连(以保持解剖学位置),如标本过大,可与之前切面相平行做几个切面,待标本固定 24～48h 后进行取材。

4. 外科医生对保乳手术标本必须做好方位标记,推荐对标本的 6 面切缘涂上不同颜色的染料加以区分。

5. 外科医生根据局部解剖体征和术中所见,分组送检淋巴结;或由病理科医生解剖标本中的淋巴结。

6. 推荐对乳腺癌标本常规行免疫组化测定,项目内容包括 ER、PR、Her-2/neu、Ki-67 等肿瘤标志物。对 Her-2/neu 免疫组化(2＋)的患者,应行 FISH 或 CISH 检测。

七、综合治疗原则

(一)乳腺癌的新辅助治疗

乳腺癌的新辅助治疗指未发现远处转移的乳腺癌患者,在计划的手术治疗或手术加放疗的局部治疗前,以全身系统性治疗作为乳腺癌的第一步治疗。乳腺癌的新辅助治疗包括新辅助化疗(Neoadjuvant chemotherapy,NACT)、新辅助靶向治疗(Neoadjuvant targeted therapy,NATT)及新辅助内分泌治疗(Neoadjuvant endocrine therapy,NAET)。

1. 适应证

所有适合行辅助系统性治疗的乳腺癌都适合行新辅助治疗。一般临床上Ⅱ期及Ⅲ期的乳腺癌患者均适合行新辅助治疗。

2. 禁忌证

妊娠早期女性及年老体弱或伴有严重心、肺等器质性病变,预期无法耐受化疗者是NACT 的禁忌证。妊娠中期女性患者应慎重选择化疗。

3. 治疗原则及技术规范

(1)治疗前准备

真空辅助活检是乳腺癌新辅助治疗前明确原发灶病理学诊断的金标准。也可采用空芯针活检取得病理学诊断,但存在一定的组织学诊断结果低估的可能。不推荐将细胞学作为病理诊断标准。推荐有条件者同时留取新鲜标本建立标本库。原则上,应行免疫组化检测以得到 ER、PR、Her-2/neu 及 Ki-67 等指标,对 Her-2/neu 免疫组化(2＋)的患者应行 FISH 或 CISH 检测。对腋窝及锁骨上的临床可疑转移淋巴结,应行针吸细胞学检查或空芯针活检病理检查。对腋窝的临床可疑转移淋巴结行穿刺病理检查结果阴性及临床腋窝淋巴结阴性者,可在新辅助治疗前行 SLNB。

治疗前应行病灶基线体检及基线影像学评估:体检时,精确测量乳腺原发灶和区域转移淋巴结的最长直径(多个肿块时取其最长直径之和)或三径;乳房及其淋巴引流区超声检查、乳腺 X 线检查及有条件者行乳房 MRI 检查时精确测量肿瘤的最长直径。

治疗前应行的其他检查包括血常规、肝肾功能、电解质、血糖检查及感染性疾病筛查、必要时的血或尿妊娠试验、肿瘤标志物检测(CA153、CEA、CA125 等)、心电图、超声心动图、必要时的心功能检查(如测 LVEF)、胸片或胸部 CT(对局部晚期乳腺癌患者建议行胸部 CT 检查)、腹盆部超声检查(有异常者加做腹盆部 CT),对局部晚期乳腺癌患者、有骨痛症状者或血清碱性磷酸酶升高者的 ECT 全身骨扫描等。对育龄妇女应嘱避孕。必要时可对原发灶部位进行定位,以便为新辅助治疗后保乳手术及临床完全缓解时的病理检查提供指引。

(2)新辅助治疗模式的选择与治疗方案

根据乳腺癌的分子分型选择新辅助治疗模式。对 Luminal A 样型的绝经后患者,可单用 NAET;对 Luminal A 样型的绝经前患者/Luminal B 样型(Her-2 阴性)的患者,可单用 NAET、单用 NACT 或两者合用;对 Luminal B 样型(Her-2 阳性)的患者,可首选 NACT 联合 NATT,也可单用 NATT、单用 NACT、NATT 联合 NAET 或三者合用;对 Her-2 阳性型的患者可首选 NACT 联合 NATT,也可单用 NACT 或单用 NATT;对三阴性型的患者,可选单用 NACT 或对符合入组临床试验条件者强烈推荐其参加新药的临床试验。

所有常用的辅助化疗方案都可作为 NACT 的常用方案。建议化疗方案所有的周期都在术前完成。可以根据中期疗效的评估结果调整化疗方案。新辅助化疗特殊的方案包括 A(E)T(阿霉素(Adriamycin,ADM)或表柔比星(EADM)联合多西紫杉醇)、NE(长春瑞滨联合表柔比星)、PC(紫杉醇联合卡铂)以及其他可能对乳腺癌有效的化疗方案。

对 Her-2 阳性型患者,推荐选用曲妥珠单克隆抗体联合化疗的方案,常用的方案有 A(E)C→TH、TCH、TH。

新辅助内分泌治疗的计划疗程应至少达 4 个月。

(3)疗效评估

可从体检和影像学两个方面按照 RECIST 标准或 WHO 标准准确评价乳腺原发灶和区域淋巴结转移灶新辅助治疗后的临床疗效。影像学评价疗效的手段应与新辅助治疗前的基线检查手段相一致。有条件的医院推荐结合超声弹性成像、MRI 灌注成像与弥散成像等功能性检查技术、PET-CT 等代谢及功能影像学评估方法。

建议在 NACT 每个周期的最后1天,行体格检查评估疗效;每 2～3 个周期的最后1天,行影像学检查评估疗效。在 2～3 个周期的最后 1 天经体检和影像学疗效评价为 SD 的患者,建议直接更改或考虑根据穿刺病理检查组织学反应及 Ki-67 等分子指标的变化结果评估疗效以决定是否更改 NACT 方案或改行新辅助治疗模式后重新进入评价程序;或改变总体治疗计划,改用手术、放疗或者其他全身治疗措施。

在 NACT 过程中的任何时候,其疗效评价为 PD 的患者,若为 OBC,可先行手术治疗,术后行个体化治疗,包括建议患者参加新药临床试验;若为 LABC,可考虑行包括更改化疗方案、改变全身治疗措施、建议参加新药临床试验在内的个体化全身治疗选择,联合或不联合姑息性手术和(或)放疗。

(4)后续治疗

患者在新辅助治疗结束后若未发生远处转移,均应行包括保乳手术或全乳切除、腋窝外科处理在内的根治性手术治疗。

对 NACT 疗效评估为 CR 或 PR 的患者,如果已经完成整个化疗疗程,术后一般不再行化疗,也可个体化追加恰当的化疗;如果未完成整个化疗疗程,则术后继续完成化疗疗程。对 NACT 体检和影像学疗效评估为 SD 的患者,可结合术后肿瘤病理检查对疗效的评估结果以决定术后化疗的选择和方案,可继续原方案化疗、不再行化疗或酌情更改化疗方案化疗。

对 Her-2 阳性患者行新辅助加辅助曲妥珠单克隆抗体的总治疗时间为 1 年。

无论新辅助治疗疗效评估结果如何,均推荐根据治疗前的肿瘤临床病理分期决定是否行辅助放疗以及辅助放疗的范围。

只要在行 NACT 前的取材与术后标本残存肿瘤得到的 ER、PgR 免疫组化结果中有 1 次阳性结果,就应给予患者术后辅助内分泌治疗。

(二)乳腺癌的术后辅助化疗

(1)适应证:乳腺癌术后辅助全身治疗的选择,首先基于肿瘤病理分子分型对不同治疗方法的反应性;其次基于由区域淋巴结转移状况、肿瘤大小、组织学类型、组织学分级、瘤周脉管侵犯、年龄等指标组成的复发风险的个体化评估。

大多数 Luminal A 样型患者可不行化疗,少数高危患者除外;大多数 Luminal B 样型(Her-2 阴性)的患者需要化疗,少数低危患者除外;绝大多数 Luminal B 样型(Her-2 阳性)的患者及 Her-2 阳性型的患者应行化疗;大多数三阴性型的患者需要化疗,少数(如髓样癌、腺样囊性癌等)患者除外。

(2)禁忌证:包括妊娠早期女性及年老体弱或伴有严重心、肺等器质性病变,预期无法耐受化疗者。对妊娠中期女性患者,应慎重选择化疗。

年龄在 70 岁以上的患者接受化疗可能会获益,但应慎重权衡化疗所带来的利弊。

(3)治疗原则及技术规范:有很多化疗方案可以选用。一般推荐首次给药剂量不得低于推荐剂量的 85%,后续给药剂量应根据患者的具体情况和初始治疗后的不良反应而定,可以 1 次下调 20%~25%。每个辅助化疗方案仅允许剂量下调 2 次。

(三)乳腺癌的术后辅助放疗

参见"乳腺癌的放射治疗"一节。

(四)乳腺癌的术后辅助内分泌治疗

(1)适应证:激素受体[ER 和(或)PgR]阳性的乳腺癌。对激素受体未知且经过努力仍不能获得结果者也可以考虑行辅助内分泌治疗。

(2)治疗原则及技术规范:对绝经前患者可选雌激素受体调变剂(Estrogen receptor modulator,SERM),如三苯氧胺等,联合或不联合卵巢功能抑制剂(推荐使用药物卵巢功能抑制剂或行双侧卵巢手术切除);对年轻患者及有高危复发风险的患者,强烈推荐联合使用卵巢功能抑制剂;对 SERM 不能耐受的患者可单用卵巢功能抑制剂;绝经前患者也可以根据具体情况个体化地选择卵巢功能抑制剂联合第三代芳香化酶抑制剂(Aromatase inhibitors,AIs)。

原先为绝经前的患者,在行 SERM 治疗期间,如果按照绝经判断标准明确判断患者已经绝经的,可以换用 AIs。

绝经后患者优先选择 AIs,建议起始使用或与 SERM 序贯使用;不能耐受 AIs 者,仍可选择 SERM。

推荐辅助内分泌治疗的治疗期限至少为 5 年;可以根据患者的复发危险度及内分泌治疗的副作用等情况个体化地延长内分泌治疗的时间,直至 10 年。

对于术后行辅助化疗的患者,推荐术后口服内分泌药物治疗在化疗结束后 1 个月左右开始使用。术后内分泌药物治疗可以与术后放疗同时进行或在放疗结束后进行。

(五)乳腺癌的术后辅助靶向治疗

(1)适应证:①浸润癌 HER-2 检测为阳性,包括 HER-2 免疫组化(3+)或 FISH/CISH 阳性。对 HER-2 免疫组化(2+)者需进一步行 FISH 或 CISH 检测,以明确 HER-2 基因有无扩增。②不存在使用曲妥珠单克隆抗体的禁忌证如左心室射血分数(Left ventricular ejection fraction,LVEF)<50%。

(2)治疗原则及技术规范:目前,主要靶向治疗药物是曲妥珠单克隆抗体。方案可选择曲妥珠单克隆抗体 6mg/kg(首剂 8mg/kg)每 3 周方案,或 2mg/kg(首剂 4mg/kg)每周方案。曲妥珠单克隆抗体辅助治疗期限为 1 年。

曲妥珠单克隆抗体与化疗联合使用时,一般不与蒽环类药物同期使用(新辅助治疗除外),但可以序贯使用。曲妥珠单克隆抗体可以与内分泌治疗及放射治疗同期应用。

开始应用曲妥珠单克隆抗体治疗前应检测 LVEF,使用期间每 3 个月监测 1 次LVEF。若出现以下情况时,应停止曲妥珠单克隆抗体治疗至少 4 周,并每 4 周检测 1 次LVEF。这类情况包括:①LVEF 较治疗前绝对数值下降≥16%;②LVEF 低于该检测中心正常值范围并且 LVEF 较治疗前绝对数值下降≥10%。

4~8 周内 LVEF 回升至正常范围或 LVEF 较治疗前绝对数值下降≤15%,可恢复使用曲妥珠单克隆抗体。LVEF 持续下降超过 8 周,或者有因心肌疾病而停止曲妥珠单克隆抗体治疗的经历 3 次以上,应永久停止使用曲妥珠单克隆抗体。

八、术后随访

1.随访的主要目的

(1)早期发现局部区域复发的情况。

(2)监测第二原发癌(包括同侧第二原发癌)、对侧乳腺癌及非乳腺癌等其他原发癌症。

(3)评估保乳治疗后美容效果及患者心理上的认同程度。

(4)评价和管理局部/系统治疗的相关并发症。

(5)监测远处转移。

(6)随访的其他目的包括解决患者的疑问,提供饮食及生活指导,指导生理康复,指导心理康复并对有严重心理问题者给予心理和药物治疗,提供乳房重建的咨询服务,了解并提高正在进行辅助内分泌治疗的患者对治疗的依从性,为可能被乳腺癌病史所影响的健康决定提供意见(如生育能力和节育问题)。

2.随访的内容

(1)一般项目:随访的一般项目包括以下几个方面。①指导患者每月行患侧乳房/胸壁、对侧乳房、双侧腋下及锁骨上区自我检查1次。②询问病史。详细询问一段时间以来患者的感受、不适和自我检查结果,包括心理、生活质量方面的变化,如有无不明原因的体重减轻、顽固的咳嗽、胸痛、骨痛、头痛、呕吐以及局部和患侧上肢麻木、疼痛、活动受限或上肢水肿。③检查手术切口愈合情况,并给予相应处理。对患侧胸壁、乳房、上肢,对侧乳房,双侧腋窝,双侧锁骨上、下区,肝脏等部位进行常规体检。对应用 SERM 药物治疗的患者,若子宫仍保留,推荐每年进行1次妇科检查。④对行保乳治疗后的患者,推荐在术后半年对整形效果及心理上的认同程度方面进行初次评估。⑤监督术后辅助治疗的实行情况,提高患者对治疗的依从性。⑥指导患者进行上肢功能锻炼,了解患者的生活、精神心理情况并为其提供生活和心理方面的咨询。鼓励患者采取积极的生活方式,并长期进行适度的有氧体育锻炼。指导患者达到并维持理想体重。为乳房切除患者提供乳房重建方面的咨询。⑦提供遗传学咨询。应考虑遗传学咨询的患者包括:确诊乳腺癌时年龄<40岁;有卵巢癌病史,或有一级或二级亲属曾患卵巢癌;一级亲属在50岁之前被确诊为乳腺癌;两个或更多的亲属被确诊为乳腺癌;双侧乳腺癌或一级,或二级亲属曾患双侧乳腺癌;有男性亲属罹患乳腺癌。

(2)对无阳性症状体征者的特殊检查:包括以下几个方面。①血常规及血生化检查:对仍在放化疗周期中的患者,应定期复查血常规和血生化指标。在其他情况下,可个体化选择是否检测及检测的频率,一般每6~12个月检测1次。②肿瘤标志物检测:包括 CEA、CA153、CA125 等。可个体化选择是否检测及检测的频率,一般每6~12个月检测1次。③乳房 X 线检查:对保留乳房患者的同侧乳房,推荐于术后1年或放疗结束后6个月时进行1次乳房 X 线检查;之后,一般每1~2年行摄片检查1次。所有患者的对侧乳房,推荐每1~2年行摄片检查1次。④超声检查:每次复查均可选择行双侧乳房、腋窝、锁骨上下区的超声检查;对 SLNB 替代 ALND 的患者,应常规行双侧腋窝、锁骨区超声检查。可个体化选择是否行肝脏或上腹部超声检查及检查的频率,一般每6～12个月检查1次。服用SERM者,可选择每12个月做1次子宫及附件的超声检查。⑤胸部摄片或CT检查:可个体化选择是否检测及检测的频率。一般每年检测1次。⑥全身骨扫描:可个体化选择是否检查及检查的频率。对碱性磷酸酶异常升高的患者,推荐该项检查。对高危复发转移的患者,可每1～2年检查1次。⑦乳房MRI检查:可个体化选择是否检查及检查的频率。对于接受假体重建的患者,由于放射线不能透过硅胶假体,乳腺X线摄影评估可能有困难,因此推荐行乳房MRI检查;对于保乳手术和(或)乳房重建术后的患者,若临床医生怀疑局部复发,但临床检查、乳腺X线检查或超声检查不能确定的患者,推荐行乳房MRI检查。⑧骨密度检查:对于年龄＞65岁、60～64岁有骨质疏松风险者、正在接受AI治疗者以及治疗所致的卵巢功能衰竭的患者,推荐每年行1次骨密度检查。⑨对高危复发的患者,在随访时须适当增加一些检查项目及频率。

(3)对有可疑症状或体征者的特殊检查:若在常规监测中发现有可疑症状或体征,应进行针对性的进一步检查。可以根据情况,选择检测血常规、血生化及肿瘤标志物以及胸部X线检查、骨扫描、有症状或骨扫描异常部位的骨X线检查;以及阳性症状体征相关部位的超声、CT或MRI检查等。还可选择全身PET-CT检查。

对于有异常阴道出血的患者,应及时行妇科检查和子宫附件的超声检查,必要时做子宫内膜活检。

对可疑病灶应尽可能地进行病理检查。病理检查可采用针吸细胞学检查、空芯针活检组织病理学检查、切取或切除活检,根据病理检查结果做出合理的治疗计划。对SLNB替代ALND的患者,临床或超声检查发现的异常腋淋巴结应在超声引导下行细针穿刺或空芯针活检,必要时行切开活检手术。

3.随访的时间

(1)需要终身随访。

(2)若有异常或可疑异常,应随时进行复查。

(3)常规随访及随访性检查的时间和频率应与复发的风险程度相平行,推荐参考患者的年龄、病期、病理组织学类型、分子分型等因素进行个体化选择。一般在诊断后或术后或结束辅助化疗后的第1～3年,每3～6个月1次;第4～5年,每6～12个月1次;5年后,每年1次。高危复发的患者随访应缩短间隔的时间。

4.随访发现异常情况的处理

在随访中若发现任何异常情况,应及时做出处理,包括密切观察、做进一步检查以及给予相应的治疗措施。

九、附录

1.乳腺癌TNM分期标准(AJCC,2009年,第7版)

原发肿瘤(T)

注明"c"或"p"来表示T分期是基于临床(体检/影像)或病理指标确定。

T_x:原发肿瘤无法评估。

T_0:没有原发肿瘤证据。

Tis:原位癌。

　　Tis(DCIS):导管原位癌。

　　Tis(LCIS):小叶原位癌。

　　Tis(Paget's病):乳头 Paget's 病不伴有乳腺实质内的浸润性癌和(或)原位癌。(伴 Paget's 病的乳腺实质内的癌应根据实质内肿瘤的大小和特征进行分类,但同时需注明存在 Paget's 病)

T_1:肿瘤最大直径≤20mm。

　　T_1mi:肿瘤最大直径≤1mm。

　　T_{1a}:肿瘤最大直径>1mm,但≤5mm。

　　T_{1b}:肿瘤最大直径>5mm,但≤10mm。

　　T_{1c}:肿瘤最大直径>10mm,但≤20mm。

T_2:肿瘤最大直径>20mm,但≤50mm。

T_3:肿瘤最大直径>50mm。

T_4:不论肿瘤大小,直接侵犯胸壁和(或)皮肤(溃疡或皮肤结节)。(单纯侵犯真皮不作为 T_4)

　　T_{4a}:侵犯胸壁,仅仅胸肌粘连/侵犯不包括在内。

　　T_{4b}:乳房皮肤溃疡和(或)同侧乳房皮肤的卫星结节和(或)皮肤水肿(包括橘皮样变),但不符合炎性乳腺癌的标准。

　　T_{4c}:T_{4a} 与 T_{4b} 并存。

　　T_{4d}:炎性乳腺癌。

区域淋巴结(N)

临床分期

N_x:区域淋巴结无法评估(例如既往已被切除)。

N_0:无区域淋巴结转移。

N_1:同侧Ⅰ、Ⅱ级腋窝淋巴结转移,可活动。

N_2:同侧Ⅰ、Ⅱ级腋窝淋巴结转移,临床表现为固定或相互融合;或缺乏同侧腋窝淋巴结转移的临床证据,但临床上发现有同侧内乳淋巴结转移。

　　N_{2a}:同侧Ⅰ、Ⅱ级腋窝淋巴结转移,相互融合或与其他组织固定。

　　N_{2b}:仅临床上发现同侧内乳淋巴结转移,而无 Ⅰ、Ⅱ级腋窝淋巴结转移的临床证据。

N_3:同侧锁骨下淋巴结(Ⅲ级腋窝淋巴结)转移伴或不伴Ⅰ、Ⅱ级腋窝淋巴结转移;或临床上发现同侧内乳淋巴结转移伴Ⅰ、Ⅱ级腋窝淋巴结转移;或同侧锁骨上淋巴结转移伴或不伴腋窝或内乳淋巴结转移。

N_{3a}:同侧锁骨下淋巴结转移。

N_{3b}:同侧内乳淋巴结及腋窝淋巴结转移。

N_{3c}:同侧锁骨上淋巴结转移。

病理分期(pN)

pN 分类是基于腋窝淋巴结清扫伴或不伴前哨淋巴结活检。分类如果仅仅基于前哨淋巴结活检,而没有随后的腋窝淋巴结清扫,则前哨淋巴结标示为(sn)。

pN_x:区域淋巴结无法评估(例如既往已切除,或切除后未进行病理学检查)。

pN_0:无组织学上区域淋巴结转移。

注:孤立肿瘤细胞簇(Isolated tumor cell clusters,ITC)是指不超过 0.2mm 的小细胞簇,或散在单个肿瘤细胞,或在单张组织学切面中少于 200 个细胞的细胞簇。ITC 可以通过常规的组织学或免疫组化(IHC)方法予以确定。仅包含 ITC 的淋巴结在 N 分期时不计入总的阳性淋巴结数,但应包括在总的评估淋巴结数中。

$pN_0(i-)$:无组织学上的区域淋巴结转移,IHC 阴性。

$pN_0(i+)$:区域淋巴结转移中的恶性细胞不超过 0.2mm。

$pN_0(mol-)$:无组织学上的区域淋巴结转移,分子学方法测定(RT-PCR)阴性。

$pN_0(mol+)$:分子学方法测定(RT-PCR)阳性,无组织学或 IHC 方法测定的区域淋巴结转移。

pN_1:微转移;有 1~3 个腋窝淋巴结转移;和(或)通过前哨淋巴结活检发现内乳淋巴结转移,但临床上未发现。

pN_1mi:微转移[>0.2mm 和(或)大于 200 个细胞,但均≤2.0mm]。

pN_{1a}:1~3 个腋窝淋巴结转移,至少有 1 个转移病灶>2.0mm。

pN_{1b}:通过前哨淋巴结活检发现内乳淋巴结微转移或大体转移,但临床上未发现。

pN_{1c}:1~3 个腋窝淋巴结转移以及通过前哨淋巴结活检发现内乳淋巴结微转移或大体转移,但临床上未发现。

pN_2:4~9 个腋窝淋巴结转移;或临床上发现内乳淋巴结微转移或大体转移,但腋窝淋巴结无转移。

pN_{2a}:4~9 个腋窝淋巴结转移(至少有 1 个转移病灶>2.0mm)。

pN_{2b}:临床上发现内乳淋巴结转移,但腋窝淋巴结无转移。

pN_3:≥10 个腋窝淋巴结转移;或锁骨下(Ⅲ级腋窝)淋巴结转移;或临床上发现同侧内乳淋巴结转移,同时有 1 个或更多的 Ⅰ、Ⅱ级腋窝淋巴结阳性;或多于 3 个腋窝淋巴结转移,同时前哨淋巴结活检发现内乳淋巴结微转移或大体转移,但临床上未发现;或同侧锁骨上淋巴结转移。

pN_{3a}:≥10 个腋窝淋巴结转移(至少 1 个转移病灶>2.0mm)或锁骨下(Ⅲ级腋窝)淋巴结转移。

　　pN_{3b}：临床上发现同侧内乳淋巴结转移，同时有 1 个或更多 I、II 级腋窝淋巴结阳性；或多于 3 个腋窝淋巴结转移，前哨淋巴结活检发现内乳淋巴结微转移或大体转移，但临床上未发现。

　　pN_{3c}：同侧锁骨上淋巴结转移。

远处转移（M）

　　M_0：无远处转移的临床或影像学证据。

　　　　$cM_0(i+)$：无远处转移的临床或影像学证据，但通过分子学方案或显微镜检查在循环血液、骨髓或其他非区域淋巴结组织中发现不超过 0.2mm 的肿瘤细胞，患者没有转移的症状和体征。

　　M_1：通过传统临床和影像学方法发现的远处转移和（或）组织学证实发现超过 0.2mm 的转移灶。

乳腺癌解剖分期/预后组别

乳腺癌解剖分期/预后组别见表 10-1。

表 10-1　乳腺癌解剖分期/预后组别

肿瘤分期	原发肿瘤	区域淋巴结	远处转移
0 期	Tis	N_0	M_0
I A 期	T_1	N_0	M_0
I B 期	T_0	N_1 mi	M_0
	T_1	N_1 mi	M_0
II A 期	T_0	N_1	M_0
	T_1	N_1	M_0
	T_2	N_0	M_0
II B 期	T_2	N_1	M_0
	T_3	N_0	M_0
III A 期	T_0	N_2	M_0
	T_1	N_2	M_0
	T_2	N_2	M_0
	T_3	N_1	M_0
	T_3	N_2	M_0
III B 期	T_4	N_0	M_0
	T_4	N_1	M_0
	T_4	N_2	M_0
III C 期	任何 T	N_3	M_0
IV 期	任何 T	任何 N	M_1

第九节 胃癌的外科治疗

一、术前检查

1. 必要检查

(1) 病史以及体格检查。

(2) 上消化道内镜及活检。

(3) 全腹增强 CT、胸片或胸部 CT。

(4) 血常规、尿常规、粪便常规、血生化、凝血功能、术前传染病指标及肿瘤标志物等。

(5) 心电图。

(6) 心、肺、肝、肾等重要脏器功能检查。

(7) 营养评估(BMI,NRS 评分)。

2. 补充检查

(1) 超声内镜(Endoscopic ultrasonography,EUS)用于评估原发病灶的浸润深度。无远处转移时建议行 EUS。

(2) PET-CT 为无远处转移的直接证据。临床上高度怀疑转移时,可行 PET-CT。

(3) 腹腔镜探查,以了解患者有无腹腔转移灶,进行诊断性腹腔镜分期、腹腔游离癌细胞检测。

(4) 颈部超声。

(5) 对 65 岁以上患者行心脏超声检查。

(6) 血气分析。

(7) 对有远处转移的患者,可行穿刺活检,同时可检测 Her-2 的表达水平。

二、分 期

(一)淋巴结分组

1. 胃的淋巴引流分区

(1) 胃左动脉供应区域淋巴结:贲门左、右淋巴结及胃小弯侧淋巴结→胃左动脉干淋巴结→胃左动脉根部淋巴结。

(2) 胃右动脉供应区域淋巴结:幽门上淋巴结→肝总动脉干淋巴结→肝总动脉根部淋巴结。

(3) 胃短动脉和胃网膜左动脉供应区域淋巴结:胃大弯侧左上部淋巴结及脾门淋巴结→脾动脉干淋巴结→脾动脉根部淋巴结。

(4) 胃网膜右动脉供应区域淋巴结:胃大弯侧淋巴结、幽门下淋巴结→肝总动脉干淋巴结→肝总动脉根部淋巴结(一部分经幽门下淋巴结汇入肠系膜根部淋巴结)。

淋巴引流经腹腔淋巴结后汇入胸导管,至左颈静脉。因此,胃癌可转移至左侧锁骨上淋巴结。

2.胃癌淋巴结的代号与分站(日本)

①区:贲门右淋巴结,位于贲门右侧。与胃小弯侧淋巴结的分界为胃左动脉上行支和进入胃壁的第一支,其中贲门侧为①区,幽门侧为②区。

②区:贲门左淋巴结,位于贲门左侧和后侧,沿左膈下动脉的贲门食管支分布。

③区:胃小弯淋巴结,与幽门上淋巴结的界限为胃右动脉向胃小弯分出的第一支,位于此支以上的为⑤区。

④区:胃大弯侧淋巴结,分为两个亚区,沿胃网膜右动脉(Gastroepiploica dextra)分布者为4d,位于胃短动脉接近胃壁者和沿胃网膜左动脉分布者为4s。把位于胃短动脉,接近胃者称为4sa;把沿胃网膜左动脉分布者称为4sb。4s和⑩区脾门淋巴结的界限是胃网膜左动脉向胃大弯发出的第一支。

⑤区:幽门上淋巴结,胃右动脉根部淋巴结。

⑥区:幽门下淋巴结,在幽门下大网膜内,与⑭区肠系膜上静脉淋巴结的界限是胃网膜右静脉和胰十二指肠前下静脉的汇合部。

⑦区:胃左动脉干淋巴结,位于胃左动脉干上,即胃左动脉根部到上行支的分出部。

⑧区:肝总动脉干淋巴结,分两个亚区。位于肝总动脉前面与上缘的淋巴结,被称为8a;其后面者被称为8p,8p为第三站淋巴结。

⑨区:腹腔动脉周围淋巴结,即胃左动脉、肝总动脉、脾动脉根部淋巴结。

⑩区:脾门淋巴结和脾门附近淋巴结,与⑪区脾动脉干淋巴结的界限是胰尾末端。

⑪区:脾动脉干淋巴结,沿脾动脉干分布的淋巴结,包括胰腺后的淋巴结。与⑬区胰头后淋巴结的界限是肠系膜下静脉与脾静脉的汇合部。

⑫区:肝十二指肠韧带内淋巴结,沿肝动脉分布者为12a;沿胆管分布者为12b;位于门静脉者为12p;位于胆囊管部者为12c;位于肝门部者为12h。

⑬区:胰后淋巴结,位于胰头后。将十二指肠向内侧游离提起后,可见附于胰头后Treitz筋膜脏层下、胰十二指肠后动脉弓旁的淋巴结。

⑭区:肠系膜根部淋巴结,沿肠系膜上静脉分布的淋巴结,被称为14v,为第三站淋巴结;沿肠系膜上动脉分布的淋巴结被称为14a,为第四站淋巴结。

⑮区:结肠中动脉周围淋巴结,被横结肠系膜内、结肠中动脉旁。

⑯区:腹主动脉周围淋巴结,分布于胰腺上下、腹主动脉周围。以左肾静脉下缘为界,分为上、下(a、b)区。

⑰区:胰头前淋巴结,位于胰头前,与⑬区胰头后淋巴结相对应,可分为胰前上淋巴结(17a)、胰前下淋巴结(17b)。

⑱区:胰下淋巴结,位于胰体尾交界部下缘。

⑲区:膈肌下淋巴结,位于膈肌腹侧面,沿膈下动脉分布。

⑳区:食管裂孔部淋巴结,位于膈肌食管裂孔部。

另外,⑩区是指下段食管旁淋巴结;⑪区是指膈上淋巴结;⑫区是指后纵隔淋巴结。

(二)病理分期

病理分期参照美国癌症联合委员会(AJCC)拟定的胃癌 TNM 分期(第7版),见表10-2。

表 10-2　美国癌症联合委员会(AJCC)胃癌 TNM 分期(第 7 版)

远处转移(M)

M_0 无远处转移

M_1 有远处转移

组织学分级(G)

G_x 分级无法评估

G_1 高分化

G_2 中分化

G_3 低分化

G_4 未分化

原发肿瘤(T)

T_x　原发肿瘤无法评估

T_0　无原发肿瘤的证据

Tis　原位癌:上皮内肿瘤,未侵及固有层

T_1　肿瘤侵犯固有层、黏膜肌层或黏膜下层

T_{1a}　肿瘤侵犯固有层或黏膜肌

T_{1b}　肿瘤侵犯黏膜下层

T_2　肿瘤侵犯固有肌层[1]

T_3　肿瘤穿透浆膜下结缔组织,但尚未侵犯脏层腹膜或邻近结构[2][3]

T_4　肿瘤侵犯浆膜(脏层腹膜)或邻近组织[2][3]

T_{4a}　肿瘤侵犯浆膜(脏层腹膜)

T_{4b}　肿瘤侵犯邻近组织

区域淋巴结(N)

N_x　区域淋巴结无法评估

N_0　区域淋巴结无转移

N_1　1～2 个区域淋巴结有转移

N_2　3～6 个区域淋巴结有转移

N_3　7 个或 7 个以上区域淋巴结有转移

N_{3a}　7～15 个区域淋巴结有转移

N_{3b}　16 个或 16 个以上区域淋巴结有转移

解剖学分期/预后分组

分期	T	N	M
0 期	Tis	N_0	M_0
I A 期	T_1	N_0	M_0
I B 期	T_2	N_0	M_0
	T_1	N_1	M_0
II A 期	T_3	N_0	M_0
	T_2	N_1	M_0
	T_1	N_2	M_0
II B 期	T_{4a}	N_0	M_0
	T_3	N_1	M_0
	T_2	N_2	M_0
	T_1	N_3	M_0
III A 期	T_{4a}	N_1	M_0
	T_3	N_2	M_0
	T_2	N_3	M_0
III B 期	T_{4b}	N_0	M_0
	T_{4b}	N_1	M_0
	T_{4a}	N_2	M_0
	T_3	N_3	M_0
III C 期	T_{4b}	N_2	M_0
	T_{4b}	N_3	M_0
	T_{4a}	N_3	M_0
IV 期	任何 T	任何 N	M_1

注释:[1]肿瘤可以穿透固有肌层到达胃结肠韧带、肝胃韧带或大小网膜,但没有穿透这些组织的脏层腹膜。在这种情况下,原发肿瘤的分期为 T_3。如果穿透覆盖胃韧带或网膜的脏层腹膜,则应当被分为 T_4 期。

[2]胃的邻近组织包括脾、横结肠、肝脏、膈肌、胰腺、腹壁、肾上腺、肾脏、小肠以及后腹膜。

[3]经胃壁内扩展至十二指肠或食管的肿瘤分期取决于包括胃在内的最大浸润深度。

pN_0 指所有被检查的淋巴结均为阴性,而不论被切除和检查的淋巴结数目有多少。

三、手术适应证及禁忌证

1. 内镜下切除术

内镜下切除术包括内镜下黏膜切除术（Endoscopic mucosal resection，EMR）和内镜下黏膜下剥离术（Endoscopic submucosal dissection，ESD）。

（1）绝对适应证：临床诊断为直径≤2cm 的 T_{1a} 肿瘤，并且是分化型肿瘤，同时无溃疡形成 UL（一）。

（2）扩大适应证：分化型黏膜内癌，UL（一），直径＞2cm；分化型黏膜内癌，UL（＋），直径≤3cm；未分化型黏膜内癌，UL（一），直径＜2cm。

若肿瘤经 EMR 或 ESD 治疗后，经病理检查被证实为低分化型，且具有脉管浸润、淋巴结转移或侵犯胃壁黏膜下层深肌层的表现，则认为其切除不完全，应该考虑继续行胃切除及胃周围淋巴结清扫术，见图 10-1。

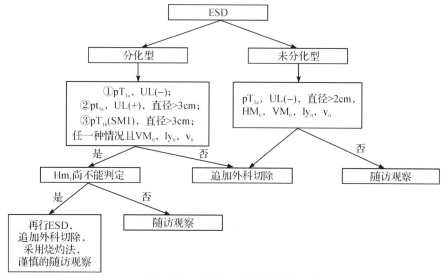

图 10-1　ESD 术后治疗决策流程图

2. 腹腔镜胃癌根治术

适应证：临床分期为Ⅰ期的远端胃癌。腹腔镜下全胃切除及腹腔镜下进展期胃癌根治术的安全性及远期疗效仍在临床试验阶段。

3. 开放的胃癌根治术

（1）标准远端胃癌根治术适应证：胃窦部肿瘤侵犯深度达到或超过黏膜下层、Ⅱ期、Ⅲ期及除 M_1 以外的Ⅳ期病例；肿瘤局限于胃内，未侵犯周围组织结构，无腹水、腹膜播散以及肝转移、全身远处转移，通过淋巴结清扫术可以达到 R_0 切除的病例；无严重的重要脏器疾病，无严重营养不良以及水、电解质失衡。

（2）根治性全胃切除术适应证：全胃癌、多发性胃癌、胃体癌浸润型、胃窦癌侵及胃体、残胃癌和残胃复发癌；无腹水、腹膜播散以及肝转移、全身远处转移，通过淋巴结清扫术可以达到 R_0 切除的病例；无严重的重要脏器疾病，无严重营养不良以及水、电解质失衡。

（3）进展期胃癌扩大根治术适应证：淋巴结转移范围在第 2 站或第 2 站以远的胃癌；侵犯其他脏器可能的 T_4 胃癌，如胰腺体尾部、十二指肠球部、胰头、横结肠系膜等；Ⅳ 期（T_nN_3）胃癌行新辅助化疗后；腹膜转移和远隔脏器转移者除外。

四、手术原则及技术规范

1. 外科治疗原则

（1）对所有拟手术患者进行 N 分期。

（2）行胸片或胸部 CT 扫描，上、下腹部增强 CT 扫描或联合 EUS（若 CT 未发现转移病灶）以确定病灶范围；腹腔镜可能适用于经影像学检查为 T_3 和（或）N^+ 而未能发现转移灶的病例；对接受过术前治疗的患者，应考虑行基线腹腔镜下腹腔冲洗以检测癌细胞。

2. 无法手术切除的标准

（1）局部晚期肿瘤。

（2）经影像学检查后为高度怀疑的病例或经活检证实的 N_3（肝十二指肠韧带或肠系膜根部）或 N_4（腹主动脉旁）淋巴结转移。

（3）肿瘤侵犯或包绕主要大血管（脾血管除外）。

（4）远处转移或腹膜种植（包括腹水细胞学检查为阳性）。

3. 可切除肿瘤的外科原则

（1）对 Tis 或局限于黏膜层的 T_{1a} 期肿瘤，可以考虑内镜下行黏膜切除术（在有经验的治疗中心进行）。

（2）对 $T_{1b\sim3}$ 的肿瘤，应切除足够的胃，以保证显微镜下切缘为阴性。

（3）主要手术方式包括远端胃切除术、胃次全切除术及全胃切除术。

（4）T_{4b} 期肿瘤需要将受肿瘤累及的组织整块切除。

4. 胃切除范围的决定原则

在以根治为目的的手术中，需保证切缘到肿瘤边缘具有足够的距离，进而决定切除范围。对 T_2 期以上的肿块型肿瘤（Ⅰ 型或 Ⅱ 型），切缘需达 3cm 以上；对浸润型（Ⅲ 型或 Ⅳ 型）的肿瘤，切缘需达 5cm 以上。若切缘距离低于以上要求，需对肿瘤近端切缘行冰冻检查以确定切缘是否为阴性。

对于临床评估有淋巴结转移或 $T_{2\sim4a}$ 的肿瘤，原则上应选择远端胃大部切除或全胃切除术。对于临床评估为 T_1N_0 的肿瘤，可考虑采取以下缩小范围的手术：①保留幽门的胃切除术，适用于肿瘤远端距幽门 4cm 以上的情况；②近端胃切除术，适用于近端肿瘤，可保留 1/2 以上的胃。

5. 胃切除术需包括区域淋巴结清扫

(1)区域淋巴结包括胃周淋巴结(D_1)和伴随腹腔干具名血管的淋巴结(D_2)。区域淋巴结清扫目标是至少检查 15 个淋巴结。根据日本胃癌治疗指南,临床分期为 T_1 的肿瘤患者发生淋巴结转移的可能性较低,可行 D_1 淋巴结清扫;对 T_2 以上的肿瘤,原则上行 D_2 淋巴结清扫。但是因术前、术中淋巴结转移诊断率有限,因此对有可能发生淋巴结转移的情况,均应行 D_2 清扫。具体操作如下。①D_1 清扫:无法行 EMR/ESD 的 cT_{1a} 肿瘤及直径为1.5cm以下的分化型 $cT_{1b}N_0$ 肿瘤。②D_1＋清扫:除适用于 D_1 清扫以外的其他 T_1 肿瘤,对临床上有可疑淋巴结转移阳性的病例仍应行 D_2 淋巴结清扫。③D_2 淋巴结清扫:对可根治性切除的 T_2 期以上肿瘤及可疑淋巴结转移的 T_1 期肿瘤,为目前胃癌根治术推荐的淋巴结清扫范围。④D_2＋淋巴结清扫:不推荐做预防性 16 组淋巴结清扫。对于第 6 组淋巴结可疑阳性的患者,建议行 D_2＋14v 淋巴结清扫。

(2)D_1 和 D_2 淋巴结清扫范围如下。①D_1 切除包括切除胃和大小网膜(及其包含在贲门左右、胃大小弯以及胃右动脉旁的幽门上、幽门下等胃周淋巴结)。远端胃的淋巴结清扫范围包括 1、3、4sb、4d、5、6、7 组淋巴结;近端胃的淋巴结清扫范围包括 1、2、3、4sa、4sb、7 组淋巴结,其中对于食管浸润癌,在行近端胃切除术时,需追加 20 组淋巴结;全胃的淋巴结清扫范围包括 1～7 组淋巴结;对于食管浸润癌行全胃切除术时,需追加清扫 110 组淋巴结。②D_2 切除是在 D_1 的基础上,再清扫胃左动脉、肝总动脉、回肠动脉、脾门(近端胃病灶)和脾动脉周围的淋巴结。远端胃的淋巴结清扫范围包括 D_1＋8a、9、11p、12a 组淋巴结;近端胃的淋巴结清扫范围包括 D_1＋8a、9、10、11 组淋巴结,对于食管浸润癌,需追加 19、20、110、111 组淋巴结;全胃的淋巴结清扫范围包括 D_1＋8a、9、10、11、12a,对于食管浸润癌,需追加清扫 19、20、110、111 组淋巴结。

(3)没有必要常规或预防性地行脾切除。当脾脏或脾门处受累时,可以考虑行脾切除术。

6. 消化道重建

常见的重建方法见如下所述。

(1)全胃切除术后重建方法:Roux-en-Y 法、空肠间置法及 Double tract 法。

(2)远端胃切除术后重建方法:Birroth Ⅰ式(毕Ⅰ式)、Birroth Ⅱ式(毕Ⅱ式)、Roux-en-Y 法及空肠间置法。

(3)近端胃切除术后重建方法:食管残胃吻合、空肠间置法、Double tract 法。

(4)空肠营养管:部分患者可以考虑放置空肠营养管(尤其是进行术后放化疗时)。

7. 姑息治疗

(1)对不可切除病灶的患者,为了缓解症状应该行姑息性胃切除术(如有梗阻或不可控制的出血)。

（2）不需进行淋巴结清扫。

（3）对于有症状的患者，若适合手术并且预后尚可（复发征象发生率较低），可采用胃空肠吻合旁路手术（开腹或腹腔镜）代替金属扩张支架术，也可考虑行胃造口术和（或）放置空肠营养管。

8. 内镜治疗

早期胃癌的内镜治疗方法主要包括 EMR 和 ESD。胃癌的淋巴结转移与肿瘤大小、浸润深度、分化程度相关。因此，早期胃癌淋巴结转移率较低，黏膜内早期胃癌淋巴结转移率仅为 $0\sim5\%$，这为早期胃癌的内镜治疗提供了机会。与胃切除术相比，ESD 有很多优势，如属于微创手术，可以更多地保留胃部结构和功能；与 EMR 治疗早期胃癌相比，ESD 有更高的整块切除率。在严格选择适应证的情况下，早期胃癌患者开腹手术和内镜手术的 5 年生存率差异无统计学意义，均在 90% 以上。

9. 腹腔镜手术

早期胃癌的腹腔镜手术疗效与开腹手术相近，且创伤小、恢复快、并发症少。腹腔镜手术被认为是治疗早期胃癌的首选。

对进展期胃癌行腹腔镜 D_2 手术时，一些学者在能否利用腹腔镜行 D_2 根治术方面也进行了大量研究，并得到了初步肯定。目前，虽然国内外文献多数为回顾性分析，缺乏大样本、高质量的临床研究来证实腹腔镜在进展期胃癌治疗中的效果，但从应用前景来看，随着腹腔镜器械的改进和手术医生经验的积累、操作技术的熟练，腹腔镜手术将会越发受到患者的青睐。

10. 开放手术治疗

合理有效的淋巴结清扫是进展期胃癌外科治疗的重要组成部分，D_2 淋巴结清扫是进展期胃癌的合理治疗方式，胃癌 NCCN 指南也将 D_2 淋巴结清扫作为进展期胃癌的推荐术式。

在关于超越 D_2 区域的淋巴结清扫效果方面的研究中，日本 JCOG 9501 研究即在进展期胃癌患者中对 D_2 根治性手术与扩大根治性手术（D_2 ＋腹主动脉旁淋巴结清扫）进行了多中心前瞻性随机研究，结果显示，两组患者的 5 年生存期无差异，因此不建议把超越 D_2 的淋巴结清扫手术作为常规术式。

对于联合脏器切除的问题，在全胃切除时强调清扫第 10 淋巴结的重要性，建议有经验的中心或医师采取保留脾脏和胰体尾的第 10 淋巴结清扫术，因为保留脾脏可以大大降低手术并发症的发生率。只有对伴有脾脏浸润病变或者位于胃大弯处且存在 4sb 淋巴结转移的肿瘤，才考虑行全胃切除术联合脾切除术。

对于是否应该切除小网膜囊的问题，日本的一项回顾性随机对照研究在 2011 年得出了中期分析结果：$T_{2\sim3}$ 期进展期胃癌患者网膜囊切除组与未切除组的 3 年生存率分别为 85.6% 和 79.6%，差异无统计学意义。对于侵犯浆膜层的病例而言，切除网膜囊组与未切除网膜囊组的 3 年生存率分别为 69.8% 和 50.2%，术后腹膜复发率为 8.7% 和

13.2％。尽管两组间差异没有统计学意义,但是从结果来看,我们仍然可以看出切除网膜囊对进展期胃癌,尤其是浆膜受侵犯肿瘤的治疗效果是不容忽视的。

五、常见手术并发症防治原则

1. 开放手术主要的近期并发症

(1)腹腔内出血

预防措施:术前纠正凝血功能障碍,术中进行确切可靠的吻合操作与止血结扎操作,认真结扎每一个离断的血管和出血点,防止腹腔感染和吻合口漏。治疗措施:对于有动脉性出血(多伴有休克等表现)的患者,应及时手术。探查原则同外伤性腹腔出血探查原则。须找到出血点,确切止血并彻底清理腹腔。

(2)消化道出血

消化道出血的主要原因有吻合口或残胃切缘出血、应激性溃疡出血等。

预防措施:纠正凝血功能障碍,按要求正确使用闭合器、吻合器,必要时全层加固吻合闭合口。治疗措施:对消化道出血患者先给予保守治疗,主要为镇静、输血、输液,并做好术前准备。其中,再手术指征包括:术后短期出血量大且发生休克,或经输血800~1200mL观察6~8h,血压仍不稳定;内镜检查有活动性出血,又无法在内镜下止血;经非手术治疗后出血停止,但不久又发生大出血。60岁以上老年人多伴有血管硬化,靠血管收缩止血的可能性不大。

(3)吻合口漏

预防措施:术前纠正影响愈合的不良因素,如高血糖、低蛋白血症、贫血状态;保证吻合口区血供,避免吻合口张力;避免游离食管过长导致残端缺血;吻合不满意或营养状态差者,放置空肠营养管。治疗措施:给予及时、充分、有效的引流;禁食;持续胃肠减压;有效地行腹腔引流;使用抗生素控制感染;营养支持,维持水、电解质平衡;内镜下放置空肠营养管;内镜下用网片封堵瘘口;对有腹膜炎者行剖腹探查。

(4)十二指肠残端瘘

预防措施:对于十二指肠残端闭合情况不令人满意的患者,可行预防性十二指肠造口;避免损伤胰腺;防止胃肠吻合口或输入袢梗阻。治疗措施:对于漏出量少且无明显腹膜炎的患者,在CT或超声引导下行腹腔穿刺引流;对引流不畅、伴严重腹膜炎者,应及早剖腹探查,清除腹腔积液和感染灶,并进行经十二指肠瘘口的引流;酌情使用生长抑素以减少肠液的分泌。

(5)残胃排空障碍

预防措施:对合并幽门梗阻的患者,进行有效胃肠减压,洗胃,纠正贫血、低蛋白血症以及水、电解质平衡,以减轻胃壁水肿;患者应避免过早进食高脂饮食,不要进食不易消化或刺激性食物;预防吻合口微小漏的发生。治疗措施:心理治疗;禁水;禁食,胃肠减压,使残胃处于空虚状态;保证营养供给;使用5％~10％温热盐水反复冲洗残胃;给予胃动力药、红霉素、抗胆碱类药等。

（6）吻合口狭窄

预防措施：避免吻合口漏；吻合口缝合时不宜过紧，避免吻合口内翻过多、水肿；吻合口上下方无扭曲；合理使用合适型号的吻合器。治疗措施：对于轻度狭窄者，不做特殊处理；对中度狭窄者，应在内镜下扩张；对于重度狭窄者，应在内镜下行扩张术或再次手术处理。

（7）输入段肠袢梗阻

预防措施：行毕Ⅱ式吻合，空肠输入段长度需合适；输入段与输出段排列平行，吻合口不成角、不扭曲；结肠后吻合时，横结肠系膜牢固地固定于胃壁。治疗措施：对症状轻的梗阻患者可给予非手术治疗，予以禁食、禁水，胃肠减压，营养支持；对非手术无效的慢性梗阻或急性完全性梗阻患者，则行手术治疗。

（8）淋巴漏

预防措施：在进行腹膜后淋巴结清扫时，尤其在对靠近乳糜池区域系统淋巴结进行清扫时，进行确切的结扎；电刀烧灼无法封闭淋巴管腔时，使用超声刀以有效防止淋巴漏。治疗措施：禁食，胃肠外营养治疗，不需手术处理（一般淋巴漏 2 周后愈合）；若引流量持续超过 1500mL/d，可以行剖腹探查，查找渗漏位置并给予缝扎。

（9）术后黄疸

治疗措施：对非梗阻性黄疸患者，给予对症、保肝等治疗（大多能自愈）；吻合口漏以及十二指肠残端漏等引起的黄疸在渗漏得到控制后可以自行消退；对手术操作导致的胆管损伤患者，应行手术治疗；对肿瘤侵犯、压迫胆管所致黄疸者，可以行内镜下或介入行内支架植入，或行 PTCD 术。

（10）术后急性胰腺炎

预防措施：手术操作宜轻柔，不要过度挤压胰腺；剥离胰腺包膜时应注意层次，勿损伤胰腺实质；胰腺缝扎止血勿过深，避免损伤胰管；充分引流胰周。治疗措施：对一般的急性胰腺炎患者，给予胃肠减压、禁食、支持、抗感染、抑酶等治疗；若出现严重腹膜炎时，应进行充分的腹腔引流；一般胃癌手术导致的胰腺炎程度较轻，经对症处理后均能好转。

2.术后远期并发症

（1）倾倒综合征

预防措施：避免残胃过小，吻合口过大，避免食物过快地进入肠道；胃肠吻合可选用 Roux-en-Y 吻合；术后开始进食后，患者宜少量多餐，减少含糖食物的摄入。治疗措施包括非手术治疗和手术治疗。非手术治疗措施包括调节饮食，少量多餐，进食高蛋白、高脂肪、低糖饮食；餐后平卧 30min；口服果胶铋，延缓胃排空。手术治疗包括吻合口缩窄术，幽门重建术，改毕Ⅱ式为毕Ⅰ式，改单纯毕Ⅱ式吻合为 Roux-en-Y 吻合，空肠间置术。

（2）残胃炎、残胃复发癌

治疗原则与原发性胃癌相同，以外科手术作为首选方法。

（3）胃切除术后反流性食管炎

预防措施：全胃切除术后，食管空肠吻合口与空肠-空肠吻合口距离应＞40cm，最好达到50cm左右；近端胃大部切除后，采用间置空肠术。治疗措施：多采取保守治疗；睡眠时采取头高脚低位；可给予黏膜保护剂、制酸剂、促进肠蠕动药等；对原先近端胃切除后采取残胃食管吻合术者，可以行再次全胃切除术。

（4）Roux-en-Y滞留综合征

Roux-en-Y滞留综合征主要表现为在Roux-en-Y吻合术后，部分患者出现上腹部饱胀不适、腹痛、恶心、呕吐，甚至发生营养不良，常规检查未见有确切病变。治疗以及预防措施主要为保守治疗，调整饮食，饮食上以流质为主，给予促进肠蠕动药；对胃大部切除术后行Roux-en-Y吻合术的患者，可以再次行胃次全切除并缩短上升肠袢长度，仅保留少量胃底以行Roux-en-Y吻合术。

（5）胃切除术后骨代谢障碍

预防和治疗措施：明确胃癌的切除范围，在根治的基础上，勿任意扩大切除范围；消化道重建的结构须尽量通过十二指肠、小肠；患者术后须适当运动，接受日照，摄取含钙质以及维生素D含量高的食物。

（6）胃切除术后贫血

治疗措施：指导患者进食含铁量丰富的食物；补充铁剂；注射维生素B_{12}，补充叶酸制剂；患者应在全胃切除术后每3～6个月检查1次血常规，如有贫血，应及时补充。

3.腹腔镜胃癌手术特有并发症

人工气腹相关并发症的发生除与患者的自身状况相关外，也与所用气腹压力的高低和气腹的持续时间不同有关。高碳酸血症多与手术时间过长、高压气腹限制膈肌运动导致肺潮气量减少和CO_2潴留有关。

在腹腔镜胃癌手术中，最常见的并发症为术中出血；在淋巴结清扫过程中，常见并发症为脏器损伤出血，多见于脾脏损伤；血管出血多见于胃网膜右血管、胃冠状静脉和胃短血管。处理的方法为小纱布压迫、电凝止血和血管夹夹闭，必要时可以缝扎。这些并发症只需积极处理，较少需中转开腹。脏器损伤主要表现为在使用器械过程中对周围脏器的损伤，比如横结肠、脾脏、肝脏、胆囊及胆管等。有时也会因膈肌损伤而出现气胸。腹腔镜胃癌手术并发症的防治措施包括：①需要适应从原来直视的三维视野转变到二维的平面视野，否则很难把握动作的深浅；②腹腔镜更重视对解剖层面的把握；③注意解剖结构的变异。

六、病理标本的处理

1.使用4%中性缓冲甲醛固定液，避免使用含有重金属的固定液。

2. 固定液量必须大于所固定标本体积的 5 倍。

3. 固定温度为正常室温。

4. 手术切除后(<30min)即须放置在固定液中,固定时限为 24～48h,并注明标本离体及固定的时间。

5. 胃大弯、胃小弯、幽门上下或网膜及脾周围淋巴结分组由病理医师进行检查、取材,其余淋巴结组由手术医师标识后送检。

6. 对于病灶特别小的早期胃癌患者,术中应对病灶进行标记,以免标本经过固定后,难以辨认病灶。

七、综合治疗原则

建议参与诊治的各科医务人员共同制订多学科治疗决策。通过多学科治疗,可使局限性胃癌患者获得最佳的综合治疗效果。在未进行任何治疗之前,须进行充分的分期,才能确定最佳的长期治疗策略。对晚期食管癌、食管胃腺癌、食管鳞癌和胃腺癌,推荐的化疗方案可以交换使用(除非明确标示)。化疗方案应该根据患者的体力状态、合并症、毒性反应和 HER-2/neu 表达状态(仅腺癌)进行选择。对于进展期患者,首选两种细胞毒性药物联用的方案,因其具有相对较低的毒性。而三种细胞毒性药物联用的方案可以考虑用于具有良好 PS 评分和定期评估毒性可耐受的患者。如果有证据支持有毒性更低并且患者的疗效不受影响的方案时,可以优选(如有指征)一类方案的改良方案或使用 2A、2B 类方案。任何方案的剂量和用药方案若不是来自 1 类证据,则只能作为一种建议,应根据具体情况进行适当调整。允许基于是否能获得药物、临床实践中的喜好和禁忌证来改变细胞毒性药物的组合及用药方案。静脉滴注 5-Fu 和替吉奥口服或卡培他滨可互换使用(除非有明确标示)。与静脉推注 5-Fu 相比,应优选静脉持续滴注 5-Fu。顺铂和奥沙利铂可以根据毒性反应互换使用。对于局限性食管胃/胃贲门腺癌,应首选术前放化疗。也可选择围手术期化疗,但这并非为首选治疗方案。

对于局限性胃癌,应首选围手术期化疗或术后联合放化疗。推荐将术后化疗用于接受过 D_2 淋巴结清扫术的患者。如有临床指征可行化疗诱导,完成化疗后,应该评估疗效和远期并发症。

八、最佳支持治疗原则

最佳支持治疗的目的是减轻患者及护理人员的痛苦,改善他们的生活质量(无论患者的疾病处于何种分期)。对肿瘤无法切除或局部晚期的胃癌患者,采用姑息治疗缓解主要症状,可以延长患者的生命。

1. 疼痛

对于疼痛患者,可行外照射治疗和(或)化疗。如果患者有肿瘤相关性疼痛,应根据

NCCN 成人癌痛指南(PAIN-1)进行评估和治疗。置入胃支架后若出现无法控制的重度疼痛,则应当在明确疼痛性质为无法控制时立即在内镜下去除支架。

2.出血

出血在胃癌患者中较为常见,可能继发于肿瘤或肿瘤相关疾病,也可能由治疗所致。胃癌患者在胃肠道出血时应采用多学科综合治疗的方法进行合理诊断及处理。对急性出血(呕血或黑便)者应进行紧急内镜检查。

3.恶心/呕吐

若患者出现恶心或呕吐,应根据 NCCN 止吐指南进行治疗。恶心和呕吐可能与消化道梗阻有关,因此,应采用内镜或荧光检查法来对其进行评价,以确定是否需要进行消化道重建。

九、术后随访

所有胃癌患者都应接受系统的随访。随访内容包括全面的病史询问和体格检查,每3～6 个月随访 1 次,共 1～2 年;之后,每 6～12 个月随访 1 次,共 3～5 年;5 年以后每年随访 1 次。同时根据临床情况进行临床血液学检查、血清生化检测、影像学检查或内镜检查。对于接受手术治疗的患者,应监测维生素 B_{12} 水平及铁缺乏情况,有指征时应予以治疗。

第十节 原发性肝癌的外科治疗

一、术前检查

(一)必要检查

1.血液生化检查

肝癌可以出现门冬氨酸氨基转移酶(谷草转氨酶,AST 或 GOT)、谷氨酸氨基转移酶(谷丙转氨酶,ALT 或 GPT)、血清碱性磷酸酶(AKP)、乳酸脱氢酶(LDH)或胆红素等指标的升高,白蛋白降低等肝功能指标的异常,以及淋巴细胞亚群等免疫指标的改变等情况。乙肝表面抗原(Hepatitis B surface antigen,HBsAg)为阳性,"二对半"五项定量检查(包括 HBsAg、HBeAg、HBeAb 和抗-HBc)为阳性,以及丙肝抗体为阳性(抗 HCV IgG、抗 HCVst、抗 HCVns 和抗 HCV IgM)都是肝炎病毒感染的重要标志;而乙型肝炎病毒(Hepatitis B virus,HBV) DNA 和丙型肝炎病毒(Hepatitis cviras,HCV) mRNA可以反映肝炎病毒的载量。

2.肿瘤标志物检查

血清 AFP 及其异质体是诊断肝癌的重要指标,也是特异性最强的肿瘤标志物,国内常用于肝癌的普查、早期诊断、术后监测和随访。对于 AFP≥400μg/L 超过 1 个月或 AFP≥200μg/L 持续 2 个月者,在排除妊娠、生殖腺胚胎癌和活动性肝病的可能性后,应该高度怀疑肝癌的可能。对于这类患者,关键是同期进行影像学检查(CT/MRI)以了解患者是否具有肝癌特征性占位病变。尚有 30%～40% 的肝癌患者 AFP 检测结果呈阴性,包括 ICC、高分化和低分化 HCC 或 HCC 肿瘤已坏死、液化在内的患者,其 AFP 均不增高。因此,仅靠 AFP 不能诊断所有的肝癌。AFP 对肝癌诊断的阳性率一般为 60%～70%,有时差异较大,需要强调定期检测和动态观察,并且要借助于影像学检查甚或在超声导引下行穿刺活检等手段来明确诊断。

其他可用于 HCC 辅助诊断的标志物还有多种血清酶,包括 γ-谷氨酰转肽酶(GGT)及其同工酶、α-L-岩藻苷酶(AFu)、异常凝血酶原(DCP)、高尔基体蛋白 73(GP73)、5-核苷酸磷酸二酯酶(5-NPD)同工酶、醛缩酶同工酶 A(ALD-A)和胎盘型谷胱甘肽 S 转移酶(GST)等,还有异常凝血酶原(DCP)、铁蛋白(FT)和酸性铁蛋白(AIF)等。部分 HCC 患者还有癌胚抗原(CEA)和糖类抗原 CA19-9 等指标异常增高的可能。

3. 影像学检查

(1)腹部超声(US):因 US 检查操作具有简便、直观、无创性和价廉等特点,其已成为肝脏检查最常用的重要方法。该方法可以确定肝内有无占位性病变,提示病变性质,鉴别是液性占位还是实质性占位,明确癌灶在肝内的具体位置及其与肝内重要血管的关系,以用于指导治疗方法的选择及手术的进行;有助于了解肝癌在肝内以及邻近组织器官间的播散与浸润情况;对于肝癌与肝囊肿、肝血管瘤等疾病的鉴别诊断具有较大的参考价值,但受仪器设备、解剖部位、操作者的手法和经验等因素的限制,其检出的敏感性和定性的准确性受到一定程度的影响。实时行 US 造影或超声造影(CEUS)可以动态观察病灶的血流动力学情况,有助于提高定性诊断价值,但是对于 ICC 患者,诊断结果可呈假阳性,应予以注意;而术中 US 直接从开腹后的肝脏表面探查,能够避免超声衰减和腹壁、肋骨的干扰,可发现术前影像学检查未发现的肝内小病灶。

(2)电子计算机断层成像(CT):目前,CT 是肝癌诊断和鉴别诊断最重要的影像学检查方法,用来观察肝癌形态及血供状况,并作为肝癌的检出、定性、分期以及肝癌治疗后的复查手段。CT 的分辨率高,特别是多排螺旋CT,扫描速度极快,数秒内即可完成全肝扫描,避免了呼吸运动所产生的伪影;能够进行多期动态增强扫描,最小扫描层厚为 0.5mm,显著提高了肝癌小病灶的检出率和定性准确性。通常,在平扫下的肝癌多为低密度占位,其边缘有清晰或模糊的不同影像表现,部分有晕圈征,大肝癌常有中央坏死、液化;CT 可以提示病变性质,了解肝周围组织器官是否有癌灶,有助于放疗的定位;增强扫描,除可以清晰地显示病灶的数目、大小、形态和强化特征外,还可明确病灶和重要血管之间的关系、肝门及腹腔有无淋巴结肿大以及邻近器官有无侵犯等情况,为临床上准确分期提供可靠的依据,且有助于鉴别肝血管瘤。HCC 的影像学典型表现为在动脉期呈显著强化特征,在静脉期其能强化周边肝组织,而在延迟期则造影剂持续消退,因此,具有高度特异性。

（3）磁共振（MRI 或 MR）：无放射性辐射，组织分辨率高，可以多方位、多序列成像，对肝癌病灶内部的组织结构变化（如出血、坏死、脂肪变性）以及包膜的显示和分辨率均优于 CT 和 US。MRI 对良、恶性肝内占位，尤其与血管瘤的鉴别，可能优于 CT；同时，无须增强即能显示门静脉和肝静脉的分支；对于小肝癌而言，MRI 的检测价值优于 CT，目前支持该观点的证据较多。特别是高场强 MR 设备的不断普及和发展，使 MR 扫描速度大大加快，可以和 CT 一样完成薄层、多期相动态增强扫描，充分显示病灶的强化特征，提高病灶的检出率和定性准确率。另外，MR 功能成像技术（如弥散加权成像、灌注加权成像和波谱分析）以及肝细胞特异性对比剂的应用，均可为病灶的检出和定性提供有价值的补充信息，有助于进一步提高肝癌的检出敏感率和定性准确率以及全面、准确地评估多种局部治疗的疗效。

上述三种重要的影像学检查技术，各具特点，优势互补，应该强调综合检查、全面评估。

4. 补充检查

（1）选择性肝动脉造影（Selective hepatic arteriography，SHA）：目前多采用数字减影血管造影，可以明确显示肝脏小病灶及其血供情况，同时可进行化疗和碘油栓塞等治疗。肝癌患者在行 SHA 检查时的主要表现：①肿瘤血管，出现于早期动脉相；②肿瘤染色，出现于实质相；③较大肿瘤可见肝内动脉移位、拉直、扭曲等；④肝内动脉受肝瘤侵犯可呈锯齿状、串珠状或僵硬状态；⑤动-静脉瘘、"池状"或"湖状"造影剂充盈区等。

SHA 检查的意义不仅在于诊断和鉴别诊断，在术前或治疗前行 SHA 检查可用于估计病变范围，特别是了解肝内播散的子结节情况；也可为血管解剖变异和重要血管的解剖关系以及门静脉浸润提供正确客观的信息，对于判断手术切除的可能性和彻底性以及决定合理的治疗方案有重要价值。SHA 是一种侵入性创伤性检查，可用于其他检查后仍未能确诊的患者。此外，对于可切除的肝癌，即使在影像学上表现为局限性可切除肝癌，也有学者提倡进行术前 SHA，这有可能发现其他影像学手段无法发现的病灶和进一步明确有无血管侵犯的情况。

（2）正电子发射计算机断层成像（PET-CT）：PET-CT 是将 PET 与 CT 融为一体而成的功能分子影像成像系统，既可由 PET 功能显像反映肝脏占位的生化代谢信息，又可通过 CT 形态显像进行病灶的精确解剖定位，并且同时行全身扫描以了解整体状况和评估转移情况，从而达到早期发现病灶的目的，亦可了解肿瘤治疗前后的大小和代谢变化。但是，PET-CT 应用于肝癌临床诊断的敏感性和特异性还需进一步提高，且在我国大多数医院尚未普及应用，不推荐其作为肝癌诊断的常规检查方法，可以作为其他手段的补充。

（3）发射单光子计算机断层扫描仪（ECT）：ECT 全身骨显像有助于肝癌骨转移的诊断，可较 X 线和 CT 检查提前 3～6 个月发现骨转移癌。

(4)肝穿刺活检:在超声引导下经皮肝穿刺空芯针活检(Core biopsy)或细针穿刺(Fine needle aspiration,FNA),进行组织学或细胞学检查,可以获得肝癌的病理学诊断依据以及了解分子标志物等情况,对于明确诊断和病理类型、判断病情、指导治疗以及评估预后都非常重要,但是也有一定的局限性和危险性。肝穿刺活检时,应注意防止肝脏出血和针道癌细胞种植。肝穿刺活检的禁忌证是有明显的出血倾向,患有严重心、肺、脑、肾疾患和全身衰竭的患者。

二、临床病理分期

临床病理分期参照 UICC/AJCC,2010 年标准(见附录 TNM 分期);巴塞罗那临床肝癌分期(Barcelona Clinic Liver Cancer,BCLC)分期,2010 年标准(见附录 BCLC 分期)。

三、手术适应证及禁忌证

1.肝切除术的适应证

(1)患者的基本条件:主要是全身状况可以耐受手术;肝脏病灶可以切除;预留肝脏功能可以充分代偿。具体包括:一般情况良好,无明显心、肺、肾等重要脏器器质性病变;肝功能正常,或仅有轻度损害(Child-Pugh A 级),或肝功能分级属于 B 级,经短期护肝治疗后恢复到 A 级;肝储备功能(如 ICGR15)基本在正常范围以内;无不可切除的肝外转移性肿瘤。一般认为,ICGR15<14% 可作为安全进行肝大块切除术而肝功能衰竭发生概率低的界限。

(2)根治性肝切除的局部病变,必须满足下列条件:①单发肝癌,表面较光滑,周围界限较清楚或有假包膜形成,受肿瘤破坏的肝组织<30%;或受肿瘤破坏的肝组织>30%,但是无瘤侧肝脏呈明显代偿性增大,达到标准肝体积的 50% 以上。②多发性肿瘤,结节<3 个,且局限在肝脏的一段或一叶内。对于多发性肝癌,相关研究均显示,在满足手术条件下,肿瘤数目<3 个的多发性肝癌患者可从手术中显著获益;若肿瘤数目>3 个,则即使采取手术切除肿瘤,其疗效也并不优于肝动脉介入栓塞等非手术治疗。

(3)腹腔镜肝切除术:目前,腹腔镜肝癌切除术开展日趋增多,其主要适应证为孤立性癌灶(<5cm,位于 2～6 肝段)。腹腔镜肝切除术的优点有创伤小、失血量少和手术死亡率低。故有学者认为,对于位置较好的肝癌,尤其是早期肝癌患者,腹腔镜肝切除术的效果较好,但是仍然需要与传统的开腹手术进行前瞻性的比较研究。

(4)姑息性肝切除的局部病变,必须符合下列条件:①对 3～5 个多发性肿瘤,超越半肝范围者,行多处局限性切除;②肿瘤局限于相邻的 2～3 个肝段或半肝内,无瘤肝组织呈明显的代偿性增大,达到标准肝体积的 50% 以上;③肝中央区(中叶或Ⅳ、Ⅴ、Ⅷ段)肝癌,无瘤肝组织呈明显代偿性增大,达到标准肝体积的 50% 以上;④对肝门部有淋巴结转移者,切除肿瘤的同时行淋巴结清扫或术后治疗;⑤对周围脏器受侵犯者应一并将其切除。

(5)姑息性肝切除还涉及以下几种情况:肝癌合并门静脉癌栓(Portal vein tumor thrombus,PVTT)和(或)腔静脉癌栓、肝癌合并胆管癌栓、肝癌合并肝硬化门脉高压、难切性肝癌的切除。每种情况均有其对应手术治疗的适应证。肝癌伴门静脉癌栓是中晚期 HCC 的常见表现。在这部分患者中,若肿瘤局限于半肝,且预期术中癌栓可取净,可考虑手术切除肿瘤并经门静脉取癌栓,术后再结合介入栓塞及门静脉化疗。肝癌侵犯胆管形成胆管癌栓也较常见,致使患者出现明显的黄疸。须注意鉴别黄疸性质,对于癌栓形成的梗阻性黄疸,如能手术切除肿瘤并取净癌栓,可很快解除黄疸,故黄疸不是手术的明显禁忌证。此外,对于不适宜行姑息性切除的肝癌,应考虑行姑息性非切除外科治疗,如实施术中肝动脉结扎和(或)肝动脉、门静脉插管化疗等。对于肝内微小病灶的治疗值得关注。部分微小病灶经影像学检查或术中探查都不能被发现的,将致使肝切除后的复发率升高。如果怀疑切除不彻底,那么术后采用 TACE 是理想的选择,其除了有治疗的意义外,还有检查残留癌灶的意义。若有残留癌灶,应及时采取补救措施。此外,术后病例应做肝炎病毒载量[HBV-DNA 和(或)HCV-RNA]检查;若有指征,应积极进行抗病毒治疗,以减少肝癌再发的可能。

2.肝切除术的禁忌证

(1)心肺功能差或合并其他重要器官(系统)的严重疾病,不能耐受手术者。

(2)肝硬化严重,肝功能差,为 Child-Pugh C 级者。

(3)已经存在肝外转移者。

3.肝移植术

目前,在我国对肝癌患者进行肝移植手术大多作为补充治疗,用于无法手术切除、不能进行微波消融和 TACE 治疗以及肝功能不能耐受的患者。合适适应证的选择是提高肝癌肝移植疗效,以及保证极为宝贵的供肝资源得到公平有效利用的关键。关于肝移植适应证,国际上主要采用米兰(Milan)标准,还有美国加州大学旧金山分校(UCSF)标准和匹兹堡(Pittsburgh)改良 TNM 标准。

(1)米兰(Milan)标准:1996 年,由意大利 Mazzaferro 等提出。具体标准:单个肿瘤直径不超过 5cm;多发肿瘤数目≤3 个,最大直径≤3cm;不伴有血管及淋巴结的侵犯。1998 年,美国器官分配网(UNOS)开始采用米兰标准(加 MELD/PELD 评分,又称 UNOS 标准)作为筛选肝癌肝移植受体的主要依据,米兰标准逐渐成为世界上应用最广泛的肝癌肝移植筛选标准。其优点是疗效肯定,5 年生存率≥75%,复发率<10%,仅需考虑肿瘤的大小和数量,便于临床操作。但是,米兰标准过于严格,使许多有可能通过肝移植得到良好疗效的肝癌患者被拒之门外。由于供体的紧缺,原来符合米兰标准的肝癌患者很容易在等待供肝的过程中由于肿瘤生长超出标准而被剔除。其次,与肝切除相比,对符合米兰标准的小肝癌患者行肝移植,总体生存率无明显差异,只是前者的无瘤生存率明显高于后者,考虑到供体的缺乏和高昂的费用等因素,对于符合该标准的可耐受肝切

除的肝癌是否直接行肝移植治疗广受争议,特别是在一些发展中国家中受到质疑。此外,米兰标准很难适用于活体供肝肝移植以及中晚期肝癌降期后进行肝移植受体的筛选。

(2)加州大学旧金山分校(UCSF)标准:2001 年,由美国 Yao 等提出,在米兰标准的基础上,对肝移植的适应证进行了一定程度的扩大,包括:单个肿瘤直径≤6.5cm;多发肿瘤数目≤3 个,最大直径≤4.5cm,总的肿瘤直径≤8cm;不伴有血管及淋巴结的侵犯。UCSF 标准同样扩大了米兰标准的适应证范围,在降低术后生存率上不明显,因此,近年来,支持应用 UCSF 标准来筛选肝癌肝移植受体的文献有所增多,但也存在争议,比如该标准提出的淋巴结转移、肿瘤血管侵犯(特别是微血管侵犯)的情况在术前难以确诊。经专家组充分讨论后,本指南倾向于推荐采用 UCSF 标准。

(3)匹兹堡(Pittsburgh)改良 TNM 标准:2000 年,由美国 Marsh 等提出,若患者有大血管侵犯、淋巴结受累或远处转移这三者中的任一项,可将作为肝移植禁忌证,而不将肿瘤的大小、个数及分布作为排除的标准,由此显著扩大了肝癌肝移植的适用范围,并可能有近 50% 患者可以获得长期生存,近年来,支持 TNM 标准的研究报告越来越多。但是,该标准也存在明显的缺陷。比如,在术前很难对微血管或肝段分支血管侵犯情况做出准确评估,且许多有肝炎背景的肝癌患者,其肝门等处的淋巴结肿大可能是炎性的,需要行术中冰冻切片才能明确诊断。其次,由于肝脏供需矛盾的日益加深,虽然扩大了肝癌肝移植指征可使一些中晚期肝癌患者由此受益,但其总体生存率却显著降低,并且可能获得长期生存的良性肝病患者获得供肝的机会也由此减少了。

(4)国内标准:现在我国尚无统一标准,已有多家单位和学者陆续提出了不同的标准,包括杭州标准、上海复旦标准、华西标准和三亚共识等。各家标准对于无大血管侵犯、淋巴结转移及肝外转移的要求都比较一致,但是对于肿瘤的大小和数目的要求不尽相同。上述国内的标准扩大了肝癌肝移植的适应证范围,可使更多的肝癌患者因肝移植手术受益,并未明显降低术后累积生存率和无瘤生存率,可能更符合我国国情和患者的实际情况。但仍有待于规范的多中心协作研究以支持和证明上述标准,从而获得高级别的循证医学证据以达到公认和统一。

4.肝移植和肝切除的选择

外科治疗手段主要是肝切除和肝移植手术,对于应该如何选择的问题,目前业界尚无统一的标准。一般认为,对于局限性肝癌,如果患者不伴有肝硬化,则应首选肝切除术;如果合并肝硬化,肝功能失代偿(Child-Pugh C 级),且符合移植条件,应该首选肝移植术。但是,对可切除的局限性肝癌且肝功能代偿良好(Child-Pugh A 级)者是否进行肝移植,目前争议较大。如欧洲的专家支持首选肝移植,理由是肝切除的复发率高,符合米兰标准,且肝移植患者的长期生存率和无瘤生存率显著优于肝切除患者。本指南暂不将肝脏功能较好,能够耐受肝切除手术的患者列入肝移植适应证的范畴中。就某一患者而言,强调根据具体情况,综合评价分析,制订手术方案。

四、手术原则及技术规范

1. 肝切除术的基本原则

(1)彻底性：最大限度地完整切除肿瘤，使切缘无残留肿瘤。

(2)安全性：最大限度地保留正常肝组织，降低手术死亡率及手术并发症。术前的选择和评估、手术细节的改进及术后复发转移的防治等是中晚期肝癌手术治疗的关键点。在术前应对肝功能储备情况，进行全面评价，通常采用 Child-Pugh 分级和 ICG 清除试验等综合评价肝实质功能，采用 CT 和（或）MRI 来计算余肝的体积。

2. 中晚期 HCC 手术原则

中晚期 HCC 患者多有直径＞10cm 的单发肿瘤、多发肿瘤、伴门静脉或肝静脉癌栓或伴胆管癌栓。因为仅在患者情况稳定且肝储备功能良好时，才考虑行肝切除术，故无论采用何种分期标准，只有小部分中晚期 HCC 适用手术方案。肝功能（Child-Pugh）评分和吲哚氰氯 15min 潴留率（ICG15）是常用的肝储备功能评估方法。BCLC 学组还提倡使用肝静脉压力梯度（Hepatic venous pressure gradient，HVPG）来评估门静脉高压程度。对于中晚期 HCC 患者，一般 Child-Pugh 为 A 级、HVPG＜12mmHg 且 ICG15＜20％，代表肝储备功能良好且门静脉高压在可接受范围。在此基础上，再利用影像学技术估算预期切除后的余肝体积，余肝体积须占标准肝体积的 40％以上，才可保证手术安全。可手术切除的中晚期 HCC 患者术后长期生存率显著高于非手术或姑息治疗者。

五、常见手术并发症防治原则

1. 出血

手术中和术后出血是肝脏手术的严重并发症，也是肝切除术后患者死亡的主要原因之一。

(1)手术中意外损伤大血管：肝切除时的大出血，往往是由于不熟悉肝内解剖或在手术操作中损伤大血管造成的。为了防止意外发生，在肝切除过程中，必须熟悉肝内血管分布及其解剖部位，特别在处理肝静脉时应小心谨慎，操作应准确。

(2)手术后出血：包括肝断面的出血和手术其他部位的出血，可以直接发生在术后，也可以在术后若干天后继发出血。术后发生出血时，腹腔引流管会吸出或溢出大量血液，这样就容易被发现。但是，有时血液积存在腹腔内，早期容易被忽视，往往到出现腹胀、休克时才被发现。因此，术后应严密观察病情，注意患者血压、脉搏等变化，经常检查腹部引流处和引流管的通畅情况以及引流液的量和颜色等，以便及早发现内出血，使患者及时得到处理。处理术后出血的关键是早期发现和早期治疗。一旦患者出现口干、腹胀、烦躁、脉搏增快等症状，以及引流管内有大量鲜血引出，甚至出现血压下降和休克时，应立即处理。如果出血量少、速度慢，则经快速输新鲜血，给予止血剂等治疗后多可以止血。如果短时间内出血量多，病情发展快，则应立即行手术止血，彻底缝合出血处。

2．肝衰竭

为预防术后发生肝功能不全或肝衰竭，首先应严格掌握手术指征，术前做好充分准备，合理掌握肝切除量，如对合并肝硬化的患者，在术前肝功能化验呈现异常时，应经短期积极保肝治疗使其肝功能得以改善后，才能手术，手术时肝的切除量不宜太大。应尽量避免使用对肝脏有损害的药物，术中应充分给氧，缩短对肝门血流的阻断时间（对肝硬化者限于 15min 以内），术中尽量减少出血，术后还要加强保肝治疗。对于肿瘤较大患者，可以先行选择性门静脉栓塞，使正常肝组织代偿性增生后，再行肝切除术，可以减少肝功能衰竭的发生。

3．膈下积液和脓肿

膈下积液和脓肿是肝切除术后的一种严重并发症。一旦明确有膈下积液或脓肿，就应在超声引导下行穿刺抽液引流处理，并使用抗生素抗感染治疗。当上述方法无效时，才考虑手术治疗。手术治疗的目的是吸净脓液、清洗脓腔、充分引流。另外，还应加强抗生素的应用，同时增强营养，少量多次地输注新鲜血浆或白蛋白，以增强机体抵抗力。

4．胆汁漏

在肝切除术后短时间内，可能在断面处渗出少量的胆汁，混入创面的渗出液中，若能得到充分的引流，一般在 3～7d 内自行停止，不会造成严重后果。但是，如果胆汁引流量在 1 周内仍持续且不减少，而且日渐增多，则说明有较大的胆管或局部肝组织出现坏死而发生胆汁外漏。

（1）预防胆汁漏的要点：尽量减少手术引起局部肝组织缺血坏死的机会；保证断端胆管结扎牢靠；反复检查肝断面是否有漏扎的胆管，确定无胆漏后，再用大网膜覆盖肝断面；手术创面区常规用双套管持续行负压吸引，引流必须通畅而充分。若在术后 1～2d 内引流量很少，则应仔细检查引流管是否通畅，放置位置是否妥当，切不可因引流量少就放松警惕，应结合病情进行全面分析。

（2）胆汁漏的治疗：最重要的是使漏出的胆汁充分引流到体外，以免形成弥漫性胆汁性腹膜炎，同时还要加强抗生素治疗和全身支持疗法。一旦患者发生弥漫性胆汁性腹膜炎，应及早予以手术处理，如术中发现胆管损伤或结扎线脱落，除对腹腔进行充分引流外，需将胆管缝合结扎，并做胆总管 T 管引流，以减低胆管压力，促进瘘口愈合。若术后流出胆汁量不多或逐日减少，说明胆管瘘口不大。若胆管内压力也不升高，随着胆管炎性水肿消退，胆汁能够顺利地流入肠道，一般则表明胆汁漏可以自行愈合。若胆汁引流量大且逐日增多，每天多至数百毫升，且经久不愈，则说明胆管瘘口大或胆总管下端引流不畅，应行逆行胆胰管造影，并行鼻胆管引流术，一般可以治愈。若经上述方法治疗无效，则应采取手术治疗。

5．胸腔积液

开胸和不开胸的肝切除术患者在术后均可能发生胸腔积液，以右侧胸腔积液为多见。造成胸腔积液的原因有以下几种：①膈下积液引流不畅；②右侧膈顶部、后腹膜和肝裸区存在剖面;③肝功能不全导致低蛋白血症;④肝周围组织广泛分离导致淋巴管损伤,引起淋巴引流不畅。

若胸腔积液量少,可不必行特殊处理,一般可以自行吸收。若胸腔积液量多,且患者有呼吸困难、胸痛或体温升高等表现,则应在无菌操作下,经超声引导下做胸腔穿刺抽液,同时注射抗生素,对肿瘤患者可以加入抗癌药物,并辅以全身抗感染治疗,补充血浆和清蛋白,加强营养支持治疗。若胸水反复出现,穿刺不能控制积液,则可做胸腔闭式引流。

近年来,肝切除术已不再做胸腹联合切口,仅做上腹部切口,故胸腔积液已很少发生,只有在右半肝切除后,偶见右侧胸腔积液,经超声引导下穿刺抽液,患者很快即可得到治愈。

6.切口感染和切口裂开

肝切除术的切口较大,一旦发生感染,势必引起愈合延迟,而且可能促使切口裂开,有内脏脱出的危险。引起切口感染的原因有很多,如开放性肝外伤、肝脓肿、肝内胆管结石或合并胃肠切除者,在肝切除过程中,容易引起切口感染;术后并发胆汁漏或腹膜炎的患者,也容易继发切口感染。此外,免疫功能低下的患者,若手术时间过长,切口消毒不严或术中切口保护得不好,也有可能发生切口感染。因此,应严格执行无菌操作,预防性应用抗生素治疗,加强全身支持疗法,防止切口感染。

非感染的切口裂开,主要是由于低蛋白血症引起的,有时腹水增多、腹胀、肺部并发症或慢性咳嗽等不良情况也可增加切口张力,促使切口裂开。若发生切口裂开,应立即重做缝合处理,加强减张缝合,并延期拆线。若患者血浆蛋白质较低,应补充清蛋白或输给新鲜血液,促进切口愈合。

7.肺部并发症

肝切除术后肺部并发症与其他上腹部手术相同。肺部并发症多发生于开胸或有吸烟史的患者,以右侧为多见。这与手术时间长、手术复杂、创伤大、膈肌抬高、呼吸运动受限或原有慢性气管炎等因素有关。因此,术后应多帮助患者转动体位,鼓励患者做深呼吸和咳嗽排痰动作,给予雾化吸入治疗,以防止发生肺不张或肺炎等并发症。

六、病理标本的处理

1.标本取材的部位和数量

取肿瘤组织 2~4 块,瘤体最大直径<3.0cm 的全部小肝癌切面取材;于癌与癌旁组织交界处取材 2 块,手术切缘组织 2 块,癌旁肝组织(距肿瘤 1.0cm 以外)2 块,癌栓和子灶各 2 块,每块组织大小为(1.0~2.0)cm×1.0cm×0.2cm。

2.肝穿刺组织的基本要求

在超声或 CT 引导下进行的肝穿刺活检,建议选用 16G 穿刺针,一般应于肿瘤和周边肝组织各穿刺 1 条组织以便相互对照,每张玻片上放不少于 6 张的连续性组织切片。

满意的肝穿刺组织呈完整的圆柱状,长度为 1.5～2.0cm。

3.标本的固定

对标本沿冠状面做间隔 1.0cm 的平行切面,用 10％甲醛溶液对用做常规病理检查的组织固定 8～12h,肝穿刺组织的固定时间为 1～2h。

七、综合治疗原则

由于 HCC 的特殊性,HCC 多发生在慢性肝病或者肝硬化的基础上,高度恶性且复杂难治,因此特别强调多学科规范化的综合治疗,并且在此基础上,提倡针对不同的患者或者同一患者的不同阶段实施个体化治疗。国内有学者提出,可以依据肝癌患者的体力状况和 ECOG 评分系统,将患者分为 ECOG 3～4 分和 0～2 分两大类以采取不同的治疗策略。

1.对于 ECOG 评分为 3～4 分的患者,由于一般健康状况太差,往往无法承受强烈的抗肿瘤治疗,所以主要给予支持对症治疗和中医药治疗。

2.对于 ECOG 评分为 0～2 分的患者,则可以依据 Child-Pugh 评分系统,分为 Child-Pugh C 和 Child-Pugh A/B 两组。

(1)Child-Pugh C 患者的治疗基本上予以支持对症治疗和中医治疗。对于其中由于终末期肝病致肝功能失代偿的患者,如果符合肝癌肝移植适应证标准,建议进行肝移植治疗。目前,米兰标准是全球应用最广泛的肝癌肝移植适应证标准。然而,米兰标准过于严格,使一些有可能通过肝移植获得良好疗效的肝癌患者失去手术机会。适当扩大或改良的标准,在国外有 UCSF 标准等;而在国内有多种标准,尚无统一,对于无大血管侵犯、淋巴结转移及肝外转移的要求比较一致,但对肿瘤大小、肿瘤数目等要求不尽相同。经专家组充分讨论,推荐采用 UCSF 标准,即单个肿瘤直径≤6.5cm,或多发肿瘤数目≤3 个且每个肿瘤直径均≤4.5cm,所有肿瘤直径总和≤8cm。

(2)对于 Child-Pugh A 或 B 患者,依据 UICC-TNM 评分系统,分为无肝外转移(包括远处及淋巴结转移)的患者(N_0M_0)和有肝外转移的患者(N_1 或 M_1)。对于无肝外转移的患者,再以血管受侵情况分为伴有门脉主要分支癌栓或下腔静脉癌栓和无大血管侵犯两组。门脉主要分支定义为门脉主干和 1、2 级分支,一般为影像学可见的癌栓。此处未采用微血管癌栓作为区分指标,一方面是由于在门脉处肉眼可见的癌栓可用于术前治疗决策的制订,另一方面,在门脉处肉眼可见的癌栓对患者预后的影响强于微血管癌栓。对于已有肝外转移的患者,建议采用系统治疗为主,包括分子靶向药物治疗(索拉非尼)、系统化疗(FOLFOX 4 方案或亚砷酸注射液)、生物治疗和中医药治疗等;同时可以酌情采用姑息性放疗(控制骨转移疼痛)等。

(3)对于伴有门脉主要分支癌栓(门脉主干和 1/2 级分支)者,如果预计无法完整切除肿瘤及肉眼癌栓,建议进行放疗和(或)门脉支架植入以及 TACE;对于肿瘤和癌栓可被整块切除的患者,建议行"肝癌手术切除、门静脉取栓、化疗泵植入＋术后门静脉肝素冲洗、持续灌注化疗＋TACE"等以外科为主的综合治疗,可以明显提高肝癌合并门静脉癌栓患者的生存率,降低术后转移复发率。对于下腔静脉癌栓患者,如果是肿瘤增大压迫引起且患者无症状的,可以不放置支架,仅采用 TACE 治疗,并观察肿瘤能否缩小。如果癌栓是肿瘤侵犯下腔静脉引起的,建议在行 TACE 治疗的同时放置下腔静脉支架,或先放置支架、再联合放射治疗。这些患者的生理状况若能耐受,均建议联合或序贯应用系统治疗(如索拉非尼、FOLFOX 4 化疗方案、亚砷酸注射液和中医药治疗等)。

(4)对于无血管受侵的患者,再依据肿瘤数目、肿瘤最大直径(均依据术前影像学结果判断)进一步分层。对于肿瘤数目达 4 个以上的患者,建议行 TACE 以控制肝脏肿瘤,一般不宜首先考虑行手术切除治疗。上述治疗也可与消融治疗联合应用。

(5)对于肿瘤数目为 2～3 个,肿瘤最大直径＞3cm 或单个肿瘤＞5cm 的患者,手术切除的生存率高于 TACE,但应注意到部分患者因为肝功能储备问题或包膜不完整而不能手术切除,建议对于这部分患者可以采用 TACE。在临床上,需要从肝切除技术和肝功能储备两方面判断是否选择手术。一般认为,手术切除的患者 Child-Pugh 分级的分值应≤7 分。对于不能耐受或不适宜其他抗癌治疗措施的患者,若符合 UCSF 标准,也可考虑肝移植治疗。迄今为止,尚没有证据证明 TACE 能减少术后复发、延长生存时间,且 TACE 可能造成并发症,如严重粘连、胆囊坏疽、胆管坏死以及肝脓肿等,会增加肝切除术的难度。因此,对可手术切除的肝癌患者,原则上术前不主张进行 TACE。

(6)对于单个肿瘤直径＜5cm 或肿瘤数目为 2～3 个、肿瘤最大直径≤3cm 的患者,首先建议手术切除治疗。依据现有的循证医学证据,对于其中肿瘤最大直径≤3cm 的患者,也可考虑消融治疗。手术切除的优势是转移复发率低、无瘤生存率高;并且经皮消融治疗的患者并发症发生率低、恢复快和住院时间短。对于拒绝手术的患者或伴发心、肺等重要脏器疾病或麻醉禁忌证等不适合手术的患者,也可考虑进行放射治疗。对于不能耐受或不适宜其他抗癌治疗措施的患者,若符合 UCSF 标准,则可考虑进行肝移植治疗。

3.基础疾病治疗。HCC 患者在选择治疗方法时,应该强调对基础肝病(慢性乙型肝炎、肝硬化和肝功能障碍)的治疗。在进行手术切除或肝移植、局部消融、TAI/TACE、放疗以及系统治疗(分子靶向药物治疗和化疗)时,宜注意检查和监测病毒载量,可以考虑预防性应用抗病毒药物。同时,在肝切除术后,也提倡进行规范的抗病毒治疗。

综上所述,必须高度重视 HCC 的早发现、早诊断和早治疗。应当遵循规范化综合治疗的原则,即强调根据基础疾病、肿瘤病理学类型、侵袭的部位和范围(临床分期)、门静脉或下腔静脉癌栓以及远处转移情况,结合患者的一般状况(PS、ECOG 评分)和器官功能状态(特别是肝功能代偿程度),采取多学科综合治疗团队模式,广泛深入地开展多学科交流、讨论和合作,为患者制订最佳的个体化治疗方案,有计划、合理地选择或者联合应用外科手术、肝动脉介入治疗、局部消融、放疗、系统治疗(分子靶向治疗、化疗、生物治疗、中医药和抗病毒治疗等)以及支持对症治疗等多种手段,发挥各种方法的优势,避免不恰当或过度治疗,最大幅度地控制肿瘤,提高总体疗效,改善患者的生活质量,达到延长生存期或争取根治的目的。同时,立足于肝癌分子分型基础上的个体化治疗可能是未来发展的重要方向。

八、术后随访

对于肝癌患者,强调通过动态观察患者的症状、体征和辅助检查(主要是血清 AFP 和影像学检查)进行定期随访,应当监测疾病发展、复发或治疗相关不良反应。一般认为,随访频率在治疗后 3 年内应该每 3～4 个月开展 1 次;在 3～5 年期间,每 4～6 个月开展 1 次;5 年后患者的症状、体征和辅助检查依然正常者,可以改为 6～12 个月开展 1 次。

九、附 录

1. 原发性肝癌 TNM 分期标准(UICC/AJCC,2010 年)

原发病灶(T)

T_x:原发肿瘤不能测定。

T_0:无原发肿瘤的证据。

T_1:孤立肿瘤没有血管受侵。

T_2:孤立肿瘤有血管受侵或多发肿瘤直径≤5cm。

T_{3a}:多发肿瘤直径>5cm。

T_{3b}:孤立肿瘤或多发肿瘤侵及门静脉或肝静脉主要分支。

T_4:肿瘤直接侵及周围组织,或致胆囊或脏器穿孔。

区域淋巴结(N)

N_x:区域内淋巴结不能测定。

N_0:无淋巴结转移。

N_1:有区域淋巴结转移。

远处转移(M)

M_x:远处转移不能测定。

M_0:无远处转移。

M_1:有远处转移。

解剖分期

Ⅰ 期:$T_1 N_0 M_0$。

Ⅱ 期:$T_2 N_0 M_0$。

Ⅲ_A 期:$T_{3a} N_0 M_0$。

Ⅲ_B 期:$T_{3b} N_0 M_0$。

Ⅲ_C 期:$T_4 N_0 M_0$。

Ⅳ_A 期:任何 T,$N_1 M_0$。

Ⅳ_B 期:任何 T,任何 N,M_1。

注:TNM 分期主要根据肿瘤的大小、数目、血管侵犯程度、淋巴结侵犯程度和有无远处转移而分为Ⅰ—Ⅳ期,由低到高反映了肿瘤的严重程度;其优点是对肝癌的发展情况做了详细的描述,且最为规范,然而 TNM 分期在国际上的被认可程度却较低,原因在于:①多数肝癌患者合并有严重的肝硬化,该分期没有对肝功能进行描述,而治疗 HCC 时非常强调肝功能代偿情况,肝功能显著地影响治疗方法的选择和预后的判断;②血管是否受侵犯对于 HCC 的治疗和预后是至关重要的,在治疗前(特别是手术前)一般难以对其做出准确判断;③各版 TNM 分期的变化较大,难以进行比较和评价。

2.2010 版巴塞罗那临床肝癌 BCLC 分期

2010 版巴塞罗那临床肝癌 BCLC 分期见表 10-3。

表 10-3　BCLC 分期(巴塞罗那临床肝癌分期,2010)

期　别	PS 评分	肿瘤状态		肝功能状态
		肿瘤数目	肿瘤大小	
0 期:极早期	0	单个	<2cm	没有门脉高压
A 期:早期	0	单个	任何	Child-Pugh A/B
		3 个以内	<3cm	Child-Pugh A/B
B 期:中期	0	多结节肿瘤	任何	Child-Pugh A/B
C 期:进展期	1~2	门脉侵犯或 N_1、M_1	任何	Child-Pugh A/B
D 期:终末期	3~4	任何	任何	Child-Pugh C

注:BCLC 分期与治疗策略比较全面地考虑了肿瘤、肝功能和全身情况,与治疗原则联系起来,并且具有循证医学高级别证据的支持,目前已在全球范围被广泛采用;但是,亚洲(不包括日本和印尼)与西方国家的 HCC 具有高度异质性,在病因学、分期、生物学恶性行为、诊治(治疗观念和临床实践指南)以及预后等方面都存在明显差异;同时,我国有许多外科医师认为 BCLC 分期与治疗策略对于手术指征控制过严,不太适合中国的国情和临床实际,因此其仅作为重要参考。

第十一节　胰腺癌的外科治疗

一、术前检查

1.必要检查

(1)血液学检查:血液学检查包括血生化检查和肿瘤标志物检查。①血生化检查:早期无特异性血生化改变,肿瘤阻塞胆管可引起血胆红素升高,伴有谷丙转氨酶、谷草转氨酶等酶学改变。40% 的胰腺癌患者出现血糖升高和糖耐量异常。②肿瘤标志物检查:检查血 CEA、CA19-9 水平有助于对胰腺癌的诊断,根据 CA19-9 上升的程度来鉴别胰腺炎和胰腺癌。

(2)影像学检查:影像学检查包括 CT 扫描和超声检查。①CT 扫描:是目前最佳的检查胰腺的无创性影像学方法,主要用于胰腺癌的诊断和分期。平扫可显示病灶的大小、部位,但不能准确定性诊断胰腺病变,对肿瘤与周围结构关系的显示效果较差。增强扫描能够较好地显示胰腺肿物的大小、部位、形态、内部结构及与周围结构的关系,能够准确判断有无肝转移及显示肿大淋巴结。CT 三期扫描可选择性地显示一些重要的动脉

［如腹腔干、肠系膜上动脉（Superior mesenteric artery，SMA）和胰周动脉］、静脉［如肠系膜上静脉（Superior mesenteric vein，SMV）、脾静脉和门静脉］，因此能用于评估肿瘤的血管浸润情况，以区分术前可接受根治性切除和不可切除的患者。不同于其他许多肿瘤，CT 是胰腺癌分期判定的首要方式。②超声：其特点是操作简便、价格便宜、无损伤、无放射性、可多轴面观察，并能较好地显示胰腺内部结构、胆管有无梗阻及梗阻部位、梗阻原因。其局限性是视野小，受胃、肠道内气体、体型等影响，有时难以观察胰腺，特别是胰尾部。检查者的经验水平对结果的影响较大。在肿瘤分期诊断方面，内镜下超声（Endoscopic ultrasound，EUS）被认为是 CT 的补充，可为 CT 扫描未显示病灶或有可疑血管浸润和淋巴结转移的患者提供更多的信息。在 EUS 引导下，行穿刺活检可获得病理学证据。

2. 补充检查

（1）MRI 及磁共振胰胆管成像（Magnetic resonance imaging of pancreatic duct，MRCP）：不作为诊断胰腺癌的首选方法，但当患者对 CT 增强造影剂过敏时，可采用 MRI 代替 CT 扫描进行诊断和临床分期。另外，MRCP 对胆管有无梗阻及梗阻部位、梗阻原因等方面的鉴别具有明显优势，且与 ERCP、PTC 相比较，其安全性更高。在检测高危患者胰腺外病灶方面，MRI 可作为 CT 扫描的有益补充。

（2）内镜及内镜逆行胰胆管造影（Endoscopic retrograde cholangiopancreatography，ERCP）：有助于直接观察胰头部肿瘤，评价肿瘤局部浸润及周围淋巴结转移状况，鉴别肠梗阻原因等。对于超声、CT 检查不明确者，可行细胞刷片、活检以助诊断。

（3）腹腔镜：是另一种潜在的分期诊断工具。通过腹腔镜检查，可发现腹膜、空腔脏器、浆膜种植或肝脏表面的颗粒状转移灶，而这些转移灶即使采用胰腺专用 CT 检查也不能被发现。目前，对常规使用腹腔镜进行分期诊断仍存在争议，但一个重要的事实是其可避免不必要的开腹手术。目前，选择性地使用腹腔镜进行分期诊断是有研究证据支持的（若通过高质量的影像学检查或某些临床体征提示存在隐匿性的转移灶，可以进行腹腔镜分期）。

（4）其他部位的影像学检查：如胸部平片（肺 CT）、骨骼 ECT、PET-CT 等，主要用于肿瘤转移情况的确定及排除，但 PET-CT 不能代替高分辨率的增强 CT。

（5）组织病理学和细胞学检查：可确定胰腺癌诊断，可通过术前穿刺、活检或术中冰冻快速病理学检查获得。

二、分　期

胰腺癌的分期参照美国癌症联合委员会（AJCC）拟定的胰腺癌 TNM 分期标准（2010）（详见本节附录）。

三、手术适应证及禁忌证

手术切除是治疗胰腺癌的最有效方法。因此,在对患者进行治疗前,应首先评估胰腺是否可切除。而此项工作是在完成必要的影像学检查及全身情况评估后,由以外科为主,包括影像诊断科、化疗科、放疗科等多学科组成的治疗小组进行的。胰腺可切除标准参见 Callery MP 等于 2009 年发表于 *Ann Surg Oncol* 的专家共识(见本节附录"胰腺癌可切除的判定标准")。

对年龄<75 岁,全身状况良好,经多学科治疗小组评估为可切除者,应进行根治性手术;对被评估为有可能切除者,目前大多建议行新辅助化疗。

四、手术原则及技术规范

1.手术方式

(1)若肿瘤位于胰头、胰颈部,则可行胰十二指肠切除术。

(2)若肿瘤位于胰腺体尾部,则可行胰体尾加脾切除术。

(3)若肿瘤较大,范围包括胰头、颈、体时,可行全胰切除术。

(4)姑息性手术。对术前判断不可切除的胰腺癌患者,如同时伴有黄疸、消化道梗阻,且经引流、支架置入等保守治疗效果不理想或有困难及不适宜时,在全身条件允许的情况下可行姑息性手术,行胆肠、胃肠吻合术治疗。

2.手术中应遵循的原则

(1)无瘤原则:包括肿瘤不接触原则、肿瘤整块切除原则及肿瘤供应血管的阻断等。

(2)足够的切除范围:胰十二指肠切除术的范围包括远端胃的 1/2～1/3,胆总管下段和(或)胆囊,胰头切缘在肠系膜上静脉左侧/距肿瘤 3cm 处,十二指肠全部,近段 15cm 的空肠;应充分切除胰腺前方的筋膜和胰腺后方的软组织,钩突部与局部淋巴液回流区域的组织、区域内的神经丛以及大血管周围的疏松结缔组织等。

(3)安全的切缘:对胰头癌行胰十二指肠切除需注意 6 个切缘,包括胰腺(胰颈)、胆总管(肝总管)、胃、十二指肠、腹膜后(指肠系膜上动静脉的骨骼化清扫)及其他的软组织切缘(如胰后)等。其中,胰腺的切缘要大于 3cm,为保证足够的切缘可于手术中对切缘行冰冻病理检查。

(4)淋巴结的清扫:理想的组织学检查应包括至少 10 个淋巴结。如少于 10 个,尽管病理检查均为阴性,N 分级也应定为 pN_1 而非 pN_0。胰腺周围区域包括腹主动脉周围的淋巴结。而腹主动脉旁淋巴结转移是术后复发的原因之一。

五、常见手术并发症防治原则

1.术后出血

在手术后 24h 以内的出血为急性出血;超过 24h 的出血为延时出血,主要包括腹腔出血和消化道出血。

（1）腹腔出血：主要由于术中止血不彻底、低血压状态下出血点止血的假象、结扎线脱落或电凝痂脱落等所致，同时关腹前检查不够、凝血机制障碍也是腹腔出血的原因。主要防治方法是在手术中严密止血，关腹前应仔细检查，对重要血管进行缝扎，术前纠正凝血功能。当出现腹腔出血时，应十分重视：出血量少时，可行止血后再输血观察；出血量大时，在纠正微循环紊乱的同时，应尽快行手术止血。

（2）消化道出血：应激性溃疡出血多发生在术后 3d 以上。其防治方法主要是于术前纠正患者的营养状况，尽量减轻手术和麻醉的刺激。当发现消化道出血后，主要采用保守治疗法，应用止血药物，抑酸，胃肠减压，可经胃管注入冰正肾盐水洗胃，还可经胃镜止血，行血管造影栓塞止血；对经保守治疗无效者，可采取手术治疗。

2. 胰瘘

凡术后 7d 仍引流出含淀粉酶的液体者，应考虑胰瘘的可能。Johns Hopkins 判断是否有胰瘘的标准是腹腔引流液中的胰酶含量大于血清值的 3 倍，每日引流量大于 50mL。防止胰瘘的首要措施是要妥善处理胰腺残端。胰肠吻合有多种吻合方式。保持吻合口血运是减低胰瘘发生的关键。胰瘘的处理主要是充分引流及营养支持。

3. 胃瘫

（1）目前，对胃瘫尚无统一的诊断标准，常用的诊断标准是：经检查证实胃流出道无梗阻；胃液＞800mL/d 的情况超过 10d，无明显水、电解质及酸碱平衡异常，无导致胃乏力的基础疾病，未使用平滑肌收缩药物。

（2）主要根据病史、症状、体征，及消化道造影、胃镜检查等进行诊断。

（3）对胃瘫的治疗主要是：行充分胃肠减压，加强营养，开展心理治疗或心理暗示治疗；应用胃肠道动力药物；治疗基础疾病和营养代谢紊乱；可试行胃镜检查，反复快速地向胃内充气并排出，可每 2 天重复治疗。

六、病理标本的处理

1. 组织标本固定标准

（1）固定液：推荐使用 10％～13％中性福尔马林固定液，避免使用含有重金属的固定液。

（2）固定液量：必须大于所固定标本体积的 10 倍。

（3）固定温度：正常室温。

（4）固定时间：活检标本的固定时间大于 6h，小于 48h；手术标本的固定时间大于 12h，小于 48h。

2. 取材要求

（1）手术标本：提倡对胰腺癌手术切除标本进行标准化检测，在保证标本完整性的前提下，由外科及病理科医师合作完成，对标本的下述切缘分别进行标记及描述，以客观准确地反映切缘状态:胰腺前侧(腹侧)切缘、胰腺后侧(背侧)切缘、胰腺肠系膜上静脉沟槽切缘、胰腺肠系膜上动脉切缘、胰腺断端、胆管切缘、空肠切缘。

如联合肠系膜上静脉或门静脉切除,应对静脉受累状况分别取材报告,并根据浸润深度做下述分类:静脉壁外膜受累,累及静脉壁,但内膜未受累;累及静脉壁全层。

(2)淋巴结:建议外科医师根据局部解剖和术中所见,分区域送检淋巴结,有利于淋巴结引流区域的定位;在未标记的情况下,病理医师对全部淋巴结均需取材。所有肉眼观察为阴性的淋巴结应当完整送检,肉眼观察为阳性的淋巴结可部分切取送检。

3.病理描述

(1)胰腺癌标本大体所见的常规描述:该标本为胰十二指肠切除标本,其中远端胃大弯长_____cm,胃小弯长_____cm,十二指肠长_____cm,周径为_____cm,胆总管长_____cm,周径为_____cm,胰腺大小为_____cm×_____cm×_____cm,于_____(十二指肠乳头/胆总管下端/胰头部)见_____(外观描写)肿物,大小为_____cm×_____cm×_____cm,切面性状浸润深度至_____(十二指肠乳头/胆总管下端)。_____(累及/未累及)肿物旁其他器官。肿物旁或肿物周围肠管黏膜/肌壁内所见_____(息肉/腺瘤/溃疡性结肠炎/必要的阴性所见)、胃壁所见_____(必要的阴性所见)、胰腺所见_____(必要的阴性所见)。十二指肠、胃、胆总管、胰腺断端及腹膜后切缘(标记或临床单送)。在胃大弯处找到淋巴结_____(数/多/十余/数十余)个,直径至_____cm;在胃小弯处找到淋巴结_____(数/多/十余/数十余)个,直径至_____cm。在肠壁处找到淋巴结_____(数/多/十余/数十余)个,直径至_____cm;在肠系膜中找到淋巴结_____(数/多/十余/数十余)个,直径至_____cm;在胰腺周找到淋巴结_____(数/多/十余/数十余)个,直径至_____cm。

(2)胰腺癌显微镜下所见的常规描述:包括以下几方面。①肿瘤:包括组织分型、组织分级、侵袭范围、脉管浸润及神经周浸润。②切缘:包括远端胰腺、胆总管、近端(胃)及远端(十二指肠)。③其他病理所见:慢性胰腺炎、不典型增生、化生及其他。④区域淋巴结(包括胃、十二指肠、胰腺旁及单独送检的淋巴结):总数、受累的数目。⑤远处转移。⑥其他组织/器官。⑦特殊的辅助检查结果(组织化学染色、免疫组化染色等)。⑧对检查有困难的病理标本:应提交上级医院会诊(提供原始病理报告,以核对送检切片的正确性,进而减少误差,并提供充分的病变切片或蜡块以及术中所见等)。

七、综合治疗原则

胰腺癌的治疗主要包括手术治疗、放射治疗、化学治疗以及介入治疗等。综合治疗是任何分期胰腺癌治疗的基础,但对每一个病例需遵守个体化处理的原则,根据不同患者身体状况、肿瘤部位、侵袭范围、黄疸以及肝肾功能水平,有计划、合理地应用现有的诊疗手段,以实现最大限度的根治,从而控制肿瘤,减少并发症和改善患者生活质量。对拟行放、化疗的患者,应做 Karnofsky(见本节附录 Karnofsky 评分)或 ECOG 评分(见本节附录 Zubrod-ECOG-WHO 评分)。

八、术后随访

对于新发胰腺癌患者,应建立完整的病案和相关资料档案,治疗后定期随访和进行相应检查。手术切除肿瘤后,根据手术及患者自身情况与病情发展,行多学科综合治疗。完成术后辅助治疗后 2 年内,应每 3 个月随访 1 次;2～5 年,每 6 个月随访 1 次,复查血常规、肝肾功能、血清肿瘤标志物、腹部 CT/超声及胸片;5 年后,每年复查 1 次,复查项目包括血常规、肝肾功能、血清肿瘤标志物、腹部 CT/超声及胸片。

1. WHO 实体瘤疗效评价标准

(1)完全缓解(Complete remission,CR):肿瘤完全消失超过 1 个月。

(2)部分缓解(Partial remission,PR):肿瘤最大直径及最大垂直直径的乘积(简称病变两径乘积)缩小达 50%,其他病变无增大,持续时间超过 1 个月。

(3)病变稳定(Stable disease,SD):病变两径乘积缩小不超过 50%,增大不超过 25%,持续超过 1 个月。

(4)病变进展(Progression disease,PD):病变两径乘积增大超过 25%。

2. RECIST 疗效评价标准

(1)目标病灶的评价:包括以下几个方面。①完全缓解(CR):所有目标病灶消失。②部分缓解(PR):目标病灶最长径之和与基线状态比较,至少减少了 30%。③病变进展(PD):目标病灶最长径之和与治疗开始之后所记录到的最小的目标病灶最长径之和进行比较,增加了 20%,或者出现一个或多个新病灶。④病变稳定(SD):介于部分缓解和疾病进展之间。

(2)非目标病灶的评价:包括以下几个方面。①完全缓解(CR):所有非目标病灶消失和肿瘤标志物恢复正常。②未完全缓解/稳定(IR/SD):存在一个或多个非目标病灶和(或)肿瘤标志物持续高于正常值。③病变进展(PD):出现一个或多个新病灶和(或)已有的非目标病灶以明确进展。

(3)最佳总疗效的评价:是指从治疗开始到疾病进展或复发之间所测量到的最小值。通常,患者最好疗效的分类由病灶测量和大小确认所组成。

九、附 录

1. 胰腺癌 TNM 分期标准(2010)

仅有一部分胰腺癌患者接受胰腺(加邻近淋巴结)的切除手术。TNM 分期系统应该既用于临床分期,也用于病理分期。

原发肿瘤(T)

T_x:原发肿瘤无法评估。

T_0：没有原发肿瘤证据。

T_{is}：原位癌[①]。

T_1：肿瘤局限于胰腺内，最大直径≤2cm。

T_2：肿瘤局限于胰腺内，最大直径＞2cm。

T_3：肿瘤侵犯至胰腺外，但未累及腹腔干或肠系膜上动脉。

T_4：肿瘤累及腹腔干或肠系膜上动脉（原发肿瘤不可切除）。

注：①还包括 PanIn Ⅲ。

区域淋巴结(N)

N_x：区域淋巴结无法评估。

N_0：无区域淋巴结转移。

N_1：有区域淋巴结转移。

远处转移(M)

M_0：无远处转移。

M_1：有远处转移。

胰腺癌分期分组

胰腺癌分期分组见表 10-4。

表 10-4　TNM 分期分组

肿瘤分期	原发肿瘤	区域淋巴结	远处转移
0 期	T_{is}	N_0	M_0
ⅠA 期	T_1	N_0	M_0
ⅠB 期	T_2	N_0	M_0
ⅡA 期	T_3	N_0	M_0
ⅡB 期	T_1	N_1	M_0
	T_2	N_1	M_0
	T_3	N_1	M_0
Ⅲ 期	T_4	任何 N	M_0
Ⅳ 期	任何 T	任何 N	M_1

2.胰腺癌可切除的判定标准

(1)局限性可切除的判定标准：无远处转移；无肠系膜上静脉(SMV)和门静脉被肿瘤组织围绕、变形、瘤栓形成，或无静脉被肿瘤组织包绕的影像学证据；腹腔干、肝动脉、SMA 周围有清晰的脂肪层。

(2)有可能切除的判定标准：无远处转移；SMV/门静脉受累提示肿瘤组织包绕血管，侵及管壁并伴管腔狭窄；肿瘤组织包裹 SMV/门静脉但未包裹周围动脉，或者由于肿瘤组织包裹或癌栓导致小段静脉闭塞，但在受累静脉的近侧和远侧有合适的血管可进行安全切除及重建；胃十二指肠动脉至肝动脉有小段动脉被肿瘤组织包裹，或肝动脉直接被包裹，但尚未侵及腹腔干；以血管本身的圆周为界，肿瘤围绕 SMA 未超过 180°。

(3)无法切除的判定标准：包括以下几个方面。①胰头：有远处转移；肿瘤围绕 SMA

大于180°或侵犯腹腔干(任何度数);SMV/门静脉闭塞且无法重建;肿瘤侵犯或围绕腹主动脉。②胰体:有远处转移;肿瘤围绕 SMA 或腹腔干大于180°;SMV/门静脉闭塞且无法重建;肿瘤侵犯腹主动脉。③胰尾:有远处转移;肿瘤围绕 SMA 或腹腔干大于180°。④淋巴结状态:淋巴结转移范围超出手术所能切除范围的视作不可切除。

3. Karnofsky 评分(KPS,百分法)

100分:健康状况正常,无主诉和明显客观症状和体征。

90分:能正常活动,有轻微症状和体征。

80分:勉强可进行正常活动,有一些症状或体征。

70分:生活可自理,但不能维持正常生活或工作。

60分:生活能大部分自理,但偶尔需要别人帮助,不能从事正常工作。

50分:生活大部分不能自理,经常需要治疗和护理。

40分:生活不能自理,需专科治疗和护理。

30分:生活完全失去自理能力,需要住院和积极的支持治疗。

20分:病情严重,必须接受支持治疗。

10分:垂危,病情急剧恶化,临近死亡。

0分:死亡。

4. Zubrod-ECOG-WHO 评分(ZPS,6分法)

0分:正常活动。

1分:症状轻,生活自理,能从事轻体力活动。

2分:能耐受肿瘤的症状,生活自理,但白天卧床时间不超过50%。

3分:肿瘤症状严重,白天卧床时间超过50%,但还能起床站立,部分时间可生活自理。

4分:病重卧床不起。

5分:死亡。

第十二节　结直肠癌的外科治疗

大肠癌在我国常见癌症中排名第3～5位。就全国范围来看,目前大肠癌的发病呈上升趋势,每年全国新增大肠癌患者约13万人。规范大肠癌的外科治疗是进一步提高大肠癌治疗效果的关键。

一、术前检查

1. 必要检查

必要检查包括三大常规,血生化全套,出凝血时间,乙肝三系和 CEA 等免疫检查,心电图,肺功能,胸、腹、盆腔 CT 片,肠镜检查(直肠镜、乙状结肠镜/电子结肠镜)+病理组织学检查,还包括常规的体检(如肛门指检)。

2.补充检查(必要时)

补充检查包括腹、盆腔 MRI,PET-CT 扫描,腔内超声,内镜超声,基因学检测。

二、分 期

目前,国内大肠癌的分期常采用 Dukes 分期和国际 TNM 分期法。美国癌症联合会(AJCC)发布的第 7 版《AJCC 癌症分期手册》推荐了最新的大肠癌 TNM 分期法。

三、手术适应证及禁忌证

1.适应证

(1)对被确诊为结直肠癌,临床检查无明显远处转移征象,各重要脏器无器质性病变或严重功能障碍者,均可行手术探查,寻求根治性手术。

(2)对于晚期转移性结直肠癌患者,应经多学科团队讨论后,评估手术切除的可能性。若评估结果表明手术能完全切除所有已知病灶时(R_0 切除),也可考虑手术切除。判定肝转移瘤是否适合手术的标准则是在保留足够正常肝储备功能的基础上,判定肝转移瘤是否能获得 R_0 切除。

(3)对于初次就诊不可切除的转移性结直肠癌患者,经过严格筛选,通过术前的化疗或放化疗后出现显著疗效反应,且经多学科团队讨论评估,认为其从不可切除转化为可切除时,可寻求手术切除。

(4)对于有远处转移(如肝、肺等处转移)的患者,经多学科团队讨论后不能行 R_0 切除,或不能行转化治疗的,若出现大出血、穿孔、梗阻等严重并发症而全身情况能耐受大手术时,也应行姑息性手术治疗。

(5)对于常规的结直肠癌手术,近年来腹腔镜辅助的手术得到了快速的发展,也得到了医学界的认可。但其应该由对该技术有丰富经验的外科医生进行。目前,尚不推荐对如下情况行腹腔镜切除术:低位直肠癌、肿瘤急性肠梗阻或穿孔、明显的局部周围组织器官浸润(T_{4b})、既往腹腔手术史、有严重腹腔粘连风险者。

2.禁忌证

结直肠癌外科手术治疗的禁忌证包括:严重心、肺、肝、肾等重要脏器功能障碍者;全身广泛转移,不能行转化性治疗,且无出血、穿孔、梗阻者。

四、手术原则及治疗规范

1.手术原则

结直肠癌的手术操作应遵循两个原则:一是无菌操作原则,二是无瘤操作原则。无菌原则除了常规外科手术无菌规范操作外,还应注意术中开放肠道后的无菌操作,避免污染。无瘤操作原则包括术中操作轻柔,按距离肿瘤的顺序开展先远后近的探查,即进腹后先看有无腹水、腹膜播散、大网膜和肠系膜等部位的种植,继之探查远离肿瘤的脏器

（如肝脏等），再探查肿瘤局部情况；术中避免接触肿瘤，隔离侵出浆膜的肿瘤组织；强调先阻断肿瘤的血液循环，再行肿瘤切除；强调吻合前远端直肠腔的冲洗、关腹前腹盆腔的冲洗；强调肿瘤所在肠管一定范围完整肠管系膜切除及区域淋巴清扫术。

　　2.治疗规范

　　提高生存率、降低死亡率、减少并发症和提高生存质量已成为国内外专家的共识。早期结直肠癌手术主张缩小手术范围，如大肠腺瘤伴高级别上皮内瘤变时，可以行肠镜下摘除或者经肛直肠肿物切除。对于早期无淋巴结转移的黏膜下癌也可考虑行内镜下摘除或者经肛直肠肿物局部切除，但必须注意周边切缘及基底切缘情况，进行术后组织标本的详细病理学评估，明确有无追加根治性肠切除的必要性。

　　对进展期结直肠癌，则应行标准根治术，明确相应范围内的肠管和肠系膜的切除，并彻底清扫该肠段所在的区域淋巴结。根据肿瘤所在部位的不同采用不同的术式。

　　(1)右半结肠切除术：适用于回盲部癌、升结肠癌、结肠肝曲癌、横结肠近肝曲癌。其切除的肠段包括部分回肠（约 10～15cm）、回盲部、升结肠、结肠肝曲及近 1/2 横结肠，需离断回结肠血管、右结肠血管、结肠中血管右支或行根部离断，并清扫肠系膜上动脉右侧淋巴脂肪组织。有学者认为，术中需遵循结肠全系膜切除（CME）原则。若为回盲部的肿瘤，需切除 1/2 大网膜；若为结肠肝曲肿瘤，则需切除近 2/3 大网膜，同时切除胃网膜右血管，行回肠、横结肠吻合术。

　　(2)横结肠切除术：适用于横结肠近中段癌。应清扫结肠中血管根部淋巴脂肪组织，从根部离断血管，切除全部大网膜，游离结肠肝曲、脾曲，行结肠-结肠吻合术。

　　(3)左半结肠切除术：适用于乙状结肠癌、降结肠癌、结肠脾曲癌、横结肠近脾曲癌。应切除部分横结肠、结肠脾曲、降结肠，有可能需切除部分乙状结肠。应清扫结肠中血管及肠系膜下血管之间的淋巴、脂肪组织，离断结肠中血管左支、肠系膜下动脉根部及相应平面肠系膜下静脉。其中，对部分乙状结肠癌患者，可考虑行乙状结肠癌根治术，切除乙状结肠，清扫肠系膜下血管根部淋巴、脂肪组织，并离断此血管。

　　(4)直肠癌根治术：需遵循直肠全系膜切除原则。对高位直肠癌行直肠高位前方切除术，切除乙状结肠及直肠中上段，行降结肠直肠吻合。对中下段直肠癌，行直肠低位前方切除，作结直肠低位或超低位吻合，甚至部分患者需做结肠肛管吻合。原则上，至少需切除 5cm 近端肠管和 3cm 远端肠管，必要时于术中行冰冻病理检查以明确切缘情况。对下段直肠癌患者，应根据病理类型及临床分期决定手术术式。对部分分化好、病期早的患者，在保证下切缘阴性的情况下，可行结直肠超低位或结肠肛管吻合；而对分化差、进展期的患者，则需考虑行腹会阴联合直肠癌根治术（Miles 术）。直肠癌手术常规不行预防性清扫侧方淋巴结，若怀疑患者有侧方淋巴结转移或为中低位直肠癌局部晚期者，则可行选择性侧方淋巴结清扫术。

　　(5)联合脏器切除术：局部晚期结直肠癌若出现肿瘤侵犯周围脏器，则需考虑行联合脏器切除。若直肠癌侵犯子宫、阴道等，则有行后半盆腔脏器切除的可能性；若侵犯膀胱，则有行膀胱部分切除术的可能性,甚至可能行全膀胱切除术。若结肠肝曲癌侵犯十二指肠,则有行十二指肠部分切除术的可能性;若结肠脾曲癌侵犯脾脏,则有行脾脏联合切除的可能性等。

对于转移性结肠直肠癌,若术前评估结果表明对转移灶可行 R₀ 切除,则可行原发灶的根治性切除,同期或分期行转移灶切除。对部分全身广泛转移的患者,需行姑息性手术来解决出血及梗阻问题的,术式选择应尽量简单,缩小范围,以解除症状为主。

五、常见手术并发症的防治原则

结直肠癌手术最常见的严重并发症包括出血、感染、吻合口瘘、肠梗阻等。

1. 出血

结直肠癌术后出血是常见的手术并发症,包括腹盆腔内的出血及吻合口出血。对于一般少量的出血,应予以输血、药物止血等保守处理;若术后引流管短时间内引流出较多的鲜红色血,且患者生命体征不平稳,则应考虑腹盆腔内大出血的可能性,并且需行急诊手术止血。吻合口处若出现肠内大量出血,首先考虑肠镜下止血,必要时行二次手术对吻合口处加固缝合。

2. 感染

结直肠癌手术后的感染包括手术切口感染、腹盆腔内感染、肺部感染、泌尿道感染及深静脉导管感染等。术后手术切口的换药、腹盆腔内的通畅引流、早期活动、早期肠内营养等可降低术后感染的风险。一旦出现感染,均需行细菌培养及药敏试验来选择敏感的抗生素。若手术切口及手术部位出现积液感染,则需行通畅引流。

3. 吻合口瘘

对于低位直肠癌、伴肠梗阻者或经术前放化疗的患者,术后出现吻合口瘘的风险相对较大,术中行暂时保护性造口可降低吻合口瘘引起的感染风险。一旦出现吻合口瘘,通过禁食、补液、肠外营养支持、积极抗感染、局部冲洗、通畅引流等保守治疗,多数患者可缓解;而保守治疗无效者,需考虑二次手术治疗。

4. 肠梗阻

结直肠癌术后,多数患者会出现肠梗阻,考虑为术后炎症反应,甚至是由粘连所引起的,因此术中可使用防粘连剂。术后早期的活动有助于减少肠粘连、肠梗阻的发生。一旦出现肠梗阻,一般先予以禁食、补液、胃肠减压、使用生长抑素治疗,部分患者也可使用肠梗阻导管治疗。若保守处理无效,则需考虑行手术治疗以解除梗阻。

六、病理标本的处理

对病理标本,应按照常规进行肉眼检查及显微镜或电子显微镜下病理组织学检查,有条件的单位可以开展免疫组化和相关基因检测,如 KRAS、NRAS、BRAF、MMR 等。肉眼检查时,除了要注意观察肿瘤的形态、大小外,还应注意是否存在多发癌或合并息肉的情况。病理组织学检查需包括肿瘤的分级、浸润深度(T),检出淋巴结数目及阳性淋巴结数目(N),近端、远端及放射状切缘的情况(对低位直肠癌行保肛手术时,尤其要注意环周切缘及远端切缘)、淋巴血管浸润、神经周围浸润及淋巴结外肿瘤种植等。

七、综合治疗原则

结直肠癌的治疗是以外科根治手术为主,以放疗、化疗为辅的综合治疗。对于进展期或晚期的结直肠癌患者,建议经过多学科团队讨论,制订科学合理的综合治疗方案。术前辅助放疗主要用于 12cm 以下的直肠癌,这是由直肠癌特殊的解剖部位和肿瘤的生物学行为决定的。对局部晚期的直肠癌患者,应首先考虑术前新辅助放疗,并加用同步化疗,提高放疗敏感性;对术前未行新辅助放疗的患者,若术中发现癌肿侵出外膜、发生侧方淋巴结转移或怀疑下切缘切除不足等情况,可以追加术后辅助放化疗;对Ⅲ期的结直肠癌患者,其术后的辅助化疗是必要的,可以选择以氟尿嘧啶类及铂类为基础的化疗方案,如 XELOX、FOLFOX 方案等。若患者术后病理结果提示为Ⅱ期,且有高危因素,则可结合 MMR 检测情况,决定是否给予单药希罗达口服化疗。对晚期的结直肠癌患者,治疗方案相对复杂,更需要多学科团队共同讨论,制订全面的综合治疗方案。对于出现广泛全身转移的晚期患者,以姑息性化疗为主,手术、放疗处理为辅;对于存在肝肺转移,且评估结果为可切除或潜在可切除癌灶的患者,化疗的目的是为了给手术提供最佳的介入机会,治疗以手术为核心。

八、随 访

1. 时间安排

根治术后 2 年内,每 3 个月复查 1 次;术后 3~5 年,每 6 个月复查 1 次;5 年后,每年复查 1 次。但是,如果复查中发现异常,或为姑息性手术、放疗和化疗的患者,必须按医生要求密切随访。

2. 复查内容

复查内容中,最为重要的是全面的体格检查,结合体检选用血 CEA、CA19-9、CA-242、肝肾功能、胸片、腹盆腔超声、电子结肠镜、CT、ECT、磁共振等检查。对于复发或转移拟行手术治疗者,建议术前行 PET-CT 检查。

第十三节 子宫颈癌的外科治疗

子宫颈癌是女性常见的恶性肿瘤之一,约占妇女所有癌症的 6%,其发生与人乳头状瘤病毒(Human papilloma virous, HPV)慢性持续感染有密切关系。随着宫颈细胞学筛查的普遍应用,子宫颈癌的癌前病变得以早期发现和治疗,子宫颈癌发病率和死亡率明显下降。在我国,子宫颈癌的发病呈年轻化趋势,早期发现、早期诊断是子宫颈癌治疗的重要组成部分。应根据年龄、临床分期、全身情况、生育要求、医疗技术水平及设备条件等,综合考虑制订个体化治疗方案。

一、术前检查

1.必要检查

必要检查包括:全面体检,一般状况的评价,腹股沟淋巴结和锁骨上淋巴结的触诊,心、肺、肝、肾等重要脏器的检查。

2.专科检查

专科检查包括:盆腔妇检,包括双合诊和三合诊;需有两个或两个以上有经验的妇科肿瘤医师参与,准确记录妇科检查结果。

3.实验室检查

实验室检查包括:三大常规,血生化全套,凝血功能,乙肝三系,肿瘤标志物(SCC、CA125、CA19-9、CEA、AFP、HCG 等),阴道分泌物 HPV 检查。

4.病理学检查

病理学检查包括:宫颈细胞学(巴氏涂片或 TCT),宫颈活检,颈管诊刮活组织检查,可疑淋巴结的病理检查,对取材困难部位可予以穿刺细胞学检查或穿刺活检。

5.影像学检查

影像学检查包括:胸片或胸部 CT,盆腔和腹部超声、CT 或 MRI,双侧腹股沟及锁骨上淋巴结超声。

6.其他检查

其他检查包括:心电图,肺功能;对有明显泌尿系统症状的患者,建议行膀胱镜检查、静脉肾盂造影、同位素肾图,必要时行 ECT、肠镜、血管造影以及淋巴造影等检查;如经济条件允许,可行全身 PET-CT 检查。

二、分 期

目前,子宫颈癌采用临床分期,术后病理结果不影响分期。

1.子宫颈癌临床分期(FIGO,2009)

子宫颈癌临床分期见表 10-5。

表 10-5 子宫颈癌临床分期(FIGO,2009)

期　别	肿瘤范围
Ⅰ期	肿瘤局限在宫颈
ⅠA	肉眼未见癌灶,仅在显微镜下经病理确诊为浸润癌。间质浸润深度≤5.0mm,水平侵犯范围(宽度)≤7.0mm,脉管(淋巴血管间隙)受侵不改变分期
ⅠA1	间质浸润深度≤3.0mm,宽度≤7.0mm
ⅠA2	间质浸润深度>3.0mm,但≤5.0mm;宽度≤7.0mm
ⅠB	临床可见肿瘤局限于宫颈,肉眼可见表浅的浸润癌,或临床前癌灶范围超过ⅠB期
ⅠB1	临床可见肿瘤最大径≤4.0cm
ⅠB2	临床可见肿瘤最大径>4.0cm

第十章　常见恶性肿瘤外科治疗技术规范

续　表

期　别	肿瘤范围
Ⅱ期	癌灶侵犯已超出宫颈,但未累及盆壁。癌累及阴道,但未累及阴道下1/3
Ⅱ A	癌累及阴道,未累及宫旁
Ⅱ A1	临床可见肿瘤最大径≤4.0cm
Ⅱ A2	临床可见肿瘤最大径>4.0cm
Ⅱ B	癌累及宫旁
Ⅲ期	癌灶超越宫颈,已累及阴道下1/3,或宫旁浸润已达盆壁,肾盂积水或肾无功能者(非癌所致的肾盂积水或肾无功能者除外)
Ⅲ A	癌累及阴道为主,已达下1/3,未达盆壁
Ⅲ B	癌累及宫旁为主,已达盆壁,或有肾盂积水或无功能肾
Ⅳ期	癌播散超出真骨盆,或经活检证实膀胱或直肠黏膜受侵(黏膜泡状水肿不属于Ⅳ期)
Ⅳ A	癌累及膀胱或直肠黏膜
Ⅳ B	癌浸润超出真骨盆,有远处转移

2.分期注意事项

(1)根据临床检查确定分期。应在治疗前确定分期,分期一旦确定,其后不得更改。盆腔检查应有两个或两个以上有经验的医生进行。

(2)在临床分期迟疑不决时,应划入较早期类别。

(3)Ⅰ A 期诊断必须经宫颈 LEEP 或锥切,需全部宫颈病变组织经病理切片确诊。

(4)应根据组织学活检判定是否存在膀胱或直肠黏膜受累。泡状水肿不列入Ⅳ期。

三、手术适应证及禁忌证

子宫颈癌的根治性治疗包括手术和(或)放疗。

经病理检查确诊的早期子宫颈癌(Ⅰ A,Ⅰ B1,Ⅱ A1期)患者若无严重内外科并发症,可选择手术治疗。

对Ⅰ A1期的患者,若无脉管瘤栓,则行子宫全切术;如有生育要求,则仅行宫颈锥切术。

对Ⅰ A1期,锥切或 LEEP 术后有脉管瘤栓或切缘阳性者,Ⅰ A2期的患者,行改良子宫广泛性切除术＋盆腔淋巴结切除联合或不联合腹主动脉旁淋巴结切除。

对Ⅰ B1期患者,行子宫广泛性切除术＋盆腔淋巴结切除联合或不联合腹主动脉旁淋巴结切除。

对Ⅰ B2期～Ⅱ A1期患者,可行子宫广泛性切除＋盆腔淋巴结切除联合腹主动脉旁淋巴结切除,术前需告知患者及家属术后需行放化疗。

对Ⅰ B2期～Ⅳ期患者,参见根治性同步放化疗方案。

四、手术原则及技术规范

1.改良子宫广泛性切除术,宫旁切缘>2cm,必须打开输尿管隧道,输尿管向侧方分离,阴道壁切除范围为1~2cm。

2.子宫广泛性切除为治疗宫颈浸润癌的基本术式。要求打开膀胱侧窝和直肠侧窝进行分离,近骨盆壁切断子宫各韧带及周围结缔组织。阴道壁切缘应距离癌灶外侧达3~4cm。

3.盆腔淋巴结清扫。盆腔淋巴结切除范围的上界为髂内、外动脉交叉处上2cm处;下界为旋髂深静脉横跨髂外动脉处;外界为腰大肌表面;内界为输尿管外侧;底部为闭孔神经水平,该范围内的所有淋巴脂肪组织等需全部切除。骶前淋巴结属于盆腔淋巴结,范围是下腔静脉交叉即左侧髂总静脉下缘以下,骶岬表面的范围。骶前静脉丛丰富,一般无明显肿大淋巴结,不予切除。

盆腔淋巴结切除术一般以锐性分离为主,或锐、钝性剥离兼用。

4.腹主动脉旁淋巴结切除适用于双侧髂总淋巴结术中冰冻提示转移者或宫颈肿块大于4cm者。

腹主动脉旁淋巴结的系统切除范围:下腔静脉周围、主动脉周围及腔静脉与主动脉之间的淋巴结组,上界达肠系膜下动脉根部水平,必要时至左肾静脉水平。

5.超广泛性全子宫切除术。宫旁切除包括切断髂内动静脉,臀下动、静脉及阴部下动脉。主韧带在附于盆壁根部切除。淋巴结切除应包括腹主动脉旁淋巴结,适用于 II_B 及 III_B 期的一部分患者。

6.盆腔脏器切除术适用于年轻、全身情况好的 IV_A 期及中心复发的患者。

(1)前盆腔脏器切除术:在行广泛性切除子宫时,应切除全膀胱,并行输尿管造瘘或改道。

(2)后盆腔脏器切除术:在行广泛性切除子宫时,应切除直肠,并行肠吻合或肠造瘘术。

(3)全盆腔脏器切除术:在行广泛性切除子宫时,应切除全膀胱和直肠,并行输尿管造瘘或改道,及肠造瘘术。

7.保留生育功能的广泛宫颈切除术适用于宫颈肿块直径<4cm的需保留生育功能的年轻妇女。术中先行盆腔淋巴结清扫术,术中冰冻病理检查证实有无淋巴结转移。切除宫颈时,可选择切断子宫动脉和不切断子宫动脉两种方式。术中注意行子宫颈内口环扎,可预防宫颈过短和内口松弛,从而导致晚期流产和早产。

五、常见手术并发症的防治原则

1.泌尿系统并发症的处理

(1)膀胱损伤:术中发现膀胱损伤时,应充分游离损伤部周围膀胱壁,予以间断缝合,并在周围放置引流管,其中导尿管留置时间至少在2周以上。若损伤部位位于输尿管周围,在行膀胱修补的同时,放置输尿管支架,必要时行输尿管膀胱植入术。若术后怀疑膀胱损伤,可先在阴道顶端填塞纱布,再用亚甲蓝稀释液注入膀胱,观察纱布有无蓝染。若仅有少量外渗,症状较轻,可持续留置导尿管 7～30d,保持通畅,瘘口常可自行愈合。若尿液外渗严重,则应尽早开腹或行腹腔镜下手术进行修补。

(2)输尿管损伤:术中发现输尿管损伤,应立即进行损伤修复,根据损伤部位不同可选择破口修补、端端吻合或输尿管膀胱植入等,对损伤侧输尿管均应放入内置支架;对术后发现的输尿管损伤,可首先选择膀胱镜下或者输尿管导管镜下逆行放置输尿管支架,若不成功,则可采用开腹或腹腔镜手术治疗。

(3)术后尿潴留:术后一般留置导尿管 7～14d,保持外阴清洁,且须预防尿路感染。在拔除尿管时,应测残余尿量,若残余尿量大于 100mL,应重置尿管。建议在拔除尿管时,应留取尿液行细菌培养,根据药敏结果调整抗生素。

2.静脉血栓的预防和处理

术后血栓形成的高危因素包括手术时间长、长期卧床、肥胖、糖尿病、恶性肿瘤、盆腔手术以及术中静脉壁损伤等。极少数患者可能发展为肺栓塞。预防和处理:术前、术中或术后(48h 内)可使用预防剂量的抗凝药(如低分子量肝素钠),至少须持续 1 周以上。术后鼓励患者尽早下床活动。

3.淋巴囊肿的预防和处理

盆腔淋巴囊肿是盆腔淋巴结切除术后的常见并发症,形成机制尚不明确。一般认为盆腔有丰富的淋巴系统,盆腔淋巴结切除术使原来的下肢及盆腔引流途径被阻断,下肢回流的淋巴液潴留于腹膜后形成淋巴囊肿。另外,外渗的淋巴液引流不畅,也会导致淋巴液积聚,形成大小不等、边界清楚的包块。淋巴囊肿一般在术后 2～7d 发生,症状为髂窝部出现局限性隐痛,可扪及边界清晰、大小不等的肿块,当合并感染时,则伴有发烧和局部疼痛加剧;囊肿压迫静脉可引起下肢水肿;压迫神经可引起疼痛;压迫膀胱会引起尿频等。术中对离断的淋巴管进行结扎,开放后腹膜以及放置引流管等均有助于降低淋巴囊肿的发生率。无症状的淋巴囊肿可不必处理,可等待其自行吸收;对囊肿伴感染者,需要抗感染治疗及囊肿穿刺引流;对有压迫症状者,也需行囊肿穿刺以引流减压等。

六、病理标本的处理

1.组织标本在手术切下后应剖检,以明确肿瘤大小、浸润肌层深度、切缘是否足够等,必要时送冰冻病理检查以明确诊断。

2.组织标本应尽快放入 10％福尔马林溶液中固定,应在送检单上注明送检组织及部位。

3.淋巴结标本,包括两侧髂总、髂外、腹股沟深、髂内闭孔组及腹主动脉旁淋巴结,应分别标记、固定。

七、综合治疗原则

子宫颈癌的根治性治疗包括手术治疗和放疗。

经病理检查确诊的早期子宫颈癌(I_A，I_{B1}，II_{A1}期)患者,若无严重内外科并发症,可选择手术治疗;如果有严重内科并发症不能耐受手术或拒绝手术者,可选择根治性放疗。

对于早期子宫颈癌,手术和放疗效果相似,如何选择,需结合患者临床分期、年龄、生育要求、体质、伴随疾病、个人对治疗的接受程度以及医疗设备和技术条件等因素进行综合考虑。

对巨块型的早期子宫颈癌(I_{B2}，II_{A2}),可有如下选择:①同步放化疗;②根治性子宫切除＋盆腔淋巴结清扫＋腹主动脉淋巴结切除,术后辅助放疗或同步放化疗;③同步放化疗＋辅助性全子宫切除术。

对II_B期以上的子宫颈癌,可选择放疗或同步放化疗;对于IV_A期子宫颈癌,可选择以放化疗为主的综合治疗;对IV_B期宫颈癌,可行姑息性治疗,以化疗为主,酌情配合放射治疗。

八、术后随访

对子宫颈癌首治(手术/放疗)后无症状患者,初次复查应在治疗结束后 1 个月内进行,判断疗效,并决定是否需继续治疗;第二次复查应在第 3 个月末,行全面体检及影像学检查,以确认疗效;其后至 1 年末,每 3 个月复查 1 次;第 2 年,每 4 个月复查 1 次;第 3～5 年,每半年复查 1 次;5 年后,每年复查 1 次。

子宫颈癌首治(手术/放疗)后无症状患者的随访计划见表 10-6。

表 10-6　子宫颈癌随访计划

时　间	频　率	检查项目
第 1 年	第 1 个月	盆腔检查、血常规、血生化、肿瘤标志物、腹盆腔超声
	第 3 个月	盆腔检查、肿瘤标志物、腹盆腔超声、CT/MRI 检查
	每 3 个月	盆腔检查、肿瘤标志物、腹盆腔超声、细胞学涂片(放疗后需第 3 个月后开始)
	每 6 个月	胸片、血常规、BUN、Cr
	第 12 个月	IVP、CT/MRI、HPV 检查
第 2 年	每 4 个月	盆腔检查、细胞学涂片、肿瘤标志物
	第 12 个月	胸片、血常规、BUN、Cr、IVP、CT/MRI、HPV 检查
第 3～5 年	每 6 个月	盆腔检查、细胞学涂片、肿瘤标志物
	每 12 个月	胸片、血常规、BUN、Cr、IVP、CT/MRI、HPV 检查

第十四节　卵巢癌的外科治疗

卵巢癌是妇科癌症患者死亡的首位原因。由于缺乏早期的症状,多数卵巢癌患者就诊时已届晚期。

一、术前检查

1.必要检查

(1)全面体检,注意一般状况的评价,腹股沟淋巴结和锁骨上淋巴结的触诊,心、肺、肝、肾等重要脏器的检查。妇科检查需常规做三合诊。

（2）三大常规、血生化、传染病免疫学、相关肿瘤标志物（包括 CA125、CA19-9、CEA、HE-4、AFP、HCG、LDH 等）及甾体激素等检查。

（3）心电图，肺功能，胸、腹及盆腔影像学检查［包括超声、X 线、CT 和（或）MRI］。

2.补充检查

（1）对于胸、腹水患者，可行胸、腹水常规、生化及脱落细胞检查。

（2）对考虑有骨转移者，可选择 ECT 检查，也可用彩色多普勒血流显像判断肿瘤的血供情况等，有条件的患者可选择 PET-CT 来了解疾病的播散范围。

（3）在鉴别诊断中，为排除胃肠道来源的卵巢转移性肿瘤，常需行纤维胃镜、纤维结肠镜检查；部分患者需要选择结核菌素试验（PPD）及结核抗体（TB Ab）检查，以便排除结核性腹膜炎。

二、临床病理分期

卵巢癌临床病理分期见表10-7。

表 10-7　卵巢癌临床病理分期（FIGO，2013）

期　别	肿瘤范围
Ⅰ期	病变局限于卵巢或输卵管
Ⅰ$_A$	病变局限于一侧卵巢（包膜完整）或输卵管，卵巢或输卵管表面无肿瘤，腹水或腹腔冲洗液没有恶性细胞
Ⅰ$_B$	病变局限于双侧卵巢（包膜完整）或输卵管，卵巢或输卵管表面无肿瘤，腹水或腹腔冲洗液没有恶性细胞
Ⅰ$_C$	病变局限于一侧或双侧卵巢或输卵管
Ⅰ$_{C1}$	术中包膜破裂
Ⅰ$_{C2}$	术前包膜破裂，卵巢或输卵管表面有肿瘤
Ⅰ$_{C3}$	腹水中或腹腔冲洗液中找到恶性细胞
Ⅱ期	病变累及一侧或双侧卵巢，卵巢或输卵管伴盆腔扩散（骨盆边缘下方），或原发性腹膜癌
Ⅱ$_A$	病变扩散或种植到子宫、输卵管、卵巢
Ⅱ$_B$	病变扩散至其他盆腔组织
Ⅲ期	病变累及一侧或双侧卵巢、输卵管或原发腹膜癌，经细胞学或组织学证实，盆腔以外的腹膜受到波及或腹膜后发生淋巴结转移
Ⅲ$_{A1}$	仅发生腹膜后淋巴结转移（经细胞学或组织学证实）
Ⅲ$_{A1(i)}$	转移淋巴结最大直径≤10mm
Ⅲ$_{A1(ii)}$	转移淋巴结最大直径＞10mm
Ⅲ$_{A2}$	盆腔外腹膜（超出盆腔边缘）发生镜下受侵，伴或不伴有腹膜后淋巴结转移
Ⅲ$_B$	盆腔外腹膜有肉眼可见转移灶，最大直径≤2cm，伴或不伴有腹膜后淋巴结转移
Ⅲ$_C$	盆腔外腹膜有肉眼可见转移灶，最大直径＞2cm，伴或不伴有腹膜后淋巴结转移（包括肝、脾表面受累，而非实质受累）
Ⅳ期	远处转移（不包括腹膜转移）
Ⅳ$_A$	胸腔积液伴细胞学阳性
Ⅳ$_B$	肝、脾实质受累，腹腔外脏器出现转移（包括腹股沟淋巴结转移或腹腔外淋巴结转移）

三、手术适应证及禁忌证

卵巢癌患者在选择手术方面几乎是不受限制的,即便是晚期患者,在初次治疗时,也应得到1次手术切除的机会;即使是腹腔外有广泛转移的Ⅳ期患者,也应在新辅助化疗后决定有无手术治疗的机会。手术禁忌证主要是合并严重内科疾病而无法耐受手术的患者。

四、手术原则及技术规范

选择足够长的腹部正中纵切口,术中行冰冻病理切片判断肿瘤的良恶性。

1.病灶局限在卵巢或盆腔

(1)将腹水或腹腔冲洗液送细胞学检查。

(2)视诊与触诊所有腹膜表面。

(3)腹式全子宫切除(Total abdominal hysterectomy,TAH)+双附件切除(BSO)[①]。

(4)结肠下大网膜切除。

(5)可疑肿瘤转移处活检。

(6)原发肿瘤粘连处活检。

(7)膀胱返折腹膜与子宫直肠陷窝的活检。

(8)双侧盆腔侧腹膜的活检。

(9)左右结肠侧沟的活检。

(10)右半膈面的盲检或细胞学涂片。

(11)盆腔与腹主动脉旁淋巴结切除[②]。

2.病灶达到中上腹部

肿瘤细胞减灭术,力求满意的减瘤术(最大残留灶直径≤1cm)。

(1)腹水或腹腔冲洗液(细胞学检查)。

(2)腹式全子宫切除+双附件切除。

(3)切除所有受累的大网膜。

(4)尽可能切除肿大或可疑的淋巴结。

(5)为达到满意减瘤术,可根据需要切除肠管、脾脏、部分肝脏、胆囊、部分胃、部分膀胱、输尿管、胰体尾,累及膈面可行膈肌腹膜剥除术或膈肌切除术。

[①] 对有生育要求的ⅠA和ⅠC期上皮性卵巢癌,所有期别的交界性肿瘤和恶性生殖细胞肿瘤,ⅠA和ⅠC期性索间质瘤患者,可行患侧附件切除(USO),保留子宫和对侧附件。切除卵巢肿瘤时,尽可能避免包膜破裂,以免发生癌细胞外溢。

[②] 盆腔淋巴结切除范围包括髂内外血管表面和内侧、闭孔窝内闭孔神经前方、髂总血管周围的淋巴脂肪组织。腹主动脉旁淋巴结切除范围包括下腔静脉和腹主动脉表面及两侧的淋巴脂肪组织,上界争取达到肾血管水平,至少应达到肠系膜下动脉水平。恶性性索间质瘤患者的手术分期可不切除淋巴结。

(6)对卵巢黏液性癌或有阑尾转移者,应行阑尾切除术。

五、常见手术并发症的防治原则

1. 术后出血

卵巢癌的肿瘤细胞减灭术常由于手术创面大,术中失血量相对较多,因此除了术毕应严密止血外,还可以在一些渗血危险区域放置止血材料;若术后发现有内出血,除了对少数出血量小、出血速度慢的患者可以采用保守治疗外,多数患者需再次行手术止血。

2. 术后感染

术后腹盆腔感染的预防方法是术毕尽可能多放置引流管;对于一些盆腔感染的患者,应及早拆除阴道残端缝线,开放阴道残端以利于引流;对于腹腔内感染的患者,除了使用抗生素之外,应做全腹 CT 扫描,在积液处应及时行穿刺引流。

3. 膀胱或输尿管瘘

膀胱阴道瘘的诊断并不困难,简单的判断方法是先在阴道残端填塞一块纱布,然后经导尿管灌注亚甲蓝稀释液 100～150mL 充盈膀胱,再取出纱布见蓝染后即可确立诊断。当然也可通过膀胱造影确诊。处理方法多需再次进行手术修补,少数患者可经留置导尿管后自然愈合。

输尿管瘘一般需通过泌尿道造影或增强 CT 来确诊。多数患者可经膀胱镜下或输尿管导管镜下放置输尿管支架,待其自然愈合后,再从膀胱镜下取出支架。放置支架失败者则需通过手术来解决。腹腔镜手术具有一定的微创优势。

4. 肠瘘

卵巢癌手术常常需要处理肠表面的种植灶或切除并吻合部分肠段,因此不可避免地会发生肠瘘。最多见的是直肠瘘,其次为小肠瘘。

直肠阴道瘘多发生在合并低蛋白血症、糖尿病的患者,尤其是因腹水造成肠管水肿,或肠管广泛受累、切除过长而导致吻合口有张力的患者。对于这种易发生高危直肠阴道瘘的患者,术中可以选择临时性回肠保护性造口,并在术后 2～3 个月后施行回肠造口回纳术。对于术后发生直肠阴道瘘的患者,应尽早发现并处理。这些患者常表现有里急后重等直肠刺激征,阴道持续排出混浊液体甚至排便。肠瘘多发生在术后 1 周左右,少数患者可发生在术后 1～2 月,多在第 1 或 2 个化疗疗程结束后。临床可通过阴道排出粪便、行直肠灌注亚甲蓝稀释液自阴道流出或直肠造影等方法确诊。一旦确诊,应立即开放阴道残端以利于引流,并实施横结肠造口术。等直肠阴道瘘愈合后再行造口回纳术。

小肠瘘多是在术中误伤肠管而未被发现所致。一旦确诊小肠瘘,保守治疗的成功率很低,多需再次进行开腹手术修补。

六、病理标本的处理

1. 腹腔冲洗液或腹水应尽快送病理科或放入冰箱冷藏。

2.组织标本应尽快放入10％福尔马林溶液中固定,并应在送检单上注明送检组织及部位。

3.手术分期或减瘤术中,不同部位获取的标本应分别标记、固定。

七、综合治疗原则

1.上皮性卵巢癌

(1)全面手术分期后I_A期G_1或I_B期G_1患者可观察。

(2)全面手术分期后I_A期G_2或I_B期G_2患者可观察或接受3～6个疗程化疗。

(3)全面手术分期后I_A期G_3、I_B期G_3和I_C期患者,接受3～6个疗程化疗(浆液性腺癌与透明细胞癌需接受6个疗程化疗)。

(4)手术分期不完全的I_A期G_1或I_B期G_1患者,需再次手术分期。

(5)手术分期不完全的I_A期G_2或I_B期G_2患者,若不做化疗,则需再次手术分期;若考虑有残留灶,则需再次全面手术分期;若考虑无残留灶,可再次手术分期,也可直接接受6个疗程化疗。

(6)手术分期不完全的I_A期G_3、I_B期G_3、透明细胞癌或I_C期患者,若考虑有残留灶,则需再次全面手术分期;若考虑无残留灶,可再次手术分期,也可直接接受6个疗程化疗。

(7)Ⅱ～Ⅳ期患者减瘤术后情况良好,可行6～8次化疗。

(8)Ⅱ～Ⅳ期患者首次减瘤术效果不令人满意,可在2～3次化疗后行再次行减瘤术,术后完成剩余疗程化疗(总疗程为6～8次);或直接接受6～8个疗程化疗。

2.低度恶性潜能肿瘤(交界性肿瘤)

(1)在行全面手术分期后Ⅰ～Ⅳ期患者,如无浸润种植灶,可继续观察。

(2)在行全面手术分期后Ⅰ～Ⅳ期患者,如有浸润种植灶,可观察或参照上皮性卵巢癌治疗。

(3)手术分期不完全的Ⅰ～Ⅳ期患者,可接受再次手术分期,也可继续观察。

3.恶性生殖细胞肿瘤

(1)全面手术分期后为Ⅰ期无性细胞瘤或Ⅰ期G_1未成熟畸胎瘤患者,术后可继续观察;任何期别的胚胎性癌、任何期别的内胚窦瘤、Ⅱ～Ⅳ期无性细胞瘤、除Ⅰ期G_1之外的未成熟畸胎瘤均需在术后行辅助化疗,一般化疗3～4个疗程,或根据血清肿瘤指标来决定化疗的疗程数。

(2)无性细胞瘤或G_1未成熟畸胎瘤患者在不完全分期手术后,若影像学检查结果为阳性且肿瘤标志物升高,则需接受再分期手术;Ⅰ期无性细胞瘤或Ⅰ期G_1未成熟畸胎瘤患者,若影像学检查结果为阴性,肿瘤指标升高或正常,则可继续观察;其余无性细胞瘤或G_1未成熟畸胎瘤患者接受3～4次化疗。

(3)除(2)以外的其他恶性生殖细胞肿瘤患者在不完全手术分期后,若影像学检查结果为阳性且肿瘤标志物升高,可以接受再分期手术或直接接受3～4次化疗;若影像学检查结果为阴性,肿瘤指标升高或正常,可直接接受3～4次化疗。

4.恶性性索间质细胞肿瘤

(1)全面手术分期后为Ⅰ期低危型者可继续观察。

(2)全面手术分期后为Ⅰ期高危型(如Ⅰc期、分化差)或中危型者可继续观察,也可接受以铂类为基础的化疗。

(3)Ⅱ～Ⅳ期患者术后需接受以铂类为基础的化疗,局限病灶可行放疗。

注:化疗方案参见卵巢癌化疗规范。

八、术后随访

1.上皮性卵巢癌

临床完全缓解,包括体格检查未发现异常体征、CA125正常、影像学检查结果为阴性者。

(1)随访频率:一般第1～2年,每2～4个月复查1次;第3～5年,每3～6个月复查1次;5年后,每年复查1次。

(2)随访内容:包括盆腔检查、血常规、超声、CA125或在治疗前升高的其他肿瘤标志物等;每6～12个月行胸片检查;酌情选择生化检查;如有指征,选择CT、MRI、PET-CT等检查;根据需要行家族史评估。

2.低度恶性潜能肿瘤(交界性肿瘤)

(1)随访频率:每3～6个月复查1次,共5年,以后每年复查1次。

(2)随访内容:盆腔检查、血常规、CA125或其他治疗前升高的肿瘤标志物;酌情选择生化检查;对有保留生育功能意愿的患者,须根据需要行超声检查。

3.恶性生殖细胞肿瘤

术前升高的肿瘤指标作为随访的指标,可酌情选择其他检查。一般第1年,每2个月复查1次;之后,每2～4个月复查1次;2年以后,每6～12个月复查1次。

第十一章

常见恶性肿瘤放射治疗技术规范

第一节 鼻咽癌的放射治疗

一、鼻咽癌的诊断规范

1. 鼻咽癌的病理学诊断

(1)尽可能在纤维鼻咽镜或间接鼻咽镜下取得鼻咽部病理标本。

(2)若不能取得鼻咽部病理标本,则可通过以下方法取得病理标本:①行颈部淋巴结穿刺或活检(行 EBER 检测);②行咽旁穿刺活检;③在腔镜下行手术活检。

2. 鼻咽癌的影像学诊断

(1)鼻咽+颈部行 MRI 检查:T_1、T_2、T_1 增强、T_2 抑制,取冠状位、矢状位(扫描范围:上界前床突上 2cm;下界锁骨下 2cm),如有条件可行 MRI 功能影像学检查。

(2)鼻咽部行增强 CT 检查:取横断位、冠状位,颅底区骨窗。

3. 鼻咽癌的辅助诊断

(1)胸腹部 CT 或腹部超声检查。

(2)对局部或区域晚期癌症患者行全身骨 ECT 检查,或可考虑行 PET-CT 检查。

(3)血生化、血常规、血 EBV、心电图、心肺功能等检查。

二、鼻咽癌的治疗原则

1. 鼻咽癌的正确分期

根据检查结果进行讨论后正确分期,然后根据分期决定治疗方案[分期采用国际抗癌联盟(Union for International Cancer Control,UICC)最新版或 2008 中国分期]。

2. 根治性放疗的适应证

(1)无远处转移的初治鼻咽癌。

(2)复发患者临床考虑可放疗根治者。

3. 姑息性放疗的适应证

(1)初治发现有远处转移的。

(2)远处转移患者转移灶治疗。

(3)临床考虑不能根治的复发患者。

4.综合治疗

(1)对于局部或区域晚期癌症患者,可放化疗结合,以同步放化疗为主,可考虑结合诱导化疗及辅助化疗。

(2)对于初治发现的癌细胞转移患者可采用以化疗为主的综合治疗,结合原发灶及转移灶的局部姑息性放疗。

(3)以铂类为基础进行联合化疗。

(4)根据需要结合靶向药物(如西妥昔单抗、尼妥珠单抗等)进行治疗。

三、放射治疗技术

1.放射治疗前的准备

放疗前的准备工作包括对患者进行口腔检查,去除牙齿残根及龋齿,剪短发;对患者头颈肩联合面罩进行固定,要求下巴内收,次耳线垂直床面。

(1)CT 模拟定位技术:要求 3mm 层厚增强扫描。

(2)常规模拟定位技术:要求等中心激光定位,并要求有关于各个照射野的解剖结构位置及大小的描述。

2.放射线及放射治疗技术的选择

(1)放射线:选择 6～10MV 高能 X 线(不建议以 ^{60}Co 为根治性鼻咽癌的治疗方法)。

(2)放射治疗技术:对根治性患者,采用调强放疗(Intensity modulated radiation therapy,IMRT)技术;对姑息治疗患者,可考虑采用常规二维放疗技术及三维适形放疗(Three dimensional conformal radiation therapy,3D-CRT)技术,如该技术用于鼻咽癌根治患者,则必须告知患者并需患者签字同意。

3.IMRT 的技术优势

(1)以容积剂量为处方剂量,同一靶区内的剂量分布均匀且精确。

(2)肿瘤组织的受照射剂量高,而周围正常组织的受照射剂量尽可能低。

4.IMRT 的实施

(1)靶区的设置:靶区定义见表 11-1,以下靶区设置供参考。

表 11-1　靶区的定义

靶区名称	定　义
GTVnx	临床及影像学可见的原发肿瘤范围
GTVrn	影像学可确定的咽后转移淋巴结
PGTVnx	(GTVnx+GTVrn)+外放 3～5mm
CTVnx	化疗前肿瘤侵犯范围(适用于诱导化疗患者)
GTVnd	临床及影像学可确定的转移淋巴结
CTVnd	高危淋巴结[1]+化疗前淋巴结侵犯范围(适用于存在包膜外侵犯,需行诱导化疗的患者)
PTVnd	(GTVnd+CTVnd)+外放 3～5mm
CTV1	包括 GTVnx/CTVnx(诱导化疗患者)外放 5～10mm+鼻咽黏膜及黏膜下 5mm+颅底高危区[2]
PTV1	CTV1+外放 3～5mm
CTV2	CTV1+原发肿瘤周围高危区[3]+预防照射的淋巴引流区[4]
PTV2	CTV2+外放 3～5mm

注：①影像未达诊断指标但临床考虑转移的淋巴结。②颅底高危区,包括颅底诸孔道。③周围高危区,包括颅底诸孔道、鼻咽全部黏膜、翼腭窝、咽旁间隙、后组筛窦、蝶窦下半部,以及肿瘤周围 $1\sim2cm$ 范围。④对 N_0 及单纯咽后淋巴结肿大的 N_1 患者,只勾画双侧的 II、III、V_A 区;对颈部淋巴结肿大的 N_1 患者,不需勾画对侧颈部 IV、V_B 区。

说明：

1)脊髓、脑干、颞叶处的 PTV 外放范围为 $1\sim3mm$,脊髓、脑干处不超过斜坡后缘。

2)腮腺、软腭、下颌骨等敏感器官,根据具体情况,PTV 外放范围可适当缩小。

3)颈部近皮肤处 PTV 不应超出皮肤,一般需距皮缘 $3\sim5mm$。

4)GTV 勾画应尽可能做 MRI-CT 融合,参照 MR T_1+C 精确勾画(不外放),颅底层所有靶区勾画应结合骨窗进行。

5)CTV2 勾画可不对称,根据肿瘤具体情况可偏向患侧。

6)颞颌关节画三层。

7)颞叶:应勾画前床突上缘水平以下部分(以绝对容积计量作评价)。

8)剂量优先:脑干、脊髓、视神经、视交叉>靶区>腮腺、颞叶等。

9)GTVrn 单独勾画,给予处方剂量与 GTVnx 相同;当咽后淋巴结较大或有坏死者,可单独给予更高的处方剂量。

10)靶区勾画时应从肿瘤中心层面开始,尽可能使用软件工具拷贝后再修改,注意靶区过渡的连贯性。

11)行新辅助化疗后的患者,以化疗后的图像勾画 GTVnd。对于原发肿瘤及咽后转移淋巴结患者,以化疗后肿瘤范围勾画 GTV,并设置 CTVnx,包括化疗前肿瘤范围(空腔不包);或以化疗前肿瘤范围勾画 GTV(鼻咽腔内退缩者以化疗后肿瘤范围勾画为准)。

12)颈部淋巴结勾画可根据临床情况做以下调整:①如为 N_0 患者,可不勾画下颈淋巴引流区。②I_B 区需照射范围包括:I_B 区淋巴结转移;II_A 区淋巴结转移且存在包膜外侵犯、最大径≥3cm 和(或)颌下腺受挤压等。

(2)靶区的处方剂量:PTVnx 为 $70\sim72Gy$;PTVnd 为 $66\sim70Gy$;PTV1 为 $62\sim64Gy$;PTV2 为 $58.0\sim59.4Gy$。不同靶区的处方剂量见表 11-2。

每周照射 5 次,照射总次数为 $32\sim33$ 次。

表 11-2 不同靶区的处方剂量

肿瘤分期	靶区名称	单次剂量(Gy)	总剂量(Gy)	次数
$T_{1\sim2}$	PGTVnx	2.2	66.0	30
	GTVnd	2.2	66.0	30
	PTVnd	2.1	63.0	30
	PTV1	2.0	60.0	30
	PTV2	1.8	54.0	30

续　表

肿瘤分期	靶区名称	单次剂量(Gy)	总剂量(Gy)	次数
$T_{3\sim4}$	PGTVnx	2.2	70.4	32
	CTVnx	2.1	67.2	32
	GTVnd	2.1	67.2	32
	PTVnd	2.0	64.0	32
	PTV1	2.0	64.0	32
	PTV2	1.7	54.4	32

注:①对咽后淋巴结≥1cm,或淋巴结液化坏死者,可单独给予较高处方剂量。②对于 $T_{3\sim4}$ 患者,为保证 PGTVnx 的实际高剂量尽可能集中在 GTVnx 中,可给予 PGTVnx 105%的处方剂量,将其定义为GTVnx。③临床可根据实际需要追加 IMRT 2～3 次。

(3)靶区剂量分布应达到以下标准:① V_{95}(被处方剂量曲线包括的靶区的体积百分比)≥95%;②最大剂量点位于 GTVnx 内;③PGTVnx 的 V_{110}≤20%;④PGTVnx 的 V_{93}(GTVnx 接受小于 93%的处方剂量的体积)≤1%。

(4)危及器官的剂量规定(PRV 剂量限定)见表 11-3。

表 11-3　危及器官的剂量规定(PRV 剂量限定)

正常器官名称			限定剂量(Gy)
脑干		Brainstem	最高剂量	≤54 或 0.1cc≤60
脊髓		Spinal cord	最高剂量	≤40 或 0.1cc≤45
耳蜗	左	Cochlea_L	平均剂量	≤45
	右	Cochlea_R	平均剂量	≤45
眼球	左	Eyeball_L	平均剂量	≤35
	右	Eyeball_R	平均剂量	≤35
晶状体	左	Lens_L	最高剂量	≤6
	右	Lens_R	最高剂量	≤6
视神经	左	Optic nerve_L	最高剂量	≤54 或 0.1cc≤60
	右	Optic nerve_R	最高剂量	≤54 或 0.1cc≤60
视交叉		OpticChiasm	最高剂量	≤54
甲状腺	左	Thyroid_L	平均剂量	≤50%体积≤50
	右	Thyroid_R	平均剂量	≤50%体积≤50
腮腺	左	Parotid_L	平均剂量	50%体积≤30
	右	Parotid_R	平均剂量	50%体积≤30
颌下腺	左	Sablivary gland_L	平均剂量	≤35
	右	Sablivary gland_R	平均剂量	≤35
咽缩肌		Pharyngeal muscle	平均剂量	≤45
食管		Esophagus	平均剂量	≤45
口腔		Oral cavity	平均剂量	≤45
喉、气管		Larynx、Trachea	平均剂量	≤45
下颌骨	左	Mandible_L	平均剂量	≤60
	右	Mandible_R	平均剂量	≤60
颞颌关节	左	TMjoint_L*	平均剂量	≤50
	右	TMjoint_R*	平均剂量	≤50

续　表

正常器官名称			限定剂量(Gy)	
颞叶	左	Temporal lobe_L	最高剂量	≤60 或 1cc≤65
	右	Temporal lobe_R	最高剂量	≤60 或 1cc≤65
垂体		Pituitary	平均剂量	≤54
臂丛	左	Brachial plexus_L	最高剂量	≤60
	右	Brachial plexus_R	最高剂量	≤60

注：* TMjoint 为 Temporal mandibular joint 的简写。

5.常规放射治疗技术

(1)照射范围包括全鼻咽腔、鼻腔及上颌窦后区、后组筛窦、颅底及蝶窦、斜坡及海绵窦区,具体应根据肿瘤侵犯范围决定。颈部根据淋巴结转移情况进行全颈或部分颈部的治疗性或预防性放疗。常用照射野为面颈联合野＋下颈锁骨上切线野,辅以耳前野、耳后野、鼻前野、颅底野及颈部小野等。

(2)照射剂量:根治性放疗为 Dt 70~80Gy/35~40 次/7~8 周;预防性放疗为 Dt 50~60Gy/25~30 次/5~6 周。

四、残留病灶的处理

1.残留的标准

放疗结束时,鼻咽部活检为阳性;咽后、颈部有大于 1cm 的肿大淋巴结或有明显液化坏死的肿大淋巴结,且经细胞学检查后证实为阳性;颅底区经多次影像学随访或功能影像学检查考虑为局部残留。

2.残留病灶的处理

对活检阳性者,可考虑放疗结束即时加量,IMRT 技术 6~10Gy 或腔内后装放疗 5Gy/次,1~2 次均可。对颈部残留,根据临床需要可考虑即时加量IMRT或高能电子线;也可观察 3 个月,如仍然有残留,则可考虑手术切除。对颅底区临床残留,如果邻近主要危及器官未超量,可考虑即时加量;如果主要危及器官已超量,可观察 1~3 个月后行增强 MRI 检查或 PET-CT 检查,必要时再考虑 IMRT 加量。

五、放射治疗的毒副作用

1.急性毒副作用

放射治疗期间,每周记录口腔黏膜反应、皮肤反应、血液学毒性等(疗效评价按 RTOG 标准)。

2.慢性毒副作用

放射治疗后半年内开始记录,项目包括口干、龋齿及张口情况、颈部纤维化、放射性颅神经损伤、放射性脑损伤等(疗效评价按 RTOG 标准)。

六、放射治疗的疗效评估

在放射治疗期间,每周记录鼻咽部及颈部肿瘤变化情况;放疗结束后行鼻咽、颈部

MRI 检查及纤维鼻咽镜检查,评估放射治疗结束时的疗效。

七、随访要求

随访主要是检查、记录肿瘤复发和转移情况,以及与治疗相关的毒副作用。治疗结束 2 年内,每 3 个月检查 1 次;2 年后,每 6 个月检查 1 次;5 年后,每年检查 1 次。每次检查时都要对鼻咽部进行检查,血液学检查则根据需要选择项目,鼻咽 MRI 可根据需要每 3～6 个月检查 1 次,胸部 CT 每年检查 1 次,腹部及颈部超声每 3～6 个月检查 1 次,全身骨显像应每年检查 1 次,以上检查项目可根据患者情况决定。

第二节　喉癌的放射治疗

一、喉癌的诊断规范

1. 喉癌的病理学诊断

(1)尽可能通过纤维喉镜或支撑喉镜下取得喉部病理标本。

(2)若不能取得喉部病理标本,则通过以下方法取得病理标本:①可直接经喉劈开术取得病理标本,术中冰冻病理化验;②行咽旁穿刺活检;③在腔镜下行手术活检。

2. 喉癌的影像学诊断

(1)喉＋颈部的 MRI:T_1、T_2、T_1 增强、T_2 抑制,取冠状位、矢状位(扫描范围为上界鼻咽顶、下界锁骨下 2cm),如有条件可行 MRI 功能影像学检查。

(2)喉部增强 CT:取横断位、冠状位。

3. 喉癌的辅助诊断

(1)胸腹部 CT 或腹部超声检查。

(2)对局部或区域晚期喉癌患者,行全身骨 ECT 检查,或可考虑行 PET-CT 检查。

(3)血生化、血常规、血 EBV 检测、心电图、心肺功能等检查。

二、喉癌的治疗原则

1. 喉癌的正确分期

根据检查结果进行讨论以正确分期,然后根据分期决定治疗方案(分期采用 UICC 最新版)。

2. 根治性放疗的适应证

(1)T_1、$T_2 N_0$ 病变,尤其是在肿物呈外生性生长时,可首选放射治疗。

(2)对可以采取手术治疗的 T_3、$T_4 N_{0\sim1}$ 的患者,行计划性术前放射治疗。

(3)对手术切缘不净、残存、淋巴结直径＞3cm 者,或颈部清扫术提示广泛性淋巴结转移、淋巴结包膜受侵、周围神经受侵者,均应行术后放射治疗。

(4)对直径＞3cm 的淋巴结,且质地硬而固定,或侵及皮肤者,治疗方案以术前放疗＋手术为主。

(5)病理类型为低分化癌或未分化癌,无论病期早晚,均应首选放疗。

3.姑息性放疗的适应证

(1)对不能耐受手术的患者,可行姑息性放疗。

(2)对初治时发现癌细胞转移的患者,可行姑息性放疗。

(3)对远处转移患者的转移灶可行姑息性放疗。

(4)对手术后复发的患者,可行姑息性放疗。

4.放射治疗的禁忌证

(1)局部肿瘤出现严重水肿、坏死和感染者。

(2)邻近气管、软组织或软骨广泛受侵者。

(3)颈部淋巴结大而固定,且有破溃者。

(4)有明显的喉哮鸣音、憋气、呼吸困难等呼吸梗阻症状者。

5.综合治疗

(1)局部或区域晚期患者的综合治疗以手术＋放射治疗的综合治疗模式为主,可考虑采取手术＋术后放疗,或术前放疗＋手术方案。

(2)对初治时发现癌细胞转移的患者,采用以化疗为主的综合治疗,结合原发灶及转移灶的局部姑息性放疗。

(3)化疗方案:以铂类为基础的联合化疗。

(4)根据需要结合靶向药物(如西妥昔单抗、尼妥珠单抗等)进行治疗。

三、放射治疗技术

1.放射治疗前的准备

放射治疗前的准备工作包括对患者进行口腔检查,去除牙齿残根及龋齿,剪短发;对患者头颈肩联合面罩进行固定,要求下巴内收,次耳线垂直床面。

(1)CT 模拟定位技术:要求 3mm 层厚增强扫描。

(2)常规模拟定位技术:要求等中心激光定位,并要求有关于各个照射野的解剖结构位置及大小的描述。

2.放射线及放射治疗技术的选择

(1)放射线:选择 6～10MV 高能 X 线或^{60}Co,辅以电子线。

(2)放射治疗技术:对于有条件的患者,可以采用 IMRT 技术,也可以采用常规二维放疗技术;对于姑息治疗患者,可考虑采用常规二维放疗技术及三维适形放疗(Three dimensional conformal radiation therapy,3D-CRT)技术。

3.IMRT 的技术优势

(1)以容积剂量为处方剂量,同一靶区内的剂量分布均匀且精确。

(2)肿瘤组织的受照射剂量高,而周围正常组织的受照射剂量尽可能低。

4.IMRT 的实施

(1)晚期喉癌或声门上、下区癌的靶区的设置见表11-4(供参考)。

表 11-4　靶区定义

靶区名称	定　　义
GTVgl	临床及影像学可见的原发肿瘤
GTVnd	临床及影像学可确定的转移淋巴结
CTV1	包括 GTVgl、全部喉结构、梨状窝、舌会厌溪、声门旁间隙和整个甲状软骨,以及淋巴引流区
CTV2	预防照射的淋巴引流区

注:相应靶区外放 2～3mm 即为 PTV。

（2）靶区的处方剂量规定如下:PGTVgl 为 70～72Gy/30～33 次;PTVnd 为 66～70Gy/30～33 次;PTV1 为 60Gy/30～33 次;PTV2 为 50～54Gy/28～30 次。

（3）危及器官的剂量规定（PRV 剂量限定）见表 11-5。

表 11-5　危及器官的剂量规定（PRV 剂量限定）

正常器官名称			限定剂量（Gy）	
脑干		Brain stem	最高剂量	≤54 或 0.1cc≤60
脊髓		Spinal cord	最高剂量	≤40 或 0.1cc≤45
耳蜗	左	Cochlea_L	平均剂量	≤45
	右	Cochlea_R	平均剂量	≤45
眼球	左	Eyeball_L	平均剂量	≤35
	右	Eyeball_R	平均剂量	≤35
晶状体	左	Lens_L	最高剂量	≤6
	右	Lens_R	最高剂量	≤6
视神经	左	Optic nerve_L	最高剂量	≤54 或 0.1cc≤60
	右	Optic nerve_R	最高剂量	≤54 或 0.1cc≤60
视交叉		Optic chiasm	最高剂量	≤54
甲状腺		Thyroid_L	平均剂量	≤50%体积≤50
		Thyroid_R	平均剂量	≤50%体积≤50
腮腺	左	Parotid_L	平均剂量	50%体积≤30
	右	Parotid_R	平均剂量	50%体积≤30
颌下腺	左	Salivary gland_L	平均剂量	≤35
	右	Salivary gland_R	平均剂量	≤35
咽缩肌		Pharyngeal constrictors	平均剂量	≤45
食管		Esophagus	平均剂量	≤45
口腔		Oral cavity	平均剂量	≤45
喉、气管		Larynx、Trachea	平均剂量	≤45
下颌骨	左	Mandible_L	平均剂量	≤60
	右	Mandible_R	平均剂量	≤60
颞颌关节	左	TMjoint_L*	平均剂量	≤50
	右	TMjoint_R*	平均剂量	≤50
颞叶	左	Temporal lobe_L	最高剂量	≤60 或 1cc≤65
	右	Temporal lobe_R	最高剂量	≤60 或 1cc≤65
垂体		Pituitary	平均剂量	≤54
臂丛	左	Brachial plexus_L	最高剂量	≤60
	右	Brachial plexus_R	最高剂量	≤60

注:* TMjoint 为 Temporal mandibular joint 的简写。

5.常规放射治疗技术

(1)早期声门癌照射范围:以声带为中心,包括整个声带、前后联合区和颈前缘,多以5cm×5cm、5cm×6cm、5cm×7cm。常用照射野为两侧水平对穿野。

常规两侧水平对穿野边界:上界为舌骨水平或喉切迹上缘水平或舌骨下缘;下界为环状软骨下缘;前界为颈部前缘 1cm 左右;后界为喉咽后壁前缘,或颈椎椎体前缘或颈椎的前、中 1/3 交界处。

照射剂量:单纯放疗为 Dt 66~70Gy/33~35 次/6.5~7 周。

对治疗结束后仍有局部残留的处理方法包括:①外照射时再加量 2~3 次,使总剂量达 76Gy;②腔内近距离放疗 1~2 次,每周 1 次,1cm 参考点剂量为 4~5Gy;③观察 1~3 个月,3 个月后仍残存者,可考虑行手术切除。

(2)声门上区癌照射范围:包括原发病灶及颈部区域性引流淋巴结。对于 N_0 者,必须行上、中颈淋巴引流区预防照射;上、中颈有淋巴结转移者,则双侧下颈、锁骨上行预防照射。常用照射野为两侧水平对穿野+/-下颈前野。

常规两侧水平对穿野边界:上界为第一颈椎水平,如口咽或咽旁受侵,上界限于颅底水平;下界为环状软骨下缘(如下咽侵犯、颈部短,双侧水平对穿大野,下界至锁骨下缘。转动床角 5°~10°,避开肩部);前界为颈部前缘,如前联合或会厌前间隙受侵,前界于颈前缘 1~2cm;后界为颈椎横突,如有淋巴结转移,包括淋巴结为准。

颈前野的边界:上界为同水平野下界共线;下界为锁骨下缘;外界为肩关节内侧;内界为体中线上界,应予以(2cm×2cm)×2cm~3cm×(3cm×3cm)挡铅,或在体中线 3cm 处予以楔形挡铅(如下咽受侵犯,应于其侧方放置挡铅)。

照射剂量:单纯放疗为 Dt 66~70Gy/33~35 次/6.5~7 周(在 40Gy 时的后界缩野应避开脊髓),颈部预防剂量为 50Gy/25 次;术前放疗剂量为 40Gy/20 次;术后剂量为 50~60Gy,局部残留可加量至 66~70Gy。

(3)声门下区癌照射范围:包括原发病灶,下颈、锁骨上淋巴结,气管及上纵隔,可采用以下两种照射技术。

小斗篷野照射技术:将原发病灶,下颈、锁骨上淋巴结及上纵隔全部包括在一个照射野内,前后等中心照射,前后剂量比为 4:1;当 Dt 为 40Gy 时,改水平野以避开脊髓,加量至 Dt 65~70Gy。

先设单前野或前、后野对穿,上界根据病变范围而定;下界接近隆突水平,包括气管、上纵隔;至 Dt 为 40Gy 时,脊髓处应设置 3cm 的挡铅,若继续将 X 线加量至 50Gy 时,挡铅处用合适的电子线加量至 50Gy,改双侧水平野以避开脊髓,加量至 70Gy。

四、放射治疗的毒副作用

1.急性毒性反应

放射治疗期间或放疗结束 1 个月内,患者出现声嘶、咽下疼痛、咽下不利,以及照射野内皮肤色素沉着等症状时,每周应记录口腔咽黏膜反应、皮肤反应、喉水肿、血液学毒性等(疗效评价按 RTOG 标准)。

2.慢性毒性

放射治疗后半年内需开始记录的项目包括喉水肿、喉软骨炎、喉软骨坏死、皮肤纤维化等(疗效评价按 RTOG 标准)。

五、放射治疗的疗效评估

放射治疗期间每周记录咽喉及颈部肿瘤变化情况,放疗结束后行咽喉及颈部 MRI 检查、纤维喉镜检查,以评估放射治疗结束时的疗效。

六、随访要求

随访的目的主要是检查记录肿瘤复发、转移情况以及与治疗相关的毒副作用。治疗结束 2 年内,每 1~3 个月检查 1 次;2 年后,每 6 个月检查 1 次;5 年后,每年检查 1 次。咽喉部每次均需要进行常规检查,血液学检查根据需要选择项目,喉咽 MRI 根据需要可每 3~6 个月检查 1 次,胸部 CT 每年检查 1 次,腹部及颈部超声每 3~6 个月检查 1 次,全身骨显像每年检查 1 次,以上检查项目可根据患者情况决定。

第三节 下咽癌的放射治疗

一、下咽癌的诊断规范

1.下咽癌的病理学诊断

(1)尽可能在纤维喉镜或支撑喉镜介导下取得下咽部病理标本。

(2)若喉镜下不能取得下咽部病理标本,可通过以下方法取得病理标本:①在 CT 或超声引导下行穿刺活检;②在腔镜下行手术活检;③直接手术,术中行冰冻病理学检查。

2.下咽癌的影像学诊断

(1)下咽＋颈部的 MRI:T_1、T_2、T_1 增强、T_2 抑制,取冠状位、矢状位(扫描范围为上界鼻咽顶、下界锁骨下 2cm),如有条件可行 MRI 功能影像学检查。

(2)下咽部增强 CT:取横断位、冠状位。

3.下咽癌的辅助诊断

(1)胸腹部 CT 或腹部超声检查。

(2)对局部或区域晚期患者,行全身骨 ECT 检查,或可考虑行 PET-CT 检查。

(3)行食管镜和消化道造影。

（4）血生化、血常规、心电图、心肺功能等检查。

二、下咽癌的治疗原则

1. 下咽癌的正确分期

根据检查结果进行讨论并正确分期，然后根据分期决定治疗方案（分期采用 UICC 最新版）。

2. 放射治疗的适应证

（1）对于 T_1、$T_2 N_0$ 病变患者，尤其是在肿物呈外生性生长时，可首选放射治疗。

（2）对于可以手术切除的 T_3、$T_4 N_{0\sim1}$ 的患者，应行计划性术前放射治疗。

（3）对于首先采用手术治疗的患者，有以下高危因素：手术切缘的安全边界不够（通常以小于 5mm 为标准）、切缘不净、肿瘤有明显残存、淋巴结直径＞3cm，或有多个淋巴结转移，或颈部清扫术提示广泛性淋巴结转移、淋巴结包膜受侵及周围神经受侵，均应行术后放射治疗或术后同步化放疗。

（4）对于 $N_{2\sim3}$ 患者，如采用术前同步放化疗或术前单纯放疗，无论颈部淋巴结对放疗的反应如何，均应行颈部淋巴结清扫。

（5）病理类型为低分化癌或未分化癌，无论病情处于早期还是晚期，均应首选放疗，如放疗后有残存，可行手术切除。

3. 姑息性放射治疗的适应证

（1）对不能耐受手术的患者，可行姑息性放疗。

（2）对初治发现转移的患者，可行姑息性放疗。

（3）对远处转移患者的转移灶可行姑息性放疗。

（4）对手术后复发的患者，行姑息性放疗。

4. 放射治疗的禁忌证

（1）局部肿瘤有严重水肿、坏死和感染者。

（2）邻近气管、软组织或软骨广泛受侵者。

（3）有明显的喉哮鸣音、憋气、呼吸困难等呼吸梗阻症状者。

5. 综合治疗

（1）局部或区域晚期患者的综合治疗以手术＋放射治疗的综合治疗模式为主，可考虑行手术＋术后放疗/放化疗，或术前放疗/放化疗＋手术方案。

（2）对初治时发现有病灶转移的患者，采用以化疗为主的综合治疗，结合原发灶及转移灶行局部姑息性放疗。

（3）化疗方案：以铂类为基础的联合化疗。

（4）根据需要结合靶向药物（如西妥昔单抗、尼妥珠单抗等）进行治疗。

三、放射治疗技术

1.放射治疗前的准备

(1)对患者进行口腔检查,去除牙齿残根及龋齿,剪短发;对患者头颈肩联合面罩进行固定,要求下巴内收,次耳线垂直床面。

(2)头颈肩联合面罩固定采用平头位,要求下巴内收,次耳线垂直床面。

①CT模拟定位技术:要求行3mm层厚增强扫描。

②常规模拟定位技术:要求行等中心激光定位,并要求有关于各个照射野的解剖结构位置及大小的描述。

2.放射线及放射治疗技术的选择

(1)放射线:选择4～6MV高能X线或^{60}Co,辅以电子线。

(2)放射治疗技术:对于有条件的患者,可采用IMRT技术,也可以采用常规二维放疗技术;对于姑息治疗患者,可考虑采用常规二维放疗技术及三维适形放疗技术。

3.IMRT的技术优势

(1)以容积剂量为处方剂量,在同一靶区内的剂量分布均匀且精确。

(2)肿瘤组织的受照射剂量高,而周围正常组织的受照射剂量尽可能低。

4.IMRT的实施

(1)靶区的设置见表11-6(供参考)。

表 11-6　不同期别的下咽癌推荐靶区定义及剂量

临床期别	GTV	CTV1	CTV2	CTV3
$T_{1\sim2}N_0$	原发肿瘤	GTV外放1cm+同侧Ⅱ、Ⅲ、RPN	同侧Ⅳ～Ⅴ	对侧Ⅱ～Ⅴ,PRN
$T_{3\sim4}N_0$	原发肿瘤	GTV外放1cm+同侧Ⅱ～Ⅴ、RPN	对侧Ⅲ,RPN	对侧Ⅱ、Ⅳ、Ⅴ
$T_{1\sim2}N_1$	原发肿瘤+阳性淋巴结	GTV外放1cm+同侧Ⅱ～Ⅴ、RPN	对侧Ⅲ,PRN	对侧Ⅱ、Ⅳ、Ⅴ
$T_{1\sim2}N_{2a\sim b}$	原发肿瘤+阳性淋巴结	GTV外放1cm+同侧Ⅱ、Ⅲ、RPN、对侧RPN	对侧Ⅱ、Ⅲ	对侧Ⅳ、Ⅴ
$T_{1\sim2}N_{2c}$	原发肿瘤+阳性淋巴结	GTV外放1cm+同侧Ⅱ～Ⅴ、RPN,对侧阳性LN,RPN	对侧阴性LN区	
$T_{3\sim4}N_1$	原发肿瘤+阳性淋巴结	GTV外放1cm+同侧Ⅱ～Ⅴ、RPN,对侧Ⅲ,RPN	对侧Ⅱ、Ⅳ、Ⅴ	
$T_{3\sim4}N_{2a\sim b}$	原发肿瘤+阳性淋巴结	GTV外放1cm+同侧Ⅱ～Ⅴ、RPN,对侧Ⅱ～Ⅲ,RPN	对侧Ⅳ、Ⅴ	
$T_{3\sim4}N_{2c}$	原发肿瘤+阳性淋巴结	GTV外放1cm+同侧Ⅱ～Ⅴ、RPN,对侧阳性LN,RPN	对侧阴性LN区	
剂量范围	70～76Gy	60～66Gy	56～60Gy	50～56Gy

注:术后调强放射治疗的靶区勾画参考术前病灶的范围,可勾画GTV瘤床。

（2）危及器官的剂量规定（PRV 剂量限定）见表 11-7。

表 11-7　危及器官的剂量规定（PRV 剂量限定）

正常器官名称			限定剂量（Gy）	
脑干		Brainstem	最高剂量	≤54 或 0.1cc≤60
脊髓		Spinal cord	最高剂量	≤40 或 0.1cc≤45
耳蜗	左	Cochlea_L	平均剂量	≤45
	右	Cochlea_R	平均剂量	≤45
眼球	左	Eyeball_L	平均剂量	≤35
	右	Eyeball_R	平均剂量	≤35
晶状体	左	Lens_L	最高剂量	≤6
	右	Lens_R	最高剂量	≤6
视神经	左	Optic nerve_L	最高剂量	≤54 或 0.1cc≤60
	右	Optic nerve_R	最高剂量	≤54 或 0.1cc≤60
视交叉		Optic chiasm	最高剂量	≤54
甲状腺		Thyroid_L	平均剂量	≤50
		Thyroid_R	平均剂量	≤50
腮腺	左	Parotid_L	平均剂量	50%体积≤30
	右	Parotid_R	平均剂量	50%体积≤30
颌下腺	左	Salivary gland_L	平均剂量	≤35
	右	Salivary gland_R	平均剂量	≤35
咽缩肌		Pharyngeal constrictors	平均剂量	≤45
食管		Esophagus	平均剂量	≤45
口腔		Oral cavity	平均剂量	≤45
喉、气管		Larynx、Trachea	平均剂量	≤45
下颌骨	左	Mandible_L	平均剂量	≤60
	右	Mandible_R	平均剂量	≤60
颞颌关节	左	TMjoint_L*	平均剂量	≤50
	右	TMjoint_R*	平均剂量	≤50
颞叶	左	Temporal lobe_L	最高剂量	≤60 或 1cc≤65
	右	Temporal lobe_R	最高剂量	≤60 或 1cc≤65
垂体		Pituitary	平均剂量	≤54
臂丛	左	Brachial plexus_L	最高剂量	≤60
	右	Brachial plexus_R	最高剂量	≤60

注：* TMjoint 为 Temporal mandibular joint 的简写。

5.常规放射治疗技术

（1）照射范围：包括整个鼻咽，口咽，下咽部，喉部，颈段食管入口，上、中颈部及咽后淋巴引流区，具体应根据肿瘤侵犯范围决定。颈部则根据淋巴结转移情况进行全颈或部分颈部的治疗性或预防性放疗。常用照射野为两侧面颈对穿野＋下颈锁骨上垂直野。

（2）常规两侧面颈对穿野边界：上界为颅底水平；下界以充分包括肿瘤下界为准，尽可能避开肩膀；前界为颈部皮缘前 1cm；后界为颈椎棘突后缘，或以充分包括肿大淋巴结为准。

（3）缩野原则：上界至少包括杓会厌皱襞，下界至环状软骨下缘，前界仍以颈部皮缘前 1cm 为准，后界以避开脊髓为准。

（4）照射剂量：单纯放疗为 Dt 70～80Gy/35～40 次/7～8 周；预防性放疗为 Dt 50～60Gy/25～30 次/5～6 周；术前放疗为 Dt 50Gy/25 次/5 周；术后放疗为 Dt 50Gy/25 次/5 周，有明显残留者，局部加量至 Dt 60～66Gy/30～33 次/6～6.5 周。

四、残留病灶的处理

1.残留的标准

放疗结束时，经下咽部活检为阳性；咽后、颈部有大于 1cm 的肿大淋巴结，或经细胞学检查证实有明显液化坏死的肿大淋巴结。

2.残留病灶的处理

治疗结束时，经活检结果为阳性者或淋巴结残留者，可考虑持续观察 3 个月，如仍然有残留，可考虑手术切除。

五、放射治疗的毒副作用

1.急性毒副作用

放射治疗期间每周记录口腔黏膜反应、味觉障碍、皮肤反应、喉水肿、血液学毒性等（疗效评价按 RTOG 标准）。

2.慢性毒副作用

放射治疗后半年内需开始记录的项目包括口干、龋齿及张口情况、颈部纤维化、喉软骨坏死、软组织坏死、严重喉水肿、吞咽困难、咽食管狭窄等（疗效评价按 RTOG 标准）。

六、放射治疗的疗效评估

在放射治疗期间，应每周记录咽部及颈部肿瘤变化情况；放疗结束后行下咽及颈部 MRI 检查、纤维喉镜检查，以评估放射治疗结束时的疗效。

七、随访要求

随访时主要是检查并记录肿瘤复发、转移情况以及与治疗相关的毒副作用。治疗结束 2 年内，每 1～3 个月检查 1 次；2 年后，每 6 个月检查 1 次；5 年后，每年检查 1 次。下咽部及食管需要每次检查，血液学检查根据需要选择项目，下咽 MRI 根据需要可每 3～6 个月检查 1 次，胸部 CT 每年检查 1 次，腹部及颈部超声每 3～6 个月检查 1 次，全身骨显像每年检查 1 次，以上检查项目可根据患者情况决定。

第四节　口腔癌的放射治疗

一、口腔癌的诊断规范

1.口腔癌的病理学诊断

(1)尽可能在直视下取得口腔部肿块病理标本。

(2)若不能在直视下取得口腔部病理标本,可通过以下方法取得病理标本:①在 CT 或超声引导下行穿刺活检;②在腔镜下行手术活检;③直接手术,术中行冰冻病理学检查。

2.口腔癌的分期诊断

(1)口腔＋颈部的增强 MRI 有助于明确原发灶及颈部淋巴结的分期。

(2)对疑有骨受侵者,必要时可加做口腔增强 CT,结合 MRI 以明确邻近骨组织有无受侵犯。

(3)胸腹部 CT 或腹部超声检查。

(4)对于局部或区域晚期患者,行全身骨 ECT 检查或可考虑行 PET-CT 检查。

(5)血生化、血常规、心电图、心肺功能等检查。

(6)行内镜(鼻咽镜、喉镜、胃镜、气管镜)检查,以排除第二原发癌。

二、口腔癌的治疗原则

1.口腔癌的正确分期

根据检查结果进行讨论并正确分期,然后根据分期决定治疗方案(分期采用 UICC 最新版)。

2.放射治疗适应证

(1)根治性放疗:根治性放疗适用于早期口腔癌,T_1N_0、部分 T_2N_0 病变。

(2)术后放疗:对于中晚期口腔癌患者,主张行综合治疗,手术加术后放疗较术前放疗有一定优势;对合并不良预后因素患者,可考虑行术后放化疗。不良预后因素包括淋巴结包膜外侵,切缘阳性,原发肿瘤 pT_3 或 pT_4,淋巴结 N_2 或 N_3,部分 $pT_2N_{0\sim1}$,Ⅳ区或Ⅴ区淋巴结转移,神经周围侵犯,血管内瘤栓。

(3)姑息性放疗:对于局部病变晚期(T_4)无法手术、有手术禁忌证、手术后复发患者,宜行姑息性放疗,以达到控制病情、改善生活质量及延长生存的目的。

(4)病理类型为低分化癌或未分化癌,无论是处于病情早期还是晚期,均应首选放疗,若放疗后有残存,可行手术切除。

3.放射治疗的禁忌证

(1)局部肿瘤有严重水肿、坏死和感染者。

(2)邻近气管、软组织或软骨广泛受侵者。

(3)有明显的喉哮鸣音、憋气、呼吸困难等呼吸梗阻症状者。

4.综合治疗

(1)局部或区域晚期患者的综合治疗:以手术＋放射治疗的综合治疗模式为主,可考虑采取手术＋术后放疗/放化疗,或术前放疗/放化疗＋手术治疗方案。

(2)对初治发现有癌细胞转移的患者:采用以化疗为主的综合治疗,结合原发灶及转移灶行局部姑息性放疗。

(3)化疗方案:以铂类为基础的联合化疗。

(4)根据需要结合靶向药物(如西妥昔单抗、尼妥珠单抗等)进行治疗。

三、放射治疗技术

1.放射治疗前的准备

(1)口腔全景X线摄片,洁齿,治疗牙周病,拔除残齿、严重龋齿,必要时拔出阻生齿。

(2)头颈肩联合面罩固定采用平头位,要求下巴内收,次耳线垂直床面。

①CT模拟定位技术:要求行3mm层厚增强扫描。

②常规模拟定位技术:要求行等中心激光定位,并要求有关于各个照野的解剖结构位置或照射野范围的描述。

2.放射线及放射治疗技术的选择

(1)放射线:选择4～6MV高能X线或^{60}Co,对表浅病灶也可选合适能量的电子线。高剂量率近距离治疗(敷贴或组织间插植治疗)技术的应用已逐步减少,必要时可以作为外照射技术的补充治疗手段。

(2)放射治疗技术:对于根治性患者,尽量采用IMRT技术,也可选择常规二维放疗技术。对于姑息治疗患者,可考虑采用常规二维放疗技术及三维适形放疗技术。

3.IMRT的技术优势

(1)以容积剂量为处方剂量,同一靶区内的剂量分布均匀且精确。

(2)肿瘤组织受照射剂量高,而周围正常组织的受照射剂量尽可能低。

4.IMRT的实施

(1)靶区的定义见表11-8。

表11-8　靶区定义

靶区名称	定　　义
GTVoc	临床及影像学可见的原发肿瘤范围
GTVtb	结合术前影像学检查、术中所见、手术切除情况、术后病理结果综合得出的"肿瘤瘤床"
GTVrn	影像学可确定的转移咽后淋巴结
PGTVoc＋rn	(GTVoc＋GTVrn)＋外放3～5mm
CTVoc	化疗前肿瘤侵犯范围(适用于诱导化疗患者)
GTVnd	临床及影像学可确定的转移淋巴结

续 表

靶区名称	定 义
CTVnd	高危淋巴结[1]＋化疗前淋巴结侵犯范围(适用于存在包膜外侵犯,需行诱导化疗的患者)
PTVnd	(GTVnd＋CTVnd)＋外放 3～5mm
CTV1	包括 GTVoc/CTVoc(诱导化疗患者)外放 1～2cm
PTV1	CTV1＋外放 3～5mm
CTV2	CTV1＋原发肿瘤周围高危区[2]＋预防照射的淋巴引流区[3]
PTV2	CTV2＋外放 3～5mm

注:[1]影像学检查不达诊断指标但在临床上考虑转移的淋巴结。[2]对小唾液腺源性的口腔腺样囊性癌,因其有沿神经鞘侵犯的可能,照射野应包含颅底诸孔道。[3]根据口腔癌的不同部位及病理类型具体决定淋巴结,并预防照射区域及剂量(详见靶区勾画建议)。

(2)靶区勾画建议见表 11-9。

表 11-9　靶区勾画建议

肿瘤部位	临床分期	临床靶区或瘤床(GTVoc/GTVtb)	临床靶区(CTV1)	临床靶区(CTV2)
颊黏膜、磨牙后区	T_1、$T_2 N_0$	原发肿瘤靶区或瘤床	—	照射同侧淋巴结(Ⅰ～Ⅲ区)
	T_3、$T_4 N_0$	原发肿瘤靶区或瘤床	临床靶区或瘤床	同侧淋巴结区＋对侧淋巴结区(Ⅰ～Ⅴ区)
	任何 T 分期,淋巴结阳性	原发肿瘤靶区或瘤床＋淋巴结阳性区域	选择性外放 1～2cm,同侧淋巴结区域	同侧＋对侧Ⅰ～Ⅴ区淋巴结＋咽后淋巴结[1]
口腔舌部、口底	任何 T 分期,淋巴结阴性	原发肿瘤靶区或瘤床	临床靶区或瘤床选择性外放 1～2cm,同侧淋巴结区域	同侧淋巴结区＋对侧Ⅰ～Ⅴ区淋巴结
	任何 T 分期,淋巴结阳性	原发肿瘤靶区或瘤床＋淋巴结阳性区域		同侧淋巴结区＋对侧Ⅰ～Ⅴ区淋巴结＋咽后淋巴结[1]

注:[1]对中线结构受侵的局部晚期肿瘤或影像学检查提示已有咽后淋巴结转移的患者,建议加照咽后淋巴结。

(3)不同靶区的处方剂量见表 11-10(供参考)。

表 11-10　不同靶区的处方剂量

临床期别	靶区名称	单次剂量(Gy)	总剂量(Gy)	次数
$T_{1\sim2}$	PGTVoc	2.2	66.0	30
	PGTVtb	2.0	60.0	30
	GTVnd	2.2	66.0	30
	PTVnd	2.1	63.0	30
	PTV1	2.0	60.0	30
	PTV2	1.7	51.0	30
$T_{3\sim4}$	PGTVoc	2.2	70.4	32
	PGTVtb	2.0	64.0	32
	CTVoc	2.1	67.2	32
	GTVnd	2.1	67.2	32
	PTVnd	2.0	64.0	32
	PTV1	2.0	64.0	32
	PTV2	1.7	54.4	32

(4)危及器官的剂量规定(PRV 剂量限定)见表 11-11。

表 11-11　危及器官的剂量规定(PRV 剂量限定)

正常器官名称				限定剂量(Gy)
脑干		Brainstem	最高剂量	≤54 或 0.1cc≤60
脊髓		Spinal cord	最高剂量	≤40 或 0.1cc≤45
耳蜗	左	Cochlea_L	平均剂量	≤45
	右	Cochlea_R	平均剂量	≤45
眼球	左	Eyeball_L	平均剂量	≤35
	右	Eyeball_R	平均剂量	≤35
晶状体	左	Lens_L	最高剂量	≤6
	右	Lens_R	最高剂量	≤6
视神经	左	Optic nerve_L	最高剂量	≤54 或 0.1cc≤60
	右	Optic nerve_R	最高剂量	≤54 或 0.1cc≤60
视交叉		Optic chiasm	最高剂量	≤54
甲状腺		Thyroid_L	平均剂量	≤50%体积≤45
		Thyroid_R	平均剂量	≤50%体积≤45
腮腺	左	Parotid_L	平均剂量	50%体积≤30
	右	Parotid_R	平均剂量	50%体积≤30
颌下腺	左	Salivary gland_L	平均剂量	≤35
	右	Salivary gland_R	平均剂量	≤35
咽缩肌		Pharyngeal constrictors	平均剂量	≤45
食管		Esophagus	平均剂量	≤45
口腔		Oral cavity	平均剂量	≤45
喉、气管		Larynx、Trachea	平均剂量	≤45
下颌骨	左	Mandible_L	平均剂量	≤60
	右	Mandible_R	平均剂量	≤60
颞颌关节	左	TMjoint_L*	平均剂量	≤50
	右	TMjoint_R*	平均剂量	≤50
颞叶	左	Temporal lobe_L	最高剂量	≤60 或 1cc≤65
	右	Temporal lobe_R	最高剂量	≤60 或 1cc≤65
垂体		Pituitary	平均剂量	≤54
臂丛	左	Brachial plexus_L	最高剂量	≤60
	右	Brachial plexus_R	最高剂量	≤60

注:* TMjoint 为 Temporal mandibulal joint 的简写。

5.二维放疗技术

(1)二维放疗技术选择 4～6MV 高能 X 线。为了减少口腔黏膜照射,建议患者张口并含木塞压舌。面罩固定,采用双侧面颈联合野加下颈、锁骨上区切线野照射,双侧面颈联合野必须包括舌、舌根、口底及上颈部淋巴引流区,至 Dt 36Gy/18 次后缩野避开脊髓,加量至临床所需剂量,颈部可用合适能量的电子线补充照射。

(2)二维放疗剂量

根治性放疗剂量:根据原发灶病变大小给予 66～70Gy/33～35 次/6.5～7 周。

术前放疗剂量:50Gy/25 次/5 周。

术后放疗剂量:60Gy/30 次/6 周,对于肿瘤近切缘切除或切缘镜下为阳性、淋巴结包膜外存在侵犯者,应局部加量 4～6Gy/2～3 次。对肉眼残留病变区域应进一步手术治疗或局部放疗加量至 70Gy/35 次/7 周。

预防性放疗剂量:对亚临床区域及全颈淋巴引流区(临床或病理学证实未受累)应给予 50～54Gy/25～27 次。

近年来因调强等外放射治疗技术的应用,高剂量率近距离治疗(组织间插植治疗)技术的应用已逐步减少,必要时可以作为外照射技术的补充治疗手段。

四、残留病灶的处理

1.残留的标准

放疗结束时口腔部新生物活检呈阳性;咽后、颈部有大于 1cm 的肿大淋巴结或有明显液化坏死的肿大淋巴结,且经细胞学检查证实为阳性。

2.残留病灶的处理

对活检阳性者,可考虑在放疗结束时即时加量,应局部加量 4～6Gy/2～3 次。颈部一般建议随访至放疗结束后 3 个月,再进行检查评估,如仍然有淋巴结残留,可考虑行挽救性手术切除。

五、放射治疗的毒副作用

1.急性毒副作用

在放射治疗期间,应每周记录口腔黏膜反应、味觉障碍、皮肤反应、血液学毒性等(疗效评价按 RTOG 标准)。

2.慢性毒副作用

放射治疗后半年内开始按 RTOG 标准进行记录,包括口干、龋齿及张口情况、颈部纤维化等(疗效评价按 RTOG 标准)。

六、放射治疗的疗效评估

在放射治疗期间,每周应观察并记录口腔肿瘤变化情况;放疗结束后行口腔及颈部 MRI,评估放射治疗结束时的疗效。

七、随访要求

随访主要是检查并记录肿瘤复发、转移情况以及与治疗相关的毒副作用。治疗结束 2 年内,每 3 个月检查 1 次;2～5 年,每 6 个月检查 1 次;满 5 年后,每年检查 1 次。随访期间患者如有不适,应及时就诊。血液学检查根据需要选择项目,口腔 MRI 根据需要可每 3

～6个月检查1次,胸部CT每年检查1次,腹部及颈部超声每3～6个月检查1次,对晚期患者或有骨痛等症状者,可考虑行全身骨显像检查。以上检查项目可根据患者情况决定。

第五节　口咽癌的放射治疗

一、口咽癌的诊断规范

1.口咽癌的病理学诊断

(1)尽可能在直视下取得口咽部病理标本,或在纤维喉镜或支撑喉镜下取得口咽部病理标本。

(2)若在喉镜下不能取得口咽部病理标本,则可通过以下方法取得病理标本:①在CT或超声引导下行穿刺活检;②在腔镜下行手术活检;③直接手术,术中行冰冻病理学检查。

2.口咽癌的分期诊断

(1)口咽+颈部的增强MRI有助于明确原发灶及颈部淋巴结的分期。

(2)对疑有骨受侵者,必要时可加做口咽增强CT,结合MRI以明确邻近骨组织有无受侵犯。

(3)胸腹部CT或腹部超声检查。

(4)对于局部或区域晚期患者,行全身骨ECT或可考虑PET-CT检查。

(5)血生化、血常规、心电图、心肺功能等检查。

(6)内镜(鼻咽镜、喉镜、胃镜、气管镜)检查,以排除第二原发癌。

二、口咽癌的治疗原则

1.口咽癌的正确分期

根据检查结果进行讨论并正确分期,然后根据分期决定治疗方案(分期采用UICC最新版)。

2.放疗的适应证

(1)对于 T_1 、T_2 病变患者,由于根治性放疗与手术疗效相当,但放疗可更好地保全器官功能,应首选根治性放疗。

(2)对于 T_3 、T_4 病变患者,应行综合治疗。首先,对手术治疗后具有以下不良预后因素的患者:手术切缘安全边界不够(通常小于5mm为标准)、切缘不净、肿瘤明显残存、淋巴结直径>3cm,或存在多个淋巴结转移,或颈部清扫术提示广泛性的淋巴结转移、淋巴结包膜受侵、周围神经受侵,均应行术后放射治疗或术后同步放化疗。

(3)对于 $N_{2\sim3}$ 患者,如采用术前同步放化疗或术前单纯放疗,无论颈部淋巴结对放疗的反应如何,均应行颈部淋巴结清扫术;根治性放疗后若颈部残留淋巴结,则行挽救性颈淋巴结清扫术。

(4)病理类型为低分化癌或未分化癌,无论病情处于早期还是晚期,均应首选放疗,如放疗后有残存,可行手术切除。

3.姑息性放疗的适应证

(1)对不能耐受手术的患者,可行姑息性放疗。

(2)对初治发现转移的患者,行姑息性放疗。

(3)对远处转移患者的转移灶可行姑息性放疗。

(4)对手术后复发的患者行姑息性放疗。

4.放射治疗的禁忌证

(1)局部肿瘤伴严重水肿、坏死和感染者。

(2)邻近气管、软组织或软骨广泛受侵者。

(3)有明显的喉哮鸣音、憋气、呼吸困难等呼吸梗阻症状者。

5.综合治疗

(1)局部或区域晚期患者的综合治疗:以手术＋放射治疗的综合治疗模式为主,可考虑手术＋术后放疗/放化疗,或术前放疗/放化疗＋手术方案。

(2)对初治发现癌细胞转移的患者:采用以化疗为主的综合治疗,结合原发灶及转移灶行局部姑息性放疗。

(3)化疗方案:以铂类为基础的联合化疗。

(4)根据需要结合靶向药物(如西妥昔单抗、尼妥珠单抗等)进行治疗。

三、放射治疗技术

1.治疗前准备

包括口腔全景 X 线摄片,洁齿、治疗牙周病,拔除牙齿残根、严重龋齿,必要时拔除阻生齿。

2.头颈肩联合面罩固定

头颈肩联合面罩固定采用平头位,要求下巴内收,次耳线垂直床面。

(1)CT 模拟定位技术:要求行 3mm 层厚增强扫描。

(2)常规模拟定位技术:要求行等中心激光定位,并要求有关于各个照射野的解剖结构位置或照射野范围的描述。

3.放射线及放射治疗技术的选择

(1)放射线:选择 $4\sim6MV$ 高能 X 线或 ^{60}Co,对表浅病灶也可配合适当能量的电子线。

(2)放射治疗技术选择:对于根治性患者,尽量采用 IMRT 技术,也可选择常规二维放疗技术。对于姑息治疗患者,可考虑采用常规二维放疗技术及三维适形放疗技术。

4.IMRT 的技术优势

(1)以容积剂量为处方剂量,同一靶区内的剂量分布均匀且精确。

(2)肿瘤组织的受照射剂量高,而周围正常组织的受照射剂量尽可能低。

5. IMRT 的实施

(1)靶区的定义见表 11-12。

表 11-12 靶区定义

靶区名称	定义
GTVop	临床及影像学可见的原发肿瘤范围
GTVtb	结合术前影像的检查、术中所见、手术切除情况、术后病理结果综合得出的"肿瘤瘤床"
GTVrn	影像学可确定的转移咽后淋巴结
PGTVop+rn	(GTVop+GTVrn)+外放 3～5mm
CTVop	化疗前肿瘤侵犯范围(适用于诱导化疗患者)
GTVnd	临床及影像学可确定的转移淋巴结
CTVnd	高危淋巴结①+化疗前淋巴结侵犯范围(适用于存在包膜外侵犯,需行诱导化疗患者)
PTVnd	(GTVnd+CTVnd)+外放 3～5mm
CTV1	包括 GTVop/CTVop(适用于诱导化疗患者)外扩 1～2cm
PTV1	CTV1+外放 3～5mm
CTV2	CTV1+原发肿瘤周围高危区②+预防照射的淋巴引流区③
PTV2	CTV2+外放 3～5mm

注:①影像学检查不达诊断指标但临床考虑转移的淋巴结。②小唾液腺源性的口咽部腺样囊性癌具有沿神经鞘侵犯的可能,因此照射野应包含颅底诸孔道。③根据口咽癌的不同部位及病理类型具体决定淋巴结,并预防照射区域及剂量(详见靶区勾画建议)。

(2)靶区勾画建议见表 11-13。

表 11-13 靶区勾画建议

肿瘤部位	临床分期	大体肿瘤(GTV)	临床靶区(CTV)	计划靶区(PTV)
口咽病灶	$T_{1\sim2}N_0$	临床及影像学检查所见肿瘤	GTV 及周围软组织	同侧 I$_B$～V 区淋巴结
	$T_{3\sim4}N_0$	临床及影像学检查所见肿瘤	GTV 选择性外放+同侧 I$_B$～V 区淋巴结	对侧 I$_B$～V 区淋巴结
	任何 T 期,淋巴结阳性	临床及影像学检查所见原发肿瘤及肿大淋巴结	GTV 选择性外放+同侧 I$_B$～V 区淋巴结	对侧 I$_B$～V 区淋巴结+咽后淋巴结①

注:①对中线结构受侵的局部晚期肿瘤或影像学检查提示已有咽后淋巴结转移的患者,建议加照咽后淋巴结。

(3)处方剂量:不同靶区的处方剂量见表 11-14(供参考)。

表 11-14　处方剂量

临床期别	靶区名称	单次剂量（Gy）	总剂量（Gy）	次数
T$_{1\sim2}$	PGTVoc	2.2	66.0	30
	PGTVtb	2.0	60.0	30
	GTVnd	2.2	66.0	30
	PTVnd	2.1	63.0	30
	PTV1	2.0	60.0	30
	PTV2	1.7	51.0	30
T$_{3\sim4}$	PGTVop	2.2	70.4	32
	PGTVtb	2.0	64.0	32
	CTVop	2.1	67.2	32
	GTVnd	2.1	67.2	32
	PTVnd	2.0	64.0	32
	PTV1	2.0	64.0	32
	PTV2	1.7	54.4	32

（4）危及器官的剂量规定（PRV 剂量限定）见表 11-15。

表 11-15　危及器官的剂量规定（PRV 剂量限定）

正常器官名称			限定剂量（Gy）	
脑干		Brainstem	最高剂量	≤54 或 0.1cc≤60
脊髓		Spinal cord	最高剂量	≤40 或 0.1cc≤45
耳蜗	左	Cochlea_L	平均剂量	≤45
	右	Cochlea_R	平均剂量	≤45
眼球	左	Eyeball_L	平均剂量	≤35
	右	Eyeball_R	平均剂量	≤35
晶状体	左	Lens_L	最高剂量	≤6
	右	Lens_R	最高剂量	≤6
视神经	左	Optic nerve_L	最高剂量	≤54 或 0.1cc≤60
	右	Optic nerve_R	最高剂量	≤54 或 0.1cc≤60
视交叉		Optic chiasm	最高剂量	≤54
甲状腺		Thyroid_L	平均剂量	≤50%体积≤45
		Thyroid_R	平均剂量	≤50%体积≤45
腮腺	左	Parotid_L	平均剂量	50%体积≤30
	右	Parotid_R	平均剂量	50%体积≤30
颌下腺	左	Salivary gland_L	平均剂量	≤35
	右	Salivary gland_R	平均剂量	≤35
咽缩肌		Pharyngeal constrictors	平均剂量	≤45
食管		Esophagus	平均剂量	≤45
口腔		Oral cavity	平均剂量	≤45
喉、气管		Larynx、Trachea	平均剂量	≤45
下颌骨	左	Mandible_L	平均剂量	≤60
	右	Mandible_R	平均剂量	≤60
颞颌关节	左	TMjoint_L*	平均剂量	≤50
	右	TMjoint_R*	平均剂量	≤50
颞叶	左	Temporal lobe_L	最高剂量	≤60 或 1cc≤65
	右	Temporal lobe_R	最高剂量	≤60 或 1cc≤65
垂体		Pituitary	平均剂量	≤54
臂丛	左	Brachial plexus_L	最高剂量	≤60
	右	Brachial plexus_R	最高剂量	≤60

注：* TMjoint 为 Temporal mandibular joint 的简写

6.二维放疗技术

(1)二维放疗技术选择 4～6MV 高能 X 线。为了减少口腔黏膜照射,建议患者张口并含木塞压舌。面罩固定,采用双侧面颈联合野加下颈、锁骨上区切线野照射,双侧面颈联合野必须包括舌、舌根、口底及上颈部淋巴引流区,至 Dt 36Gy/18 次后缩野以避开脊髓,加量至临床所需剂量,颈部可用合适能量电子线补充照射。

(2)二维放疗剂量

根治性放疗剂量:根据原发灶病变大小给予 66～70Gy/33～35 次/6.5～7 周。

术前放疗剂量:50Gy/25 次/5 周。

术后放疗剂量:60Gy/30 次/6 周,对于肿瘤近切缘切除或切缘镜下为阳性、淋巴结包膜外受到侵犯,应局部加量 4～6Gy/2～3 次。对肉眼残留病变区域应进一步手术治疗或局部放疗加量至 70Gy/35 次/7 周。

预防性放疗剂量:对亚临床区域及全颈淋巴引流区(临床或病理证实未受累)应给予50～54Gy/25～27 次。

四、残留病灶的处理

1.残留的标准

放疗结束时,口咽部新生物活检为阳性;咽后、颈部有大于 1cm 的肿大淋巴结或有明显液化坏死的肿大淋巴结,且经细胞学检查证实为阳性。

2.残留病灶的处理

对活检阳性者,可考虑在放疗结束时即时加量,应局部加量 4～6Gy/2～3 次。颈部一般建议随访至放疗结束后 3 个月再进行检查评估,如仍有淋巴结残留,可考虑行挽救性手术切除。

五、放射治疗的毒副作用

1.急性毒副作用

放射治疗期间应每周记录口腔黏膜反应、味觉障碍、皮肤反应、血液学毒性等(疗效评价按 RTOG 标准)。

2.慢性毒副作用

放射治疗后半年应开始按 RTOG 标准进行记录,包括口干、龋齿及张口情况、颈部纤维化等(疗效评价按 RTOG 标准)。

六、放射治疗的疗效评估

在放射治疗期间,每周观察记录口咽肿瘤变化情况;放疗结束后行口咽及颈部 MRI,

评估治疗结束时的疗效。

七、随访要求

随访主要检查并记录肿瘤复发、转移情况以及与治疗相关的毒副作用。治疗结束2年内每3个月检查1次;2～5年,每6个月检查1次;满5年后,每年检查1次。随访期间患者如有不适,应及时就诊。血液学检查则应根据需要选择项目,口咽 MRI 根据实际需要可每3～6个月检查1次,胸部 CT 每年检查1次,腹部及颈部超声每3～6个月检查1次,对晚期患者或有骨痛等症状的患者,可考虑行全身骨显像检查。以上检查项目可根据患者情况决定。

第六节　脑胶质瘤的放射治疗

一、脑胶质瘤的诊断规范

1.脑胶质瘤的影像学诊断

(1)脑部的 MRI 平扫＋增强:强烈推荐,包括 T_1、T_2/FLAIR,取横断位、冠状位、矢状位。

(2)脑部的 CT(推荐)。

(3)脑部的功能 MRI 检查:有条件的医院可开展,包括 MRS、PWI、DWI、DTI 等。

2.脑胶质瘤的病理学诊断

(1)开颅手术或立体定向活检明确病理诊断。

(2)根据医院实际情况开展分子标记检测,如 MGMT、1p/19q、IDH1/IDH2 等。

3.其他检查

(1)胸部影像学检查:推荐胸部 CT 扫描。

(2)腹部影像学检查:超声或 CT 扫描。

(3)血常规、血生化、心电图等检查。

二、脑胶质瘤的治疗原则

强烈推荐采用6～10MV 高能 X 线常规分割(1.8～2.0Gy/次,5次/周)的外照射;不推荐立体定向放射治疗和近距离治疗作为术后初始的治疗方式;推荐采用三维适形放疗或调强放疗技术;靶区勾画时以 MRI 为主要依据,参考术前和术后的多种影像资料,建议有条件的单位开展 CT/MRI 图像融合进行治疗计划的设计。

1.高级别胶质瘤的放射治疗

(1)包括神经母细胞瘤、间变星形细胞瘤、间变少突细胞瘤和间变少突星形细胞瘤。

(2)推荐术后尽早开始放疗。

(3)肿瘤局部照射标准剂量为60Gy。

(4)GTV为术后MRI T₁增强图像显示的残留肿瘤和(或)术腔;CTV1为GTV外扩2cm,剂量为46～50Gy;CTV2为GTV外扩1cm,剂量为10～14Gy。

(5)对于神经母细胞瘤,强烈推荐曲美他嗪(Trimetazidine,TMZ)同步放化疗,并随后行6个疗程的TMZ辅助化疗。间变胶质瘤可以参照神经母细胞瘤的化疗方案。

2.低级别胶质瘤的放射治疗

(1)肿瘤完全切除,预后因素为低危的患者可以定期观察;预后因素为高危的患者应予以早期放疗。

(2)术后有肿瘤残留者应进行早期放疗。

(3)GTV为MRI的FLAIR或为T₂加权像上的异常信号区域。CTV为GTV和(或)术腔边缘外扩1～2cm。

(4)放射治疗总剂量为45～54Gy,常规分割。

3.脑胶质瘤的放射治疗

(1)肿瘤局部照射,剂量为50～60Gy;或全脑照射,剂量为40～45Gy。

(2)GTV为MRI的FLAIR或T₂加权像上的异常信号区域,CTV为GTV外放2～3cm。

4.室管膜瘤的放射治疗

(1)手术全切者应予以观察。

(2)对于部分切除或间变性室管膜瘤患者,术后应给予放疗。

(3)脊髓MRI和脑脊液脱落细胞检查均为阴性者,可暂不行全中枢照射。

(4)GTV为术前肿瘤侵犯的解剖区域和术后MRI的T₁加权增强图像,或FLAIR或T₂加权像上的异常信号区域。CTV为GTV外扩1～2cm。推荐颅内肿瘤局部剂量54.0～59.4Gy,全脑全脊髓剂量30～36Gy,脊髓肿瘤局部剂量45Gy,分次剂量均为1.8～2.0Gy。

5.髓母细胞瘤的放射治疗

(1)术后72h内行脑部增强MRI检查,放疗前行脊髓增强MRI,必要时在手术2周后做脑积液细胞学检查。

(2)全脑全脊髓照射(CSI)后,可给予后颅窝推量。

(3)一般风险组:CSI剂量为30～36Gy,后颅窝推量至55.8Gy。

(4)高风险组:CSI剂量为36Gy,后颅窝推量至55.8Gy。

(5)考虑联合化疗,对一般风险组联合化疗可降低CSI照射剂量。

(6)3岁以下的低龄患儿,辅助治疗以化疗为主,不建议常规放疗。

三、胶质瘤治疗后的随访

高级别胶质瘤患者在放疗结束后1个月左右随访1次,以后每1～3个月随访1次,持续 2~3 年,之后的随访间隔可适当延长。低级别胶质瘤患者应每 3~6 个月随访 1 次,持续 5 年;以后每年至少随访 1 次。医生可以根据肿瘤的组织病理学、切除程度和肿瘤残余情况、是否有新症状出现、患者的健康状态等情况来制订个体化随访间隔时间。

四、复发胶质瘤的治疗

目前,关于复发胶质瘤的最佳治疗方法尚缺乏统一意见,可根据复发部位、肿瘤大小、颅内压情况、患者全身状态、分子标志物检测结果以及既往治疗等情况进行综合考虑。对于一般状态良好、占位效应明显的肿瘤伴局部复发患者,推荐行外科手术治疗。对于不适合再手术的患者,可推荐放疗和(或)化疗。对于不适合再放疗者,则推荐化疗。对于从未接受 TMZ 化疗的高级别胶质瘤患者,复发后仍推荐采用标准的 TMZ 化疗方案;对于接受过标准 TMZ 化疗者,可采用 TMZ 剂量-强度方案。对于对接受过 TMZ、铂类药物、伊立替康、贝伐珠单抗、抗 EGFR 单抗等药物治疗者,采取单药或联合药物治疗方案,也可推荐用于复发性高级别胶质瘤的治疗。

第七节　肺癌的放射治疗

一、肺癌的诊断规范

1.肺癌的病理学诊断

尽可能通过纤维支气管镜或在 CT 引导下行肿块穿刺取得肺部病理组织,同时行免疫组化、EGFR 突变、ALK、ROS1 等检测,明确组织学类型及分子分型。

2.肺癌的影像学诊断

(1)胸部增强 CT:胸部 CT 检查能发现早期病变以及纵隔病变和转移淋巴结。

(2)MRI:MRI 是对 CT 检查的补充。MRI 对鉴别肺门及纵隔区的血管或淋巴结转移有帮助,对纵隔病变能够分辨血管、神经、心包和心脏的受侵部位及其范围。对肺尖癌能够较准确地判断周围组织器官的受累程度。目前应用 3T MRI 增强扫描可以对阻塞性肺部炎症及肺不张有较好的判断。

3.肺癌的辅助诊断

(1)PET 和 PET-CT 检查:PET 扫描已越来越多地被用于明确可疑病灶的良恶性,能更加精确地定义肿瘤的范围,包括受累淋巴结的确定,以及协助 3D、CRT 治疗计划的制订等。与 CT 相比,PET 能够较好地区分肿瘤与肺不张、阻塞性肺部炎症,以及诊断直径<1.0cm 的淋巴结。

(2)纵隔镜检查:纵隔镜经颈部入镜,可以检查出上纵隔 2、4 区和肺门 10 区淋巴结有无转移;经左前胸骨旁入镜,可以检查出纵隔部位的第 5、6 和 7 区淋巴结有无转移。

(3)腹部 CT:能发现是否伴有肝、脾、胰、肾、肾上腺及腹膜后转移。

（4）脑 MRI：增强 MRI 用于头颅扫描，以判断是否有颅内转移。

（5）骨 ECT：放射性核素骨显像的原理是转移灶局部血流及代谢改变，导致局部放射性异常浓聚，能在 X 线平片及 CT 发现骨转移之前数月检出转移灶，对于多发性骨转移的诊断结果假阳性较少，但对于单发性放射性浓聚有一定假阳性。

（6）血生化、三大常规、肿瘤标志物、心电图、肺功能等检查，必要时行其他相关检查。

二、肿瘤的治疗原则

1.肿瘤的正确分期

根据检查结果明确分期，然后根据分期决定治疗方案。

（1）非小细胞肺癌临床分期

采用 UICC 第 7 版 TNM 分期。

原发肿瘤（T）

T_x：原发肿瘤不能评估。

T_0：无原发肿瘤的证据。

Tis：原位癌。

T_1：肿瘤最大直径≤3cm，周围为肺或脏层胸膜；在支气管镜下无主支气管近段侵袭的证据（即不在主支气管内）[①]。

　　T_{1a}：肿瘤最大直径≤2cm。

　　T_{1b}：肿瘤最大直径＞2cm，但直径≤3cm。

T_2：肿瘤最大直径＞3cm，但直径≤7cm，或者有以下任一特征者（有以下特征，但直径≤5cm，仍被定义为 T_{2a}）：累及主支气管，但距隆突≥2cm；累及脏层胸膜（PL_1 或 PL_2）；扩展到肺门的肺不张或阻塞性肺部炎症，但不累及全肺。

　　T_{2a}：肿瘤最大直径＞3cm，但直径≤5cm。

　　T_{2b}：肿瘤最大直径＞5cm，但直径≤7cm。

T_3：肿瘤最大直径＞7cm 或任何大小的肿瘤已直接侵犯下述结构之一者：壁层胸膜（PL_3）胸壁（包括肺上沟瘤）、膈肌、膈神经、纵隔胸膜、心包；或肿瘤在主支气管距隆突 2cm 以内[①]，但未累及隆突；全肺的肺不张或阻塞性肺部炎症；原发肿瘤的同一叶内出现单个或多个卫星结节。

T_4：任何大小的肿瘤已直接侵犯下述结构之一者：纵隔、心脏、大血管、气管、喉返神经、食管、椎体、隆突；同侧非原发性肿瘤所在叶的其他肺叶出现分散的单个或多个卫星结节。

区域淋巴结（N）

N_x：区域淋巴结不能评价。

N_0：无区域淋巴结转移。

N_1：转移或直接侵犯到同侧支气管旁和（或）同侧肺门淋巴结。

N_2：转移到同侧纵隔和（或）隆突下淋巴结。

N_3：转移到对侧纵隔、对侧肺门、对侧或同侧斜角肌或锁骨上淋巴结。

远处转移（M）

M_0：无远处转移。

M_1：有远处转移。

M_{1a}：对侧肺内的单个或多个卫星结节；恶性胸膜结节；恶性胸水或心包积液[②]。

M_{1b}：有远处转移（肺/胸膜除外）。

补充说明：①任何大小的、少见的表浅播散的肿瘤，只要其浸润成分局限于支气管壁，即使累及主支气管，也定义为 T_1。②大多数肺癌患者的胸腔积液（及心包积液）是由肿瘤引起的，但是，如果胸腔积液（及心包积液）经多次细胞学检查未能查到肿瘤细胞，而积液又是非血性的，亦是非渗出性的，则临床判断该积液与肿瘤无关，积液将不作为分期依据，患者仍按 T_1、T_2、T_3 或 T_4 分期。

（2）肺癌 TNM 与临床分期的关系

肺癌 TNM 与临床分期的关系见表 11-16。

表 11-16　UICC 2009 年第 7 版肺癌分期

分　期	T	N	M
隐　匿	T_x	N_0	M_0
0	Tis	N_0	M_0
I			
I A	T_1	N_0	M_0
I B	T_{2a}	N_0	M_0
II			
II A	T_{2b}	N_0	M_0
	T_1	N_1	M_0
	T_{2a}	N_1	M_0
II B	T_{2b}	N_1	M_0
	T_3	N_0	M_0
III			
III A	$T_{1\sim2}$	N_2	M_0
	T_3	$N_{1\sim2}$	M_0
	T_4	$N_{0\sim1}$	M_0
III B	T_4	N_2	M_0
	T_{any}	N_3	M_0
IV	T_{any}	N_{any}	$M_{1a,b}$

注：引自 Edge S B, Byrd D R, Compton C C, et al. AJCC cancer staging manual[M]. 7th ed. New York：Springer Verlag, 2009.

（3）小细胞肺癌临床分期

局限期（LD）：病变限于一侧胸腔，和（或）同侧肺门转移，和（或）同侧、对侧纵隔淋巴结转移，和（或）同侧锁骨上淋巴结转移，可合并少量胸水，可有轻度上腔静脉压迫综合征。

广泛期（ED）：肿瘤超出上述范围。

建议采用 UICC 的 TNM 分期来同时进行分期。

小细胞肺癌的分期标准一般采用美国退伍军人医院 VALSG 和 1989 年 6 月第三届 SCLC 专题讨论会制订的局限期和广泛期的两期分期。IASLC 关于临床诊断为小细胞肺癌的预后分析结果提示,目前 UICC 的 TNM 分期也适用于小细胞肺癌。

(4)IASLC 淋巴结图

2009 年在世界肺癌大会上公布了 UICC 的第 7 版肺癌分期。随后,IASLC 分期委员会又提出了一些补充建议,公布了一幅国际性"IASLC 淋巴结图",首次消除了 Naruke 和 Mountain/Dresler 淋巴结图间的差异,使全球能使用同一幅淋巴结图("IASLC 淋巴结图"胸腔内淋巴结分组及其解剖定位见表 11-17)。淋巴结分组与放射治疗中淋巴结区域勾画关系密切。

表 11-17 "肺癌 IASLC 淋巴结图"胸腔内淋巴结分组及其解剖定位

淋巴结分组	解剖定位
第一组:颈根部、锁骨上、胸骨切迹淋巴结 [Low cervical, supraclavicular, and sternal notch nodes]	上界为平环状软骨下缘。下界以双侧锁骨及中部的胸骨柄上缘为界。 1R 和 1L 分别指这个区域右侧和左侧的淋巴结。气管中线为 1R 和 1L 的分界
第二组:上段气管旁淋巴结 [Upper paratracheal nodes]	2R:上界为右肺尖和胸膜腔顶,中部以胸骨柄上缘为界。下界为无名静脉和气管交叉线的上缘。 2R 区、4R 区淋巴结的范围延伸至气管壁的左侧缘。 2L:上界为左肺尖和胸膜腔顶,中部以胸骨柄上缘为界。下界为主动脉弓上缘
第三组:血管前和气管后淋巴结 [Prevascular and retrotracheal nodes]	3a:血管前。 右侧:上界为胸顶。下界为隆突水平。前界为胸骨后缘。后界为上腔静脉前缘。 左侧:上界为胸顶。下界为隆突水平。前界为胸骨后缘。后界为左侧颈总动脉。 3p:气管后。 上界为胸顶。下界为隆突水平
第四组:下段气管旁淋巴结 [Lower paratracheal nodes]	4R:包括右侧气管旁淋巴结及气管前延伸至气管壁左侧的淋巴结。上界为无名静脉和气管交叉处下缘。下界为奇静脉的下缘。 4L:包括气管壁左侧缘左侧的淋巴结,内侧邻动脉韧带。上界为主动脉弓上缘。下界为左肺动脉干上缘
第五组:主动脉弓下(主-肺动脉窗)淋巴结 [Subaortic (Aortopulmonary window)]	即动脉韧带旁淋巴结。上界为主动脉弓下缘。 下界为左肺动脉干上缘
第六组:主动脉弓旁(升主动脉或膈神经旁)淋巴结 [Paraaortic nodes (Ascending aorta or phrenic)]	为主动脉弓旁或升主动脉或膈神经旁淋巴结。上界为主动脉弓上缘的切线。下界为主动脉弓下缘
第七组:隆突下淋巴结 [Subcarinal nodes]	上界为气管隆突。下界:左侧为左下叶支气管的上缘,右侧为中间支气管的下缘

续 表

淋巴结分组	解剖定位
第八组:食管周围的淋巴结 [Paraesophageal nodes (below carina)]	淋巴结邻近食管壁,位于食管中线右侧和左侧,除外隆突下淋巴结。上界:左侧为左下叶支气管的上缘,右侧为中间支气管下缘。下界为横膈膜
第九组:肺韧带淋巴结 [Pulmonary ligament nodes]	淋巴结位于下肺韧带内。上界为下肺静脉的下缘。下界为横膈膜
第十组:肺门淋巴结 [Hilar nodes]	指紧邻(左、右)主支气管干和肺门血管(包括肺静脉和肺动脉干近段区域)的淋巴结。上界:右侧为奇静脉下缘,左侧为左肺动脉干上缘。下界为双侧肺叶间区
第十一组:叶间淋巴结 [Interlobar nodes]	位于叶支气管起始处。11s 位于上叶支气管和中间支气管之间。11i 位于中间叶支气管和下支气管之间
第十二组:叶淋巴结 [Lobar nodes]	位于叶支气管附近
第十三组:段淋巴结 [Segmental nodes]	位于段支气管附近
第十四组:亚段淋巴结 [Subsegmental nodes]	位于亚段支气管附近

2.肺瘤的治疗

(1)根治性放疗的适应证:早期患者以手术治疗为主,但对于有严重内科并发症、高龄或拒绝手术的患者,可采用根治性放疗。

(2)姑息性放疗的适应证:①初治时为晚期患者,但合并梗阻性疾病,如上腔静脉综合征或阻塞性肺部炎症等。②远处转移患者的转移灶治疗,如骨、脑转移。③肺瘤复发者,且从临床上考虑不能根治者。

(3)非小细胞肺癌综合治疗:①对于局部晚期ⅢA和ⅢB患者,予以放化疗综合治疗。同步放化疗是当前的标准治疗模式。根据患者情况,必要时亦可行序贯放化疗。②术后放射治疗:适应证包括 R_1、R_2 术后患者、术后 N_2 的患者、T_3(胸壁受侵)患者、未行足够纵隔淋巴结清扫患者。③术前放射治疗:根据患者个体的肿瘤负荷情况来决定ⅢA-N_2期NSCLC的治疗方案。术前放化疗可作为诱导治疗。N_2有明显降期且符合肺叶切除标准者,可选择根治性手术。④化疗方案:以铂类为基础的联合化疗。

(4)小细胞肺癌的放射治疗:①小细胞肺癌的放射治疗时机建议选择早期放疗。②对于不管是处于局限期还是广泛期的患者,如果之前的放化疗对其有效,均建议行预防性全脑放疗(PCI),推荐剂量为 Dt 25Gy/10 次/2 周。③对于广泛期患者,经 4~6 个疗程化疗后,若局部及转移灶出现缩小或处于稳定状况,则可考虑行胸部放疗,必要时行转移灶放疗(如脑、骨等)。

三、放射治疗技术

1. 放射治疗流程

三维适形放疗及 IMRT 的流程如下。

(1)先在模拟机下透视:①确定治疗靶区的大致中心;②观察患者在平静呼吸时的肿瘤活动度,确定内靶区(Internal target volume,ITV)(本院根据 4D-CT 确定)。

(2)体位及固定:治疗体位一般采用仰卧位,选择适当的头枕。上叶癌或肺上沟癌需用头颈肩罩,其余用热塑胸部体罩固定,双手抱肘并上举过顶,将患者的姓名、病案号、头枕型号记录在体罩上。

(3)CT 扫描:包括可评价的正常器官,层厚<5mm,扫描范围从环甲膜至肝脏下缘。在 CT 扫描时应进行静脉增强,这样可以更好地显示区域淋巴结转移的范围。

(4)在患者身上画出中心点,体膜上粘贴中心标志(此中心点为虚拟中心,治疗前须进行校位并移至射野中心)。

(5)行 CT 扫描,并上传计划室。

(7)靶区及危及器官勾画。

(8)填写治疗计划申请单。

(9)物理师进行照射野的设计、计算和优化。

(10)物理师完成计划设计后,主管医师、副主任医师以上确认并评价计划。评估包括靶区和危及器官的剂量-体积直方图和逐层评价,包括靶区适形度、高低剂量区及 DVH 等。

(11)最后经物理室主管确认后,打印计划图并签字。

(12)医师拿到计划图后,到 CT 模拟室校位,将体膜上的虚拟中心移至靶区治疗中心,同时填写治疗单。

(13)计划实施(放射治疗):①在首次照射时,由主管医师、物理师及技师一起摆位;②首次治疗要拍验证片,以后每周摄验证片;③IMRT 需要物理师验证;④图像引导放射治疗(Image guided radiotherapy,IGRT)建议头 5 天连续进行,之后每周进行 1 次,如为大分割放疗,则建议每次进行 IGRT。

2. 放射线及放射治疗技术的选择

(1)放射线:选择 6~10MV 高能 X 线。

(2)放射治疗技术:建议行 3D-CRT 或 IMRT。

3. 3D-CRT 或 IMRT 的实施

(1)靶区的设置见表 11-18(供参考)。

表 11-18　靶区定义和设置

靶区名称	定　义
GTV	影像学所见的原发性肿瘤(包括病变毛刺)及转移淋巴结区域
CTV	对组织学类型为鳞癌者,须行 GTV 外放 6mm;对腺癌者,须外放 8mm。除非确有外侵因素存在,否则 CTV 不应超出解剖学边界
PTV	CTV 加上肿瘤的运动范围(ITV),再加上摆位误差

注:①肺内病变在肺窗勾画,纵隔病变在纵隔窗勾画。②应基于 CT 之所见勾画 GTV 的范围,PET 检查不适于用来勾画靶区边界。③如有阻塞性肺不张,应考虑将不张的部分置于 GTV 以外。CT、MRI 及 PET 均可作为排除肺不张的依据。经过 2~3 周的治疗,不张的肺可能已经复张,这时应该重新进行模拟定位并进行 CT 融合,重做治疗计划。④纵隔淋巴结阳性的标准:最短径>1cm,或虽然最短径不足 1cm,但同一部位肿大的淋巴结多于 3 个。⑤对于化疗后放疗的患者,GTV 应以化疗后的肺内病变范围为准,加上化疗前的受侵淋巴结区域。如果化疗后达 CR,则应将化疗前的纵隔淋巴结受侵区及肺内病变的范围勾画为 CTV。如果化疗期间出现病变进展,则 GTV 应包括进展的病变范围。⑥目前大多数学者不赞成做预防性淋巴结照射(elective node irradiation, ENI),因为不做 ENI 可以提高靶区的照射剂量,使正常组织损伤最小,从而达到提高局控和延长患者生存时间的目的。⑦运动范围确定方法:模拟机下测量肿瘤的运动范围,作为确定 ITV 或 4D-CT 的依据。PTV=CTV+ITV+外放 4mm 摆位误差(我科行 IGRT 治疗时),或 PTV=CTV+ITV+外放 5mm 摆位误差(我科行其他加速器治疗时)。建议各单位根据自己单位实际测量的情况,确定摆位误差。⑧术后放疗没有 GTV 的概念。切缘呈阳性,在 CT、PET、手术记录以及病理报告可见到大体残留的情况下,GTV 定义同上。⑨术后放疗若有 GTV,GTV 外放 8mm 包入 CTV。手术残端的镜下切缘呈阳性或者切缘不够、外科医师认为有高度危险的区域应包入 CTV。没有进行足够纵隔淋巴结探查,同侧肺门以及同侧纵隔淋巴结应包入 CTV。如果隆突下淋巴结或者纵隔淋巴结受侵,则同侧肺门也应包入 CTV。

(2)靶区的处方剂量(见表 11-19)。①根治性放疗的剂量为 Dt 60~74Gy/30~37 次,2Gy/次,每日行 1 次照射治疗。②对 T_1N_0 和 T_2N_0,直径<5cm 的病例,建议进行剂量分割的研究。可采用大分割治疗,包括 5Gy×12 次、6Gy×10 次或 10~11Gy×5 次,应用 IGRT 技术,参考日本的经验,BED 应≥100Gy。进行大剂量分割的临床研究时,要求具备良好的质量控制。③行术后放疗者,应根据具体情况后定。对于完全切除且切缘为阴性者,放疗方案为 50~54Gy,1.8~2Gy/次,照射 1 次/d;对于镜下切缘为阳性者,放疗方案为 54~60Gy,1.8~2Gy/次,照射 1 次/d;对大体肿瘤残留者,放疗方案为 60~70Gy,2Gy/次,照射 1 次/d,并建议同步放化疗。④术前放疗剂量为 45~50Gy,1.8~2Gy/次,照射治疗 1 次/d。⑤小细胞肺癌治疗剂量为 Dt 60~70Gy/30~35 次/6~7 周;或 Dt 45Gy/30 次/3 周,1.5Gy/次,照射 2 次/d。

表 11-19　常规分割放疗的常用剂量

治疗类型	总剂量(Gy)	分割剂量(Gy)	治疗疗程(周)
术前	45～50	1.8～2	5
术后			
切缘阴性	50～54	1.8～2	5～6
镜下切缘阳性	54～60	1.8～2	6
肉眼可见肿瘤残留	60～70	2	6～7
根治性放疗	60～74	2	6～7.5
姑息性放疗			
梗阻性疾病(上腔静脉综合征或阻塞性肺部炎症)	30～45	3	2～3
骨转移伴软组织肿块	20～30	4～3	1～2
骨转移不伴软组织肿块	8～30	8～3	1 天～2
脑转移的全脑放疗	30	3	2

(3)危及器官的勾画及限制剂量:危及器官勾画包括脊髓、肺、心脏、食管、臂丛神经及其他需评价的正常器官,见表 11-20(注意正常组织需勾画出所有的层面)。

表 11-20　危及器官结构界定及勾画建议

组织器官	结构界定及勾画建议
脊髓	按脊髓腔的骨性界线来勾画脊髓,从环状软骨下开始,(对于肺尖肿瘤应该从颅底开始)勾画到 L_2 下缘,逐层勾画,不包括神经孔
肺	双肺在肺窗勾画,所有的炎症、纤维化和不张的肺都应勾画在内,伸展到肺门区外的小血管(直径<1cm)也应包括在内。GTV(特指肺内的 GTV)、肺门和气管/主支气管不应包括在全肺这个结构中
心脏	沿着心包囊勾画,上方(或基底)从肺动脉开始,经过中线层面,并向下延伸到心尖部
.食管	从环状软骨下开始勾画到食管胃连接处
臂丛神经	只要求对上叶肿瘤患者进行勾画,而且只勾画同侧臂丛神经,包括从 $C_{4/5}$(C_5 神经根)到 $T_{1/2}$(T_1 神经根)通过神经孔的脊神经

危及器官的限制剂量见表 11-21。

表 11-21　正常组织限制剂量(2015 版 NCCN 推荐限制剂量)

组织器官	剂量限制
脊髓	最大剂量≤50Gy
肺	V_{20}≤35%;V_5≤65%;最小剂量≤20Gy
心脏	V_{40}≤80%;V_{45}≤60%;V_{60}≤30%;平均剂量≤35Gy
食管	平均剂量≤34Gy;最大剂量≤105%处方剂量
臂丛神经	最大剂量≤66Gy

注:①肺和心脏的剂量限制需根据患者放射治疗的选择方式(如同步放化疗、序贯放疗、单纯放疗),是否伴有其他的肺和心脏等内科疾病以及心肺功能等具体情况做适当调整。②如果肝脏和肾脏在靶区范围内,则也应该扫描,并进行剂量限制。③对于加速超分割放疗患者(Dt 45Gy/30 次/3 周),正常组织限量需更加严格,脊髓的最大耐受剂量<41Gy。

四、放射治疗的毒副作用

1.急性毒副作用

在放射治疗期间,每周由专人记录呼吸系统反应、消化道反应、皮肤反应、血液学毒性等(疗效按 CTCAE 4.0 标准评价)。

2.慢性毒副作用

在随访期间注意放射性肺炎、皮肤纤维化等(疗效按 CTCAE 4.0 标准评价)。

五、放射治疗的疗效评估

在放射治疗期间,每周由专人评估肺部疾病相关症状、体征的变化情况(如咳嗽、咳痰、胸闷气急、锁骨上淋巴结大小等);在放疗结束后行胸部 CT 检查,评估放射治疗结束时的疗效。

六、随访要求

治疗结束 2 年内,每 3 个月检查 1 次;2 年后,每 6 个月检查 1 次;5 年后,每年检查 1 次。随访时进行相应的体格检查、实验室检查及辅助检查,主要是检查并记录肿瘤复发转移情况以及与治疗相关的毒副作用等。

第八节　食管癌的放射治疗

一、非手术部分

(一)食管癌的诊断规范

1.食管癌的病理学诊断

(1)尽可能在食管内镜下取得食管病灶病理标本。

(2)在食管管腔较狭窄时,内镜无法通过,可通过行锁骨上淋巴结穿刺或活检(行 EBER 检测)取得病理标本。

2.食管癌的影像学诊断

(1)食管钡片。

(2)食管腔内超声显像。

(3)胸部增强 CT。

(4)腹部增强 CT。

(5)双侧锁骨上和腹部超声。

(6)有条件的单位可行 PET-CT 检查。

3.食管癌的辅助诊断

(1)生命体征和体格检查:主要包括患者身高、体重、体表面积、ECOG 评分、体温、血压、心率、呼吸频率。

(2)心电图、心肺功能、脑 MRI 等检查。

(3)实验室检查:主要包括血象(Hb、WBC、ANC、PLT)、尿常规、肝功能(ALT、AST、γ-GT、TBIL)、肾功能(BUN、Cr)、电解质(K、Na、Cl、Ca、Mg)以及血糖(Glu)等。

(4)对于局部晚期患者,行全身骨 ECT 或可考虑行 PET-CT 检查。

(二)食管癌的治疗原则

根据检查结果进行讨论并正确分期,然后根据分期决定治疗方案(分期采用第 7 版 UICC/AJCC 分期或第 6 版 UICC/AJCC 分期)。

1.根治性放疗

(1)目的是使局部肿瘤得到控制,获得较好的效果。放射治疗后不能因放射所致的并发症而影响患者的生存质量。

(2)适应证:一般情况好,病变时间比较短,食管病变处狭窄不明显(能进半流食),无明显远处转移的初治食管癌患者。CT 显示未侵及主动脉或气管、支气管等邻近的组织和器官,无锁骨上和腹腔淋巴结转移(包括 CT 显示无明显肿大的淋巴结),无严重并发症的初治者。对于复发患者,临床上可考虑放疗根治。

(3)禁忌证:食管穿孔(食管-气管瘘或可能发生食管主动脉瘘)、恶病质、已有明显症状且多处于远处转移者。

2.姑息放射治疗

(1)目的是减轻痛苦(如骨转移的止痛放疗、转移淋巴结压迫症状等),缓解进食困难,延长患者生存时间。

(2)适应证:初治发现已有远处转移,而复发时经临床考虑不能根治者。

(3)禁忌证:已伴有食管穿孔、恶病质。

3.综合治疗

(1)局部或区域晚期患者的放化疗结合:以同步放化疗为主,可考虑结合诱导化疗及辅助化疗。

(2)对于初治发现转移患者,采用以化疗为主的综合治疗,结合原发灶及转移灶的局部姑息性放疗。

(3)化疗方案:以铂类为基础的联合化疗。

(4)根据需要结合靶向药物(如尼妥珠单抗等)进行治疗。

(三)放射治疗技术

食管癌三维适形调强放射治疗的计划实施及工作流程:采用热塑体模或真空垫固定→胸部 CT 扫描→局部网传送 CT 扫描图像至三维治疗计划系统→医师勾画肿瘤靶区

[必须参照食管造影和(或)食管镜检的结果勾画靶区]→上级医师确定并认可靶区→由物理师设计照射野→物理室主任核对并认可照射计划→CT模拟校位→由医师、物理师、放疗技术人员共同在加速器上校对照射野→照射计划的实施。

1.放射治疗前的准备

(1)KPS评分在60分及以下、营养评估差者,应先开展营养支持治疗。

(2)体位固定:全部患者采取仰卧位,用体罩固定;上胸段或颈段食管癌行颈胸联合体罩固定;胸段食管癌行胸部体罩固定。

(3)CT模拟定位技术:要求采取3～5mm层厚增强扫描。

(4)常规模拟定位技术:要求开展等中心激光定位,并要求有关于各个照射野的解剖结构位置及大小的描述。

2.放射线及放射治疗技术的选择

(1)放射线:选择6～10MV高能X线。

(2)放射治疗技术:根治性患者采用IMRT技术。

(3)姑息治疗患者可考虑采用常规二维放疗技术及三维适形放疗技术。

3.IMRT的技术优势

(1)以容积剂量为处方剂量,在同一靶区内的剂量分布均匀且精确。

(2)肿瘤组织的受照射剂量高,而周围正常组织的受照射剂量尽可能低。

4.IMRT的实施

(1)靶区的设置

非手术治疗时的放射靶区设置见表11-22和图11-1(供参考)。

表11-22　放射靶区设置

靶区名称	定　义
GTVt	临床及食管内镜结合影像学可见的原发肿瘤范围[参照食管吞钡造影、胸部CT、食管镜(有条件者加用腔内超声、PET-CT)来确定GTV],PET-CT的SUV=SUV_{bgd}+20%($SUV_{max(slice)}$−SUV_{bgd})
GTVnd	转移淋巴结的定义(满足以下任一项):CT影像学上短径≥1cm(气管食管沟淋巴结短径≥0.5cm);穿刺证实为转移者;PET-CT的SUV值高的淋巴结
CTVt	GTV大体肿瘤头脚方向外放3cm,侧向外放0.5～0.8cm,不超过解剖边界,除非有证据证实其受侵
CTVnd	颈部病变应包括锁骨上淋巴结。上界不应超过环甲膜水平,建议同时包括含淋巴结转移概率较高的淋巴引流区域,如上段应该包括双侧锁骨上、气管食管沟、食管旁、2区、4区、5区、7区;中段包括气管食管沟、食管旁、2区、4区、5区、7区;下段包括食管旁、4区、5区、7区以及胃左、贲门周围淋巴结区

续　表

靶区名称	定　义
ITV	食管侧向运动范围在1cm之内,上段食管为5mm,中段食管为6～7mm,下段食管为8～9mm
PTV	在CTV基础上外放0.5～1cm,因位置不同而有所变化,主要考虑到PTV受系统、摆位误差的影响而外放,与各中心的放疗质控有关。PTV＝ITV＋0.3cm。当使用IG-RT技术时,根据解剖屏障做适当调整

（2）靶区勾画说明

1）靶区容积的定义见图11-1。

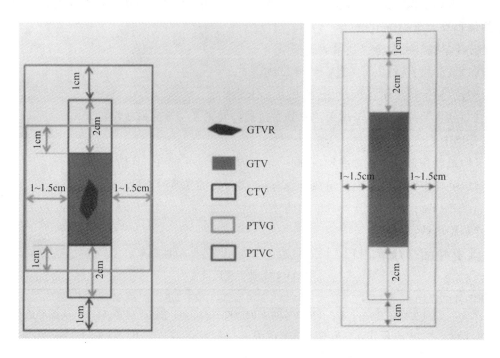

图11-1　靶区容积示意图

注:GTVR是指危险的GTV,该靶区容积是PET-CT提示大于SUV_{max}值50%的GTV。

2）肿瘤不同部位靶区勾画。①胸上段食管癌靶区勾画的建议:食管原发性肿瘤同其他,淋巴结为101,104,105,106组;跨段病变者,淋巴结为101,104,105,106,107组,部分为108组。②胸中段食管癌靶区勾画的建议:食管原发性肿瘤同其他,淋巴结为106,107,108组,部分为110组,腹部为1,2,3,7组。③胸下段食管癌靶区勾画的建议:食管原发性肿瘤同其他,但下界不超过贲门,淋巴结为107,108组,110组,腹部1,2,3,7,9组;跨段病变者,淋巴结为106cbR,107,108,110组,腹部为1,2,3,7,9组。

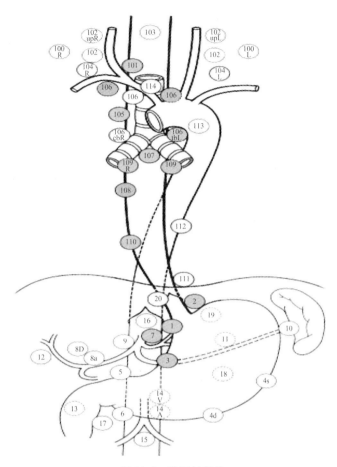

图 11-2　淋巴结部位

淋巴结部位说明见图 11-2 和表 11-23。

表 11-23　淋巴结部位说明

淋巴结分组	淋巴结位置	淋巴结分组	淋巴结位置
100 组	颈侧淋巴结	112 组	后纵隔淋巴结
101 组	颈段食管旁淋巴结	113 组	主动脉弓旁淋巴结
102 组	颈深淋巴结	114 组	前纵隔淋巴结
103 组	咽后淋巴结	胃 1 组	贲门右淋巴结
104R 组	右锁骨上淋巴结	胃 2 组	贲门左淋巴结
104L 组	左锁骨上淋巴结	胃 3 组	胃小弯淋巴结
105 组	胸上段食管旁淋巴结	胃 4 组	胃大弯淋巴结
106 组	胸气管旁淋巴结	胃 5 组	幽门上淋巴结
107 组	气管隆突部淋巴结	胃 6 组	幽门下淋巴结
108 组	胸中段食管旁淋巴结	胃 7 组	胃左血管旁淋巴结
109 组	肺门淋巴结	胃 8 组	肝总动脉旁淋巴结
110 组	胸下段食管旁淋巴结	胃 9 组	腹腔动脉旁淋巴结
111 组	横膈旁淋巴结		

　　3)关键器官的勾画如下。①肺:可采用计划系统软件附带的自动勾画工具勾画肺的外轮廓(气管及支气管必须手工勾画并排除在外)。②食管:勾画范围从食管入口至食

管、胃结合部位,勾画在食管外壁(若食管外壁未显示,可采用上下层面的插入法来确定)。③心脏:心脏上界由右心房和右心室组成,不包括肺动脉干、升主动脉和上腔静脉;下界至心尖位置。④脊髓:脊髓勾画层面为整个 CT 扫描层面,逐层勾画椎管的边界作为脊髓的计划危及器官体积(Planning risk volumes,PRV)。

5.肿瘤靶区的剂量学要求

剂量计算采用不均匀组织的校正,要求≥99%的 PTV 接受≥95%的处方剂量,95%的 PTV 接受 99%的处方剂量;PTV 内≥120%处方剂量的连续体积<2cm³;PTV 外≥110%处方剂量的连续体积<1cm³。要记录(PTV 内的)最大点剂量和最小点剂量。

如果无法达到以上剂量学要求,可以稍放宽要求。

靶区的处方剂量覆盖标准修改见表 11-24。

表 11-24 靶区的处方剂量覆盖标准修改

覆盖范围	执行要求
包绕 95%～100%PTV	要求
包绕 92%～95%PTV	可以接受的违反
包绕 PTV<92%	不能接受的违反

6.关键器官受量限制

在制订治疗计划时,要考虑到正常组织照射剂量的限制,考虑这些组织的优先顺序如下:脊髓>肺>心脏(见表 11-25)。

表 11-25 关键器官耐受剂量要求

器官	无偏移	轻度偏移
脊髓	最大剂量≤45Gy	最大剂量≤50Gy 超过 45Gy 体积≤0.1cm³
正常肺	V_{20}≤30% V_5≤55% 平均剂量≤15Gy	V_{20}≤33% V_5≤60% 平均剂量≤16Gy
心脏	平均剂量≤40Gy	平均剂量≤42Gy

如果无法达到以上剂量学要求,可以稍放宽要求。

关键脏器剂量标准(脊髓剂量必须达到 45Gy 以下)见表 11-26。

表 11-26 关键脏器剂量标准

剂量范围	执行要求
≤5%	允许
>5%到≤10%	可以接受的违反
>10%	不能接受的违反

靶区及治疗计划在治疗计划系统完成后需要在常规模拟机下确认(校对照射野)。

(四)照射剂量

1.根治性放疗剂量为 60～66Gy/30～33 次/6～7 周(供参考)。

(1)RTOG 9405 靶区剂量建议:大野 50.4Gy/28 次(GTV 同上,PTV 在食管原发灶

GTV 纵轴两端各外放 5cm,横轴在 GTV 外放 2cm;淋巴结包括食管旁淋巴结,若原发病灶在气管分叉以上,应包括锁骨上淋巴区)＋小野 14.4Gy/8 次(GTV 外放 2cm)。

(2)HCT 01843049 推荐:PTV G 63Gy/28 次/5$^+$周,PTV C 50.4Gy/28 次/5$^+$周。

2.姑息性放疗剂量为 45～50Gy/4～6 周。

(五)残留病灶的处理

1.残留的标准

放疗结束时,食管镜活检为阳性;锁骨上存在大于 1cm 的肿大淋巴结,经细胞学检查证实为阳性,经多次影像学随访或功能影像学检查,考虑为局部残留。

2.残留病灶的处理

对于活检阳性者,可考虑行化疗或观察 3 个月,如仍然有残留,可考虑手术切除。

二、联合手术治疗部分

(一)食管癌术前新辅助放射治疗

食管癌的病理学诊断、影像学诊断和辅助诊断同非手术治疗。

1.适应证

可切除的胸段食管鳞癌,治疗前的临床分期为局部晚期 $T_{3\sim4}N_{0\sim1}M_0$(T_4 指肿瘤侵及胸膜、心包、膈肌,但未侵及其他邻近器官)或局部早期伴区域淋巴结转移的 $T_{1\sim2}N_1M_0$ 患者(ESOPHAGUS,UICC,2002),排除锁骨上淋巴结转移。

2.放射治疗技术

放射源、体位固定、放疗设计同非手术部分。

3.靶区定义(根据术后病理分期确定)

GTV 包括原发食管肿瘤(GTVt)和转移淋巴结(GTVnd)。CTV 在 GTVt 的头脚方向各外放 3cm,在 GTVnd 头脚方向各外放 1.5cm,在 GTVt 和 GTVnd 的前后左右方向各外放 0.5～1.0cm,并根据解剖屏障做适当调整。PTV 在 CTV 基础上三维外放 0.5～1.0cm。

4.勾画靶区的标准(GTV 见三维适形调强放射治疗靶区定义)

(1)胸上段(CTV)上界为环甲膜水平,下界为隆突下 2～3cm,包括食管旁、气管旁、下颈、锁骨上、2 区、4 区、5 区、7 区等相应淋巴引流区。

(2)胸中段(CTV)上界包括锁骨头水平气管周围的淋巴结,下界为贲门淋巴结引流区,包括相应纵隔淋巴引流区(如食管旁、气管旁、锁骨上、2 区、4 区、5 区、7 区等)。

(3)胸下段(CTV)上界包括锁骨头水平气管周围的淋巴结,下界为胃左淋巴引流区,包括相应纵隔淋巴引流区(如食管旁、气管旁、锁骨上、2 区、4 区、5 区、7 区等)。

(4)PTV 在 CTV 基础上均外放 0.5cm。

5.关键器官耐受剂量要求

关键器官耐受剂量要求见表 11-27。

表 11-27　关键器官耐受剂量要求

器　官	无偏移	轻度偏移
脊髓	最大剂量≤45Gy	最大剂量≤50Gy 超过 45Gy 体积≤0.1cm^3
正常肺	V_{20}≤20%	V_{20}≤23%
	V_5<45%	V_5<50%
	平均剂量≤12Gy	平均剂量≤12.5Gy
心脏	平均剂量≤25Gy	平均剂量≤27Gy

6.处方剂量

术前新辅助放疗处方剂量为 95% PTV 40Gy～50.4Gy/20～28 次/4～5$^+$周。

三、胸段食管癌术后放疗

1.适应证

术后病理:R_1、R_2;术后分期为 T_3、T_4 或 N 为阳性。患者行食管癌 R_0 切除术后,若淋巴结为阳性,术后病理为鳞癌,可观察或行以铂类/5-Fu 类为基础的化疗或放疗;术后病理为近端或中段腺癌,可观察或行以 5-Fu 类为基础的化疗或放疗;术后病理为远端食管腺癌及胃食管结合部肿瘤,行以 5-Fu 类为基础的化疗或放疗。

对于 $T_3N_0M_0$ 的食管腺癌患者,建议术后行以 5-Fu 类为主的化疗或联合局部放疗,以降低复发的风险;对于食管鳞癌术后患者,建议观察。目前的证据显示,以 5-Fu 类为主的化疗或联合局部放疗能降低复发风险,有一定的生存优势。

如手术后病理残端镜下为阳性或切除长度不足者,需进行术后放疗或放化疗。对于食管中上段癌患者,术后更倾向于放化疗,而对于下段癌患者更倾向于观察。

2.放射治疗技术

放射源、体位固定和放疗设计同术前放疗;靶区定义(根据术后病理分期确定)同术前放疗。

3.放射治疗靶区范围

(1)局部晚期(pT$_{3～4}$N$_{0～1}$)患者 CTV:中上段包括双侧锁骨上区域＋上纵隔＋隆突下＋瘤床(下界在原瘤床下缘下 2～3cm);下胸段包括双侧锁骨上,1～5、7 组和上腹部淋巴区域(约 T$_3$～T$_{12}$,或 L$_1$ 水平)。

(2)局部早期伴区域淋巴结转移(pT$_{1～2}$N$_1$)患者 CTV:双侧锁骨上区域＋上纵隔＋隆突下(上界:胸上段在环甲膜水平;胸中、下段在 T$_1$ 上缘,包括小锁骨上区、食管旁、2 区、4 区、5 区、7 区的淋巴引流区)。

(3)根治性术后放疗(R$_0$ 切除)Ⅱ$_A$(T$_{2～3}$N$_0$M$_0$ 淋巴结阴性组)患者推荐放疗。

(4)PTV 在 CTV 基础上外扩 0.5cm。

4.靶区勾画的标准

(1)胸上段(CTV)上界为环甲膜水平;下界为隆突下 2～3cm,包括吻合口、食管旁、气管旁、下颈、锁骨上、2 区、4 区、5 区、7 区等相应的淋巴引流区。

(2)胸中段(CTV)上界包括胸气管周围的淋巴结;下界为贲门淋巴引流区,包括相应纵隔淋巴引流区(如食管旁、气管旁、锁骨上、2 区、4 区、5 区、7 区等)。

(3)胸下段(CTV)上界包括锁骨头水平气管周围的淋巴结;下界为胃左淋巴引流区,包括相应纵隔淋巴引流区(如食管旁、气管旁、锁骨上、2 区、4 区、5 区、7 区等)。

(4)PTV 在 CTV 基础上均外放 0.5cm。

5.肿瘤处方剂量要求

关键器官耐受剂量要求见表 11-28。

剂量计算采用不均匀组织的校正,要求≥99％的 PTV 接受≥95％的处方剂量,95％的 PTV 接受 99％的处方剂量;PTV 内≥120％处方剂量的连续体积＜2cm³;PTV 外≥110％处方剂量的连续体积＜1cm³。要记录(PTV 内的)最大点剂量和最小点剂量。

表 11-28 关键器官耐受剂量要求

器 官	无偏移	轻度偏移
脊髓	最大剂量≤45Gy	超过 45Gy 体积≤0.1cm³
正常肺	V_{20}≤23％	V_{20}≤25％
	V_5≤60％	V_5≤70％
	平均剂量≤13Gy	平均剂量≤16Gy
胸腔胃(术后)	V_{40}≤50％	V_{40}≤60％
心脏	平均剂量≤30Gy	平均剂量≤40Gy
臂丛神经	最大剂量≤60Gy	最大剂量≤66Gy

以上限制剂量以脊髓和肺的考虑为首要,其次为心脏和臂丛神经。

6.术后辅助放射剂量(PTV 50～60Gy/25～30 次)。

R_1 切除 PTV 剂量为 54Gy/28 次/5[+] 周。R_2 或阳性淋巴结残留和食管残留病灶(GTV)剂量为 60Gy/28 次,PTV 剂量为 54Gy/28 次/5[+] 周。

注:术后放射治疗说明

(1)食管癌术后放射治疗靶区设计须考虑因素。不同 T 分期淋巴结转移度有所差异。①病理因素:肿瘤分化程度、病理 T 分期、淋巴结包膜外侵犯、脉管瘤栓、淋巴结转移部位及转移率等。②淋巴结转移是否存在区域性规律(尚无或小),淋巴结转移规律为局部转移、区域转移,或跳跃转移。③手术方式决定淋巴及可能被手术清扫的程度。④手术后正常组织器官解剖结构变化。⑤提示术后局部和区域性治疗失败的高危因素。⑥单纯根治性手术后治疗失败的表现。⑦术后放疗靶区的临床研究结果。

(2)术后复发的高危因素包括 T 分期晚、N 转移和 N 转移密度高。

(3)临床研究显示术后放疗可能的获益人群。术后放疗可能获益的人群包括:①Ⅲ期($T_3N_{0～1}$,$T_4N_{0～1}$)患者;②Ⅲ期患者或淋巴结转移数目超过 3 个者;③T 分期早但区域性淋巴结有转移($T_{1～2}N_1M_0$)者;④淋巴结转移度高者(术后复发形式:局部区域复发中以颈部、纵隔为主,占 80％左右)。

(4)手术方式决定手术的彻底与否。经横膈食管切除、颈部吻合提示纵隔淋巴结无法清扫;左进胸二野淋巴结清扫提示清扫范围为隆突以下淋巴结、上腹部淋巴结;右前进胸二野淋巴结清扫范围与左进胸相似,提示上纵隔淋巴结清扫不彻底;右后进胸扩大二野淋巴结清扫提示上纵隔暴露良好,可进行上纵隔淋巴结清扫;三野淋巴结清扫提示可行颈部、纵隔、上腹部淋巴结清扫;手术清扫难点在于上纵隔、颈胸交界处解剖结构复杂,比邻重要的喉返神经,手术清扫难以彻底。

(5)不同病变部位淋巴结转移的规律:胸上段食管癌转移至中上纵隔颈部;胸中段食管癌双向转移;胸下段食管癌主要向下转移到中下纵隔、上腹部,但也不乏颈部淋巴结跳跃式转移;喉返神经周围淋巴结可能是颈部淋巴结转移的前哨淋巴结。

(6)术后放疗的主要设野方法包括以下几种。

1)大 T:锁骨上(+下颈)+全纵隔(包括瘤床)+胃左。

2)小 T:锁骨上+上纵隔(原发灶未知)。上胸段:双侧锁骨上+上、中纵隔(隆突下 3cm)+瘤床。中胸段:纵隔+瘤床上下 5cm。下胸段:隆突以下纵隔+胃左+瘤床。

3)瘤床+原发灶邻近淋巴结。

4)瘤床。

(7)颈部淋巴结区域放疗考虑要点如下。胸上段食管癌颈部须常规进行照射;胸中、下段食管癌须综合考虑上纵隔是否进行清扫、纵隔淋巴结转移率、转移部位、肿瘤分化程度,建议上界常规在 T_1 上缘(包括小锁骨上区),如上纵隔有淋巴结转移,上界应在环甲膜水平。

四、放射治疗的毒副作用

1.全身放疗反应

多数患者无明显的全身反应或有很轻的症状,无须处理;有个别患者较明显,常表现为乏力、食欲缺乏、恶心呕吐。处理方法:给予输液、支持治疗及增加食欲的药物治疗,即可保证顺利完成放射治疗。

2.放射性食管炎

多数患者常表现为吞咽疼痛,进食困难的症状较先前有所加重,或术后放疗患者出现吞咽梗阻的症状。多数发生在照射剂量为 20~40Gy 时,主要原因为食管黏膜充血、水肿、渗出,以及糜烂。对于Ⅲ度以上放射性食管炎者,可给予激素和抗生素治疗。处理方法:①消除患者误认为病情加重的思想负担,解释其原因;②轻者对其进行观察,重者则给予输液。适当少量给予激素和抗生素治疗,可获得较好效果。

3.处理措施

多数患者表现为刺激性干咳或痰不易吐出。多数患者症状轻,无须处理,重者可对症处理,如服用氯化铵等药物,进行雾化治疗(可加用糜蛋白酶和少量激素),这可以帮助排痰。

4.晚期并发症

少数患者出现局部肺纤维化、放射性肺炎、食管狭窄和吻合口狭窄等症状。

五、随访要求

随访主要是检查并记录肿瘤复发、转移情况及与治疗相关的毒副作用。治疗结束

2 年内,每 3 个月检查 1 次;2 年后,每 6 个月检查 1 次;5 年后,每年检查 1 次。胃镜每 6 个月检查 1 次;血液学检查则根据需要选择项目;胸部 CT、腹部 CT,或腹部＋颈部、锁骨上区超声,可根据需要每 3～6 个月检查 1 次;全身骨显像可每年检查 1 次。以上检查项目可根据患者情况决定。

第九节 乳腺癌的放射治疗

一、乳腺癌保乳术后放疗规范

1. 全乳放疗

(1)适应证:保乳术后的全乳放疗可以将早期乳腺癌保乳手术后的 10 年局部复发率降到约原来的 1/3,所以原则上所有保乳手术后的患者都具有术后放疗适应证。对年龄在 70 岁以上、病理学诊断为Ⅰ期,激素受体为阳性、切缘为阴性的患者,鉴于其绝对复发率低,全乳放疗后出现乳房水肿、疼痛等不良反应消退缓慢,可以考虑行单纯内分泌治疗,而不行放疗。

(2)与全身治疗的时序配合:对无辅助化疗指征患者的术后放疗建议在术后 8 周内进行。由于术后早期术腔体积存在动态变化,尤其是对于含有术腔血清肿的患者,不推荐术后 4 周内开始放疗。对接受辅助化疗的患者,应在末次化疗后 2～4 周内开始。目前,对于内分泌治疗与放疗的时序配合没有一致意见,可以在同期或放疗后开展。对于曲妥珠单抗治疗的患者,只要在放疗前心功能正常,就可以与放疗同时使用,但这些患者不宜照射内乳区。另外,左侧乳腺癌患者应尽可能采用三维治疗技术,以减少心脏照射体积,评估心脏的照射平均剂量至少应低于 8Gy。

(3)照射靶区包括以下几种。①对行腋窝淋巴结清扫或前哨淋巴结活检为阴性的患者,亦或腋窝淋巴结转移 1～3 个,但腋窝淋巴结清扫彻底(腋窝淋巴结检出数≥10 个),且不含有其他复发的高危因素的患者,照射靶区只需包括患侧乳腺。②对于腋窝淋巴结转移≥4 个,或腋窝淋巴结转移 1～3 个,但含有其他高危复发因素(如年龄≤40 岁,激素受体为阴性,淋巴结清扫不彻底或转移比例＞20％,HER-2/neu 过表达等)的患者,照射靶区需包括患侧乳腺、锁骨上、下淋巴结引流区。③对腋窝未做解剖或前哨淋巴结宏转移而未做腋窝淋巴结清扫者,可根据各项预后因素综合判断腋窝淋巴结转移概率,然后在全乳照射基础上决定是否需要进行腋窝和锁骨上、下区域的照射。

(4)照射技术包括以下几种。①常规放疗技术:在 X 线模拟机下直接设野,基本照射野为乳房内切野和外切野。内界和外界需要各超过腺体 1cm,上界一般在锁骨头下缘,或者与锁骨上野衔接,下界在乳房皱褶下 1～2cm。一般后界包括不超过 2.5cm 的肺组织,前界皮肤开放,留出 1.5～2cm 的空隙,防止在照射过程中乳腺肿胀超过照射野边界。同时各个边界需要根据病灶的具体部位进行调整,以保证瘤床处的剂量。②射线和剂量分割:原则上采用直线加速器 6MV 高能 X 线,对于个别身材较大的患者,可以考虑选用

8～10MV高能X线,以避免在内、外切线野入射处形成高剂量,但不宜使用更高能量的X线,因为皮肤剂量随着X线能量增高而降低。全乳照射剂量为45～50Gy,1.8～2Gy/次,5次/周。在无淋巴引流区照射的情况下,也可考虑行"大分割"方案治疗,即2.66Gy×16次,总剂量为42.6Gy,或其他等效生物剂量的分割方式。对于正常组织(包括心脏和肺)照射体积大或靶区内剂量分布梯度偏大的患者,不推荐采用大分割治疗。③瘤床加量:对于大部分保乳术后的患者,在全乳照射基础上均可通过瘤床加量进一步提高局部控制率。在模拟机下瘤床包括术腔金属夹或手术瘢痕周围外放2～3cm,可选用合适能量的电子线;在瘤床基底深度超过4cm时,建议选择X线小切线野以保证充分的剂量覆盖瘤床,并避免高能电子线造成皮肤照射剂量过高,剂量为(10～16)Gy/(1～1.5)周,共5～8次。④三维适形和调强照射技术:CT定位和三维治疗计划通过设计适形照射,可以显著提高靶区剂量均匀性,减少正常组织不必要的照射,尤其当治疗涉及左侧患处时,需要尽可能地降低心脏的照射剂量;对存在照射野的衔接以及胸部解剖特殊的患者,在经常规设野无法达到令人满意的正常组织安全剂量时,通过优化的三维治疗计划尤其能体现出优势。该技术是目前推荐的治疗技术。全乳靶区勾画要求如下(见表11-29和表11-30):上界为触诊乳腺组织上界上方5mm,下界为乳腺下皱襞下方1mm,内界一般位于同侧胸骨旁,参照临床标记点,外界位于触诊乳腺组织外界外围5mm,前界为皮肤下方5mm,包括脂肪组织,后界为肋骨前方。可以采用楔形滤片技术、正向或逆向调强技术进行剂量优化,其中逆向调强技术对各方面技术要求均较高,需要在条件成熟的单位开展。

表11-29　肿瘤放射治疗组织(RTOG)乳腺和胸壁靶区勾画的解剖学边界共识

勾画解剖学边界 部位	上　界	下　界	前　界	后　界	外侧界	内侧界
乳房	参考临床乳房上界范围＋第2肋骨①	参考临床乳房下界范围＋CT定位扫描到无乳房显示层面	患者乳房皮肤	不包括胸大小肌、胸壁肌肉和肋骨	参考临床乳房外侧界范围＋参考腋中线,不包括背阔肌②	胸肋关节③
乳房＋胸壁	同上	同上	同上	包括胸大小肌、胸壁肌肉和肋骨	同上	同上
胸壁	锁骨头的下缘	参考临床乳房原下界范围＋CT定位扫描到对侧无乳房显示层面	患侧胸壁皮肤	肋胸交界界面(包括胸大小肌、胸壁肌肉和肋骨)	参考临床原乳房外侧界范围＋参考腋中线,不包括背阔肌④	胸肋关节⑤

乳房和胸壁靶区勾画共识的标注说明：

乳房照射：仅照射乳房只适合于早期保乳患者CTV。①上界：因患者乳房的大小和体位不同存在较大的差异性，尤其是外侧部分乳房的上缘。乳房的形状和患者的体位对乳房外侧部分上缘的影响和变异明显大于内侧部分的上缘。②外侧界：因乳房大小和下垂程度的不同，其外侧界范围存在较大差异。③内侧界：因乳房大小和下垂程度的不同，其内侧界范围存在较大差异，勾画靶区时要参考临床检查范围，但不应超越体中线。

乳房与胸壁照射：局部晚期乳腺癌保乳治疗患者CTV。局部晚期（包括临床ⅡB、Ⅲ期）乳腺癌新辅助化疗后行保乳手术的患者。具有局部高危复发风险本应行乳腺癌改良根治术却做了保乳手术的患者。

胸壁照射：乳腺癌改良根治术后患者CTV。①外侧界：参考原有乳房的外侧界边界范围，通常应超过胸大、小肌的外侧界，但不应该包括背阔肌。⑤需要参考临床常规胸壁放疗的定位范围标记。胸壁内侧界不应超出体中线。乳房切除术后的手术瘢痕应被包括在照射范围内。

表11-30 肿瘤放射治疗组织（RTOG）淋巴结引流区域靶区勾画解剖学边界

勾画解剖学边界 部位	上界	下界	前界	后界	外侧界	内侧界
锁骨上区	环状软骨下缘	头臂静脉和腋静脉连接处或锁骨头下缘①	胸锁乳突肌内侧	斜角肌前缘	上界：胸锁乳突肌内侧。下界：第1肋与锁骨关节	不包括甲状腺和气管
腋窝 Level Ⅰ	腋静脉穿过胸小肌的外侧界	胸大肌穿入肋骨处②	定义平面为：胸大肌和背阔肌的前浅表	肩胛下肌的前浅表	背阔肌的内侧界	胸小肌的内侧界
腋窝 Level Ⅱ	腋静脉穿过胸小肌的内侧界	腋静脉穿过胸小肌的外侧界③	胸小肌的前浅表	肋骨和肋间肌	胸小肌的外侧界	胸小肌的内侧界
腋窝 Level Ⅲ	胸小肌嵌入环状软骨	腋静脉穿过胸小肌的内侧界④	胸大肌的后表面	肋骨和肋间肌	胸小肌的内侧界	胸廓入口
内乳淋巴结区	第1肋间的浅表	第4肋骨的上缘				

淋巴结区域靶区勾画共识的标注说明：①锁骨上区的下缘与乳腺及胸壁放疗的上缘相衔接。②腋窝 Level Ⅰ 的下缘即临床腋前线的下端。③腋窝 Level Ⅱ 的下缘即腋窝 Level Ⅰ 的上缘。④腋窝 Level 的下缘即腋窝 Level Ⅱ 的上缘。

2.部分乳腺短程照射（Accelerated partial breast irradiation，APBI）

（1）适应证：关于APBI的初步研究显示，对于某些早期乳腺癌患者，保乳术后行APBI可以获得与标准的全乳放疗相当的局部控制率，同时具有大幅度缩短疗程，减少正常组织照射体积-剂量的优势，但随访和大样本前瞻性研究尚在进行中。通过APBI治疗获得和全乳照射相似的局部控制率的患者可能属于低复发风险的亚群，如根据美国肿瘤放射治疗学会（American Society of Radiation Oncology，ASTRO）的共识（见表11-31），严格符合"低危"标准的患者必须同时具备下列条件：年龄≥60岁，T_1N_0的单灶肿块，未接受新辅助治疗,切缘阴性,无脉管受侵,无广泛导管内癌成分,激素受体阳性的浸润性导管癌或其他预后良好的浸润性癌。虽然不同的共识对真正"低危"的定义不完全一致,但目前尚不推荐在临床试验以外将 APBI 作为常规治疗。

表 11-31　ASTRO 共识:临床 PBI 治疗的患者选择(无须进入临床试验)

因　素	合适患者	需谨慎选择的患者	不合适患者
患者因素			
年龄	≥60 年	50～59 年	<50 年
BRCA 1/2 突变	不存在		存在
病理因素			
肿瘤大小	≤2cm	2.1～3.0cm	>3cm
T 分期	T_1	T_0 或 T_2	T_3 或 T_4
切缘	阴性(≥2mm)	阴性(<2mm)	阳性
分级	任何	NA	NA
LVSI	无	局限/灶性	广泛
ER	阳性	阴性	NA
多中心生长	仅限单中心	NA	可存在
多灶性	单灶,大小≤2cm	单灶,大小在 2.1～3.0cm	大小>3cm,或多灶
组织学	浸润性导管癌或其他预后较好的类型	浸润性小叶癌	NA
单纯 DCIS	不允许	≤3cm	>3cm
EIC·	不允许	≤3cm	>3cm
合并 LCIS	允许	NA	NA
淋巴结因素			
N 分期	$pN_0(i^-,i^+)$	NA	pN_1,pN_2,pN_3
淋巴结手术	SNBx 或 ALND	NA	未进行
治疗因素			
新辅助治疗	不允许	NA	可应用

注:LVSI 为淋巴血管受到侵犯;DCIS 为导管原位癌;EIC 为广泛导管内成分;LCIS 为小叶原位癌;SNBx 为前哨淋巴结活检;ALND 为腋窝淋巴结切除;NA 为数据未知。

(2)技术选择:无论何种技术,作为临床肿瘤靶区(CTV)的 APBI 核心都包括原发肿瘤床及周围一定范围内的正常乳腺,而不是传统的全乳。技术上可行性最高的是三维适形外照射,可以参照 RTOG 0413 的剂量进行分割:38.5Gy/10 次,2 次/d,间隔时间>6h。其他技术包括插植和水囊导管(Mammosite)的近距离治疗、术中放疗等。

(3)部分乳腺再程放疗的正常组织限制剂量(参照 RTOG 1014)见表 11-32。

表 11-32　部分乳腺再程放疗的正常组织限制剂量

正常组织	限制剂量
未侵犯的正常乳腺	≥50％处方剂量的体积＜60％，且 100％处方剂量的体积＜35％
对侧乳腺	100％处方剂量的体积＜3％
同侧肺	30％处方剂量的体积＜15％
对侧肺	5％处方剂量的体积＜15％
心脏(右侧复发)	5％处方剂量的体积＜5％
心脏(左侧复发)	5％的处方剂量的体积＜40％
甲状腺	最大剂量点不得超过 3％的处方剂量

3. 前哨淋巴结不同转移类型的预后意义及腋窝处理规范

(1)宏转移：约 50％患者的腋窝非前哨淋巴结(nSLN)为阳性。腋窝淋巴结清扫(Axillary Lymph node dissection，ALND)是标准疗方案，特别是通过 ALND 进一步获得的预后资料将改变治疗决策。若预后资料不改变治疗决策，且患者拒绝进一步行腋窝手术，则腋窝放疗可以作为替代治疗。虽然 St. Gallen 共识建议，对于未接受过新辅助治疗的临床 $T_{1\sim2}$ 期、腋窝淋巴结为阴性但病理结果为 1~2 个 SLN 宏转移且会接受后续进一步辅助全乳放疗及全身系统治疗的保乳患者，可免除 ALND，但是我国学者倾向建议对所有腋窝淋巴结宏转移患者仍采用 ALND 治疗。

(2)微转移：约 20％患者的腋窝 nSLN 是阳性(＞5mm 的浸润性导管癌)，且大多数为宏转移(80％)，ALND 可导致 15％的患者分期提高，7％的患者辅助治疗改变。单个 SLN 微转移患者在接受保乳治疗(联合放疗)时，可不施行 ALND；对于多个 SLN 微转移患者在接受保乳治疗(联合放疗)时，我国专家倾向施行 ALND；患者微转移且后续仅行全乳切除无放疗时，腋窝处理同宏转移患者。

(3)ITC：腋窝 nSLN 转移的概率＜8％(＞5mm 的浸润性导管癌)，ALND 可导致 4％的患者分期提高。目前认为，ITC 对患者预后有不良影响，这与微转移患者一样，可以借助辅助全身治疗而获益，但 ITC 患者不接受腋窝治疗，因其腋窝复发率并无显著升高，不推荐施行常规 ALND。

(4)SLN 阴性：不需进行腋窝处理。

二、乳腺癌全乳切除术后放射治疗规范

(一)适应证

全乳切除术后放疗可以使腋窝淋巴结阳性的患者 5 年局部-区域复发率降到原来的 1/4 左右。全乳切除术后，具有下列预后因素之一，则符合高危复发，具有术后放疗指征：①原发肿瘤最大直径≥5cm，或肿瘤侵及乳腺皮肤、胸壁。②腋窝淋巴结转移≥4 个。③淋巴结转移 1~3 个的 T_1/T_2。该放疗指征与全乳切除的具体手术方式无关。目前的资料也支持术后放疗的价值。其中包含至少下列任一项因素的患者的可能复发风险更高，术后放疗更有意义：年龄≤40 岁，腋窝淋巴结清扫数目＜10 个时转移比例＞20％，激

素受体为阴性,HER-2/neu 过表达等。

(二)与全身治疗的时序配合

具有全乳切除术后放疗指征的患者一般都具有辅助化疗适应证,因此术后放疗应在完成末次化疗后 2～4 周内开始。对于个别有辅助化疗禁忌证的患者,可以在术后切口愈合、上肢功能恢复后开始术后放疗。目前,对于内分泌治疗与放疗的时序配合没有一致意见,可以同期或在放疗后开展。对于曲妥珠单抗治疗的患者,只要开始放疗前心功能正常,便可以与放疗同时使用,但这些患者不宜照射内乳区。另外,左侧乳腺癌患者应尽可能采用三维治疗技术,以减少心脏照射体积,评估心脏的照射平均剂量应至少低于 8Gy。

(三)照射靶区

由于胸壁和锁骨上区域是乳腺癌最常见的复发部位,约占所有复发部位的 80%,因此这两个区域是术后放疗的主要靶区,但对于 T_3N_0 患者,可以考虑行单纯胸壁照射。

内乳淋巴结复发的比例相对低,内乳野照射的意义现在尚不明确,对于治疗前经影像学诊断为内乳淋巴结转移可能性较大或者经术中活检证实为内乳淋巴结转移的患者,需考虑行内乳野照射。对于原发性肿瘤位于内侧象限同时腋窝淋巴结有转移的患者或其他内乳淋巴结转移概率较高的患者,在三维治疗计划系统上评估心脏剂量的安全性后可谨慎考虑行内乳野照射。原则上对于 HER-2 过表达的患者,为避免抗 HER-2 治疗和内乳照射心脏毒性的叠加,在决定行内乳野照射时宜慎重。

(四)照射技术和照射剂量

所有术后放疗靶区原则上应给予共 50Gy(5 周,25 次)的剂量,对于影像学(包括功能性影像学)上高度怀疑有残留或复发病灶的区域,可局部加量至 60Gy 或 60Gy 以上。

1.常规照射技术

(1)锁骨上/下野:上界为环甲膜水平;下界位于锁骨头下 1cm,与胸壁野上界相接;内界为胸骨切迹中点沿胸锁乳突肌内缘向上;外界与肱骨头相接。照射野需包括完整的锁骨。可采用 X 线和电子线混合照射的方法减少肺尖的照射剂量。治疗时头部偏向健侧以减少喉照射,机架角向健侧偏斜 10°～15°以保护气管、食管和脊髓。内上照射野在必要时应沿胸锁乳突肌走向作铅挡以保护喉和脊髓。

(2)胸壁切线野:上界与锁骨上野衔接,如单纯胸壁照射上界可达锁骨头下缘,下界为对侧乳腺皮肤皱褶下方 1cm。内界一般过体中线,外界为腋中线或腋后线,参照对侧腺体附着位置。同保乳术后的全乳照射,各边界也需要根据原发性肿瘤的部位进行微调,保证原肿瘤部位处于剂量充分的区域,同时还需要包括手术瘢痕部位。

胸壁照射如果采用电子线照射,各照射野边界可参照切线野。无论采用 X 线或电子线照射,都需要给予胸壁组织等效填充物,以将皮肤剂量提高至足量。

(3)腋窝照射:①锁骨上和腋窝联合野,照射范围包括锁骨上/下和腋窝,与胸壁野衔接。腋锁联合野的上界和内界都同锁骨上野,下界在第 2 肋间,外界包括肱骨颈,需保证照射野的外下角开放。采用 6MV 高能 X 线,锁骨上/下区深度以皮下 3～4cm 计算,达到锁骨上区肿瘤量 50Gy(5 周,25 次)的剂量后,腋窝深度根据实际测量结果计算,欠缺的剂量采用腋后野补量,应补量至 Dt 50Gy,同时锁骨上区缩野至常规锁骨上野范围,采用电子线将剂量追加至 50Gy。②腋后野:作为腋锁联合野的补充,采用 6MV 高能 X 线,上界平锁骨下缘,内界位于肋缘内 1.5cm,下界同腋-锁骨联合野的下界,外界与前野肱骨头铅挡相接,一般包括约 1cm 的肱骨头。转动光栏以使照射野各界符合条件。

(4)内乳野:常规定位的内乳野需包括第 1～3 肋间,上界与锁骨上野衔接,内界过体中线 0.5～1cm,宽度一般为 5cm,原则上 2/3 及以上剂量需采用电子线以减少心脏的照射剂量。

2.三维适形照射技术

与二维治疗相比,基于 CT 定位的三维治疗计划可以显著提高靶区剂量的均匀性和减少正常组织不必要的照射,故需提高照射野衔接处剂量的合理性,因此,即使采用常规定位,也建议在三维治疗计划系统上进行剂量参考点的优化,可选择恰当的楔形滤片角度和评估正常组织体积剂量等,以更好地达到靶区剂量的完整覆盖和减少放射损伤。胸壁和区域淋巴结靶区勾画可以参照 RTOG 标准或其他勾画指南。如果采用逆向优化计划,一定要严格控制照射野的角度,避免照射对侧乳腺和其他不必要的正常组织。

(五)乳腺癌新辅助化疗、改良根治术后放射治疗

放疗指征暂同未做新辅助化疗者,原则上主要参考新辅助化疗前的初始分期,尤其是初始分期为 Ⅱ_B 期以上的患者,即使达到病理完全缓解,也仍然有术后放疗适应证。放疗技术和剂量同改良根治术后未接受新辅助化疗的放疗。对于有辅助化疗指征的患者,术后放疗应该在完成辅助化疗后开展;如果无辅助化疗指征,在切口愈合良好、上肢功能恢复的前提下,术后放疗建议在术后 8 周内开始。与靶向治疗和内分泌治疗的时间配合同保乳治疗或改良根治术后无新辅助化疗的放疗。

(六)乳房重建术与术后放疗

原则上无论手术方式如何,乳房重建患者的术后放疗指征都需遵循同期别的乳房切除术后指征。无论是自体组织或是假体重建术,都不是放射治疗的禁忌证。但是,从最佳的肿瘤控制和美容兼顾的角度考虑,如采用自体组织重建,有条件的单位可以将重建延迟至术后放疗结束,期间可考虑采用扩张器以保持皮瓣的空间,这样在一定程度上比 Ⅰ 期重建后放疗更能提高美容效果。当采用假体重建时,由于放疗以后组织的血供和顺应性下降,Ⅱ 期进行假体植入会带来更多的并发症,包括假体移位、挛缩等,因此,对于考虑有术后放疗指征又需采用假体的患者,建议采用 Ⅰ 期重建术。

乳房重建以后,放疗技术可以参照保乳术后的全乳放疗。重建乳房后期的美容效果在很大程度上取决于照射剂量,而重建后放疗的患者一般都有淋巴引流区的照射指征,因此应尽可能提高靶区剂量的均匀性,避免照射野衔接处的热点,这是减少后期并发症的关键。在这个前提下,建议采用三维治疗技术,尽可能将淋巴引流区的照射整合到三

维治疗计划中。对于明确需要接受术后辅助放疗的患者,建议考虑进行延期重建。放疗可能对重建乳房的外形造成不利影响,有经验的团队可考虑即刻重建后再给予放疗。当考虑进行组织扩张和植入物即刻重建时,建议先放置组织扩张器,在放疗开始前或结束后应更换为永久性假体。对于曾经接受放疗的患者,如果采用植入物重建,常会发生较严重的包囊挛缩、移位,重建乳房美观度差和植入物暴露的情形,因此,放疗后的延期乳房重建,不宜使用组织扩张器和植入物的重建方法。

（七）乳腺癌经新辅助化疗降期后行术后辅助治疗的处理

（1）术后辅助化疗:对于术后辅助化疗,目前尚有争议。一般可以根据术前化疗的周期数、疗效以及术后病理学检查结果再继续选择相同化疗方案或更换新的化疗方案以及不辅助化疗,鉴于目前尚无足够证据,故无法统一。一般新辅助化疗加辅助化疗的总周期数为6～8个周期。若在新辅助化疗时已经完成了所有的辅助化疗周期,则可考虑不再继续使用化疗。

（2）术后辅助放疗:推荐根据化疗前的肿瘤临床分期来决定是否需要辅助放疗以及放疗范围。放疗范围包括全胸壁、锁骨上和锁骨下范围,对临床上内乳有累及或者临床上需强烈考虑内乳可能会累及者需行内乳放疗。

（3）辅助内分泌治疗、辅助分子靶向治疗:参见乳腺癌术后辅助全身治疗的临床指南。新辅助加辅助曲妥珠单抗的总治疗时间为1年。

三、乳腺导管原位（内）癌放疗规范处理

乳腺导管原位癌（Ductal carcinoma in situ,DCIS）,亦称导管内癌,属于乳腺浸润性癌的前驱病变,是一类非全身性的导管内局部病变。乳腺癌病理组织学分类按细胞核形态将DCIS分为低、中、高3个级别,不同级别的DCIS可能具有不同的遗传学起源和发生背景。DCIS的治疗以局部治疗为主,目的是降低局部复发率。治疗方式包括局部病灶广泛切除联合或不联合全乳放疗,以及全乳房切除术。必要时对激素受体为阳性的患者辅以内分泌治疗（如他莫昔芬）,主要目的是降低局部复发率及预防同侧和对侧乳腺癌再发。对DCIS患者而言,没有证据提示化疗能带来生存获益,也没有证据显示HER-2阳性（针对导管内癌成分）患者能够从曲妥珠单抗治疗中获益。

1.DCIS局部广泛切除联合全乳放疗

（1）全乳放疗在术后乳腺切口愈合后就可以开始,推荐在术后8周内开始。

（2）放射治疗的基本技术以及剂量请参见本节"一、乳腺癌保乳术后放疗规范"相关内容。治疗原则和浸润性癌的原则相似,仍推荐全乳照射后瘤床加量,尤其是对绝经前患者的治疗。

2.辅助内分泌治疗

（1）适应证:ER/PR阳性的乳腺导管内癌（注意:若单纯以预防对侧第二原发乳腺癌为目的,激素受体阴性患者也可接受他莫昔芬预防用药）。

(2)目的:降低同侧乳腺癌复发率及对侧第二原发乳腺癌发生率。

(3)剂量:放疗结束后建议采用他莫昔芬 20mg/d(10mg/次,2 次/d),连续服用 5 年,治疗期间应每半年至 1 年行 1 次妇科检查。对于老年(>65 岁)、伴有心血管疾病的患者,应充分权衡他莫昔芬带来的益处与发生心血管事件(尤其是血栓)风险的利弊。

四、乳腺癌骨转移的放射治疗

放射治疗是乳腺癌骨转移姑息性治疗的有效方法。骨疼痛是骨转移的常见症状,也是影响患者生活质量及活动能力的主要原因。脊椎、股骨等负重部位骨转移并发病理性骨折的风险性约为 30%,病理性骨折将显著影响患者的生存质量和生存时间。放射治疗用于乳腺癌骨转移治疗的主要作用是缓解骨疼痛,降低病理性骨折的风险性。

放射治疗方法包括体外照射与放射性核素治疗两类。

体外照射是骨转移姑息性治疗的常用有效方法。体外照射主要用于有症状的骨转移灶,可缓解疼痛及恢复功能;选择性用于负重部位骨转移(如脊柱或股骨转移)的预防。骨转移放射治疗的体外照射常用剂量及分割方案有 3 种:300cGy/次,共 10 次;400cGy/次,共 5 次;800cGy/次,单次照射。3 种方案在缓解骨疼痛的疗效及耐受性方面无明显差异。单次放疗方案的治疗费用显著低于分次照射,但再放疗及病理性骨折发生率高于分次放疗。骨转移单次照射技术尤其适用于活动及搬动困难的晚期癌症患者。

放射性核素治疗对缓解全身广泛性骨转移疼痛有一定疗效,但是有些患者在放射性核素治疗后,骨髓抑制发生率较高,而且恢复较缓慢,约需 12 周,可能会影响化疗的实施。因此,放射性核素治疗的临床使用应充分考虑选择合适的病例和恰当的时机。

放射治疗缓解骨痛的有效率为 59%~88%。值得注意的是,放疗在缓解骨痛方面若想达到显效,需要一定的时间,因此对于在放射治疗中达到明显显效前的患者及放射治疗不能完全控制疼痛的患者,仍然需要根据患者的疼痛程度使用止痛药以及给予必要的双膦酸盐治疗,可以使用负荷剂量。

五、乳腺癌放疗常见的并发症

1.放射性皮炎

放射性皮炎分为 4 级:Ⅰ级反应出现于放疗的 4~5 周时;Ⅱ级反应一般是在累积剂量达 40Gy 后出现;Ⅲ级反应表现为皮肤皱褶处的融合性湿性脱皮;Ⅳ级反应表现为皮肤溃疡或坏死,在急性改变愈合后可称为慢性持续性改变。

2.乳房水肿疼痛

全乳腺放疗患者在放疗后期和放疗结束后几个月内可能会有乳房水肿疼痛,大乳房者疼痛尤为明显。

3.放射性肺炎

放射性肺炎的发生率为 1%~6%,多出现在放疗结束后 1~6 个月内。胸片或胸部

CT 可以显示与放射野一致的肺部渗出斑片影,患者多数无症状。

4.同侧上肢水肿

同侧上肢水肿的发生率为 2%～37%,个体差异很大,可能与诊断标准、手术完整清扫的程度和技术操作、有无合并放化疗等情况有关。

5.臂丛神经损伤

臂丛神经损伤的发生率与照射总剂量、分割方式有关,在联合化疗时其发生率高。

6.心血管损伤

心血管毒性是造成非乳腺癌病死率增加的最主要因素,心脏损伤有较长的潜伏期,症状一般出现于放疗后 15 年。

六、乳腺癌治疗后的随访及注意事项

乳腺癌复发高峰是在治疗后 2～3 年内,也是随访的重要阶段。随访手段包括门诊就诊、随诊信件、电话随诊等多种形式。随访时间、频率及内容:

临床体检前 2 年,每 3～6 个月检查 1 次;后 3 年,每 6 个月检查 1 次;之后,每年检查 1 次。乳腺超声每 6 个月检查 1 次。乳腺 X 线每年检查 1 次。胸片或胸部 CT 每年检查 1 次。腹部超声每 6 个月检查 1 次,3 年后改为每年检查 1 次。对于腋窝淋巴结转移达 4 个以上的高危患者,行基线骨扫描。全身骨扫描应每年检查 1 次,5 年后每 2 年检查 1 次。血常规、血生化、乳腺癌肿瘤标志物(CEA、CA153、CA125 等)每 6 个月检查 1 次,3 年后可每年检查 1 次。注意内分泌药物服用的依从性,口服他莫昔芬治疗的患者应每年定期复查子宫和卵巢。对服用芳香化酶抑制剂的患者,要注意骨质疏松的预防和全程管理。

第十节 直肠癌的放射治疗

一、直肠癌的诊断规范

(一)直肠癌的病理诊断

通过纤维结肠镜或直肠镜取得直肠肿瘤组织,进行活检;或采集手术标本以行病理学检查。

(二)直肠癌的影像诊断

1.平扫包括 T_1 加权,高分辨率的 T_2 加权,脂肪抑制的 T_2 加权,弥散加权,斜冠状位 T_2 高分辨和矢状位 T_2 加权扫描;盆腔 MRI 增强扫描包括横断位、矢状位和冠状位的 T_1 增强扫描。

2.直肠腔内超声检查。

（三）直肠癌的辅助诊断

1.胸腹部行 CT 扫描。

2.行血常规、尿常规、大便常规＋隐血、血生化、血癌胚抗原（CEA）及糖链抗原（CA19-9）、乙肝三系、心电图、心肺功能等检查。

3.局部或区域晚期患者，行全身骨 ECT 扫描。

4.对于常规检查无法明确的转移复发病灶，可考虑行 PET-CT 检查。

二、治疗原则

（一）正确分期

根据检查结果进行讨论并正确分期，根据分期决定治疗方案（分期标准采用 AJCC 的最新版）。

（二）直肠癌放射治疗适应证

直肠癌放疗或放化疗的主要目的是（新）辅助治疗和姑息治疗。（新）辅助治疗的适应证主要针对Ⅱ～Ⅲ期直肠癌；姑息性治疗的适应证为肿瘤局部区域复发和（或）远处转移。对于某些不能耐受手术或者有强烈保肛意愿的患者，可以试行根治性放疗或放化疗。直肠癌放疗推荐适用于距肛缘 12cm 以下的肿瘤。同步化疗使用氟尿嘧啶类药物。

1.对于临床诊断为Ⅰ期直肠癌者，不推荐行放疗。但行局部切除术后，有以下因素之一者，推荐行根治性手术；如对于拒绝或无法手术者，建议行术后放疗。

（1）术后病理分期为 T_2。

（2）肿瘤最大直径大于 4cm。

（3）肿瘤占肠周大于 1/3 者。

（4）低分化腺癌。

（5）神经侵犯或脉管瘤栓。

（6）切缘阳性或肿瘤距切缘＜3mm。

2.对于临床诊断为Ⅱ/Ⅲ期（T_3、T_4 或 N^+）直肠癌者，推荐行术前放疗或术前同步放化疗。常规行分割照射结束后，患者须休息 6～8 周后进行手术；行短程快速照射治疗的患者，应于照射治疗结束后 1 周内进行手术。

3.对于根治术后病理诊断为Ⅱ/Ⅲ期（T_3、T_4 或 N^+）直肠癌者，如果术前未行放化疗者，必须行术后同步放化疗。

4.对于局部晚期不可行手术切除的直肠癌（T_4）者，必须行术前同步放化疗，放化疗后须重新评估，以争取行根治性手术的可能。

5.对于局部区域复发的直肠癌者，首选手术治疗；如无手术可能的，则推荐行放化疗。

6.对于初治为Ⅳ期的直肠癌者，建议行化疗±原发病灶放疗，治疗后重新评估肿瘤的可切除性；转移病灶在必要时可行姑息减症放疗。

7.对于可切除的局部复发患者，建议先行手术切除，然后再考虑是否行术后放（化）

疗。对于不可切除的局部复发患者,推荐行术前同步放化疗,并争取手术切除。

三、放射治疗技术

(一)放射治疗前的准备

在定位前 1h 应排空膀胱,饮水量达 1L(含碘造影剂碘化醇 20mL),以充盈膀胱并显影小肠。

1.CT 模拟定位技术。①患者取俯卧位,身下垫有孔腹部定位板,双臂前伸,下颏着床。②肛门口放置铅点(对于 Mile's 术后患者,须将铅丝放于手术疤痕处),对于女性患者可内置阴道栓。③行热塑体膜固定(约背部至臀部以下)。④待热塑体膜成形后,在激光灯下于体后正中和两侧分别放置铅点(约在盆腔中心层面)。⑤行碘照影剂血管增强显影。有照影剂过敏、高龄、严重并发症等不适合行增强照射者,仅须行平扫检查。⑥扫描范围:自 L_1-L_2 连续扫描至坐骨结节下 $10\sim15$cm 为止,层厚为 5mm。

2.常规模拟定位技术:①~④同上。⑤行钡灌肠以明确病灶位置。⑥要求行等中心激光定位,并要求有各个照射野的解剖结构位置及大小的描述。

(二)放射线及放射治疗技术的选择

1.放射线选择 10MV 及以上的能量 X 线。

2.根据医院具有的放疗设备选择不同的放射治疗技术,如常规放疗、三维适形放疗、调强放疗(Intensity modulated radiation therapy,IMRT)、图像引导放疗等。必须行三野及以上的多野照射。常规照射在一般情况下须设三野照射(1 个后野＋2 个水平野,水平野须加放 45°角的楔形板),如病变累及膀胱、前列腺、子宫、阴道,则用 4 野盒式技术照射。IMRT 仅用于行临床试验或有条件的单位。

(三)IMRT 的技术优势

1.以容积剂量为处方剂量,同一靶区内的剂量分布应均匀、精确。

2.能使肿瘤得到高剂量的照射,而周围正常组织的受照射剂量应尽可能地低。

(四)IMRT 的实施

1.靶区的设置(以下靶区的设置供参考)

(1)大体靶区(Gross tumor volume,GTV):为定位时影像上可见的大体肿瘤范围,包括原发病灶和盆腔转移淋巴结。

(2)临床靶区(Clinical target volume,CTV):①术前放疗 CTV 范围包括 GTV 及直肠周围系膜区、骶前间隙、真骨盆内髂总淋巴引流区和盆腔侧壁的髂内血管淋巴引流区和闭孔淋巴结区,不包括髂外血管淋巴引流区。下界应结合影像学及临床查体提供的依据而定,一般为肿瘤下缘下 $2\sim3$cm。需行根治性放疗者,应设置肿瘤加量区,其为在肿瘤上下外放 3cm,需包括全部直肠系膜区。病变位于中上段时,不必包括坐骨直肠窝;如果病变位于腹膜反折以下,则需要包括坐骨直肠窝。T_4 的肿瘤病变若侵犯前列腺(男性)、阴道中下段(女性),可考虑包括髂外淋巴结引流区。②术后放疗 CTV 范围包括瘤床、骶前、吻合口、真骨盆内髂总血管淋巴引流区、盆腔侧壁的髂内血管淋巴引流区、闭孔淋巴结区及手术疤痕（Mile's 术后）。CTV 的上界为腰 5 椎体下缘，下界为吻合口下 2～3cm。中上段直肠癌不必包括坐骨直肠窝，下段直肠癌包括坐骨直肠窝。

（3）计划靶区（Planned target volume，PTV）：在 CTV 的基础上进行外扩，根据各单位测量结果决定其范围。一般头脚的范围为 10mm，左右的范围为 5～10mm，腹背的范围为 5～10mm。

2.靶区的处方剂量

无论使用常规照射技术还是三维适形放疗或调强放疗等新技术，都必须有明确的照射剂量的定义方式。三维适形照射和调强放疗必须应用体积剂量的定义方式，即常规照射应用等中心点的剂量定义模式。

（1）对原发肿瘤高危复发区域和区域淋巴引流区，推荐的照射方案为 Dt 45～50.4Gy，每次剂量为 1.8～2.0Gy，共 25～28 次。一般的照射方案为 Dt 45Gy/25 次/5 周后缩野，针对瘤床或边缘 2cm 范围加量。术前放疗者的方案为总 Dt 5.4Gy，共 3 次；术后放疗者的方案为总 Dt 5.4～9Gy，共 3～5 次。若术前放疗采用 5×5Gy/5 次/1 周或其他剂量分割方式，则有效生物剂量必须≥30Gy。

（2）对于肿瘤残留者，若有条件行术中放疗的单位，可针对 T_4 或复发肿瘤，如对于切缘过近或阳性患者应行局部加量处理；如无术中放疗的单位，术后在辅助化疗前应局部加量 10～20Gy（针对术前已行放疗者）。

（3）单纯外照射。对于一些拒绝手术或因其他医学原因不能手术者，可先行常规野照射，其照射方案为总 Dt 45Gy/25 次，持续 5 周；然后对原发灶或复发、残留病灶缩野以追加照射剂量，总量建议达 54Gy 以上（注意保护小肠，小肠剂量限制在 45Gy）。

3.靶区剂量分布要求（RTOG 0822 标准）

（1）超过 98％及以上的 PTV 接受≥93％的处方剂量[V_{93}（被 93％的处方剂量曲线包括的靶区体积的百分比）≥98％]。

（2）小于 10％及以下的 PTV 接受≥105％的处方剂量[V_{105}≤10％]。

（3）无 PTV 接受≥115％的处方剂量[V_{115}＝0]。

4.危及器官的剂量规定（RTOG 0822 标准）

（1）小肠：V_{35}≤180％，V_{40}≤100％，V_{45}≤65％，V_{50}＝0。

（2）膀胱：V_{40}≤40％，V_{45}≤15％，V_{50}＝0。

（3）股骨头：V_{40}≤40％，V_{45}≤25％，V_{50}＝0。

（中国医科院肿瘤医院标准：膀胱 V_{50}≤50％；小肠和结肠 V_{50}≤10％，D_{max}≤52Gy；股骨头 V_{50}≤5％）。

（五）同步放化疗给药方案

放疗期间应同期使用氟尿嘧啶为基础的化疗。5-Fu 持续输注的给药方案：24h 持续输注 5-Fu 225mg/m²，每周 5 天或 7 天。5-Fu/LV 静脉推注的给药方案：每天行

400mg/m² 静脉推注＋LV 20mg/m²，每周 4 天，于第 1、5 周给予。卡培他滨的给药方案：825mg/m²，每天 2 次，每周 5 天或 7 天。

四、放射治疗的毒副反应

(一)急性毒性反应

在放射治疗期间，应每周记录大便次数、皮肤反应、血液学毒性等(疗效评价按 RTOG 标准)。见表 11-33。

表 11-33　直肠癌治疗观察表

姓名＿＿＿＿＿＿＿＿＿＿＿＿＿＿＿＿＿　　　　　　病案号＿＿＿＿＿＿＿＿＿＿＿＿＿＿＿＿＿

项目		内容			
放疗剂量(Gy/F/D)		年　月　日(疗前)	年　月　日 Gy/F/D	年　月　日 Gy/F/D	年　月　日 Gy/F/D
化疗	化疗日期				
	药物及剂量				
	化疗日期				
	药物及剂量				
KPS(分)					
体重(kg)					
治疗反应	乏力	0　I　II　III　IV	0　I　II　III　IV	0　I　II　III　IV	0　I　II　III　IV
	脱发	0　I　II　III　IV	0　I　II　III　IV	0　I　II　III　IV	0　I　II　III　IV
	发热	0　I　II　III　IV	0　I　II　III　IV	0　I　II　III　IV	0　I　II　III　IV
	食欲下降	0　I　II　III　IV	0　I　II　III　IV	0　I　II　III　IV	0　I　II　III　IV
	恶心	0　I　II　III　IV	0　I　II　III　IV	0　I　II　III　IV	0　I　II　III　IV
	呕吐	0　I　II　III　IV	0　I　II　III　IV	0　I　II　III　IV	0　I　II　III　IV
	胃部不适	0　I　II　III　IV	0　I　II　III　IV	0　I　II　III　IV	0　I　II　III　IV
	腹痛(VAS)	0　I　II　III　IV	0　I　II　III　IV	0　I　II　III　IV	0　I　II　III　IV
	肛周皮肤	I　II　III　IV	0　I　II　III　IV	0　I　II　III　IV	0　I　II　III　IV
	肛周疼痛(VAS)	0　I　II　III　IV	0　I　II　III　IV	0　I　II　III　IV	0　I　II　III　IV
	腹泻(大便次数)	0　I　II　III　IV	0　I　II　III　IV	0　I　II　III　IV	0　I　II　III　IV
	便血(量及性状)	0　I　II　III　IV	0　I　II　III　IV	0　I　II　III　IV	0　I　II　III　IV
	肛门下坠/里急后重	0　I　II　III　IV	0　I　II　III　IV	0　I　II　III　IV	0　I　II　III　IV
	便秘(泻药)	0　I　II　III　IV 是(　)否(　)	I　II　III　IV 是(　)否(　)	0　I　II　III　IV 是(　)否(　)	0　I　II　III　IV 是(　)否(　)
	肠梗阻	0　I　II　III　IV	0　I　II　III　IV	0　I　II　III　IV	0　I　II　III　IV
	注射部位麻木	0　I　II　III　IV	0　I　II　III　IV	0　I　II　III　IV	0　I　II　III　IV
	手足综合征	0　I　II　III　IV	0　I　II　III　IV	0　I　II　III　IV	0　I　II　III　IV

续　表

项目		内容			
血常规	WBC(个/L)	0 I II III IV ( )	0 I II III IV ( )	0 I II III IV ( )	0 I II III IV ( )
	Hb(g/L)	0 I II III IV ( )	0 I II III IV ( )	0 I II III IV ( )	0 I II III IV ( )
	PLT(个/L)	0 I II III IV ( )	0 I II III IV ( )	0 I II III IV ( )	0 I II III IV ( )
肝肾功	ALT(U/L)	0 I II III IV ( )	0 I II III IV ( )	0 I II III IV ( )	0 I II III IV ( )
	AST(U/L)	0 I II III IV ( )	0 I II III IV ( )	0 I II III IV ( )	0 I II III IV ( )
	Cr (μmol/L)	0 I II III IV ( )	0 I II III IV ( )	0 I II III IV ( )	0 I II III IV ( )

(二)慢性毒性反应

放射治疗后半年开始记录,包括大便次数、控制排便功能、肠粘连情况等(疗效评价按 RTOG 标准)。见表 11-33。

五、放射治疗的疗效评估

在放射治疗期间应记录直肠肿瘤的变化情况,术前放疗患者在放化疗后,应于术前再次行直肠 MRI 检查或直肠腔内超声检查,以评估新辅助治疗的疗效。

六、随访要求

1.病史和体检肿瘤治疗结束后。2 年内,每 3～6 个月检查 1 次;2 年后每 6 个月检查 1 次,5 年后,每年检查 1 次。

2.监测肿瘤标志物 CEA、CA19-9。肿瘤治疗结束后,2 年内,每 3～6 个月检查 1 次;2 年后,每 6 个月检查 1 次;5 年后,每年检查 1 次。

3.腹/盆超声、胸片检查。肿瘤治疗结束后每 3～6 个月检查 1 次;2 年后,每 6 个月检查 1 次;5 年后,每年检查 1 次。

4.对于转移复发高危患者,应查胸、腹 CT、盆腔 CT 或 MRI,每年检查 1 次。

5.术后 1 年内行肠镜检查。如有异常,1 年内复查;如未见息肉,3 年内复查;以后每 5 年检查 1 次,随诊检查发现的大肠腺瘤均推荐行切除处理。对于低位前切除者,5 年内每 6 个月行 1 次直肠镜检查,5 年后每年检查 1 次。

6.PET-CT 不是常规推荐的检查项目。

第十一节 胃癌的放射治疗

一、胃癌的诊断规范

(一)胃癌的病理诊断

1.尽可能按要求通过食管、胃十二指肠镜取得组织病理标本,需标清部位并予以分类;内镜毛刷、灌洗液细胞学病理检查能在一定程度上提高肿瘤的检出率。

2.利用腹腔镜探查来取得腹腔组织、淋巴结组织病理标本,部分需获取腹腔灌洗液以行细胞学病理检查。

3.对难以行胃镜获取病理的晚期病例可选择以下方法。(1)对于后腹膜、锁骨上等淋巴结,可行穿刺或活检。(2)对于转移病灶,可行穿刺或活检。(3)对于腹水,可行穿刺细胞学检测。

(二)胃癌的临床评估及相关辅助检查

1.超声内镜、腹部增强 CT 能评价病灶范围、累犯程度及区域淋巴结的转移情况。

2.对部分提示有转移病灶的患者,需完善腹腔镜,评估腹腔转移灶情况;对提示病情晚期的患者,需完善 PET-CT 从而进行全身远处转移评估。

3.需全面评估患者的营养状况、体能状况,完善胸部 CT、上消化道造影、血生化、血常规、血肿瘤指标、大小便常规及 OB、心电图、心肺功能等检查。

4.对复发、有远处转移患者建议完善 HER-2/neu 检测。

二、治疗原则

(一)分 期

根据全面评估结果进行分期讨论,结合分期及病情特点决定治疗方案,尽可能在多学科参与讨论下完成(分期采用 AJCC 的第 7 版)。

(二)放疗原则

放射治疗主要用于胃癌术后的辅助治疗,不可行手术治疗的局部晚期胃癌的同步放化疗,以及晚期转移性胃癌的姑息减症治疗。

1.对于胃癌,无论是在术前或术后放疗均建议采用顺铂联合(不联合)氟尿嘧啶及其类似物为基础的同步放化疗。

2.对于行胃癌 $D_0 \sim D_1$ 根治性切除术后病理分期为 T_3、T_4 或 N^+ 但无远处转移的病例,应给予术后同步放化疗;对于行胃癌标准 D_2 根治术后病理分期为 T_3、T_4 或区域淋巴结转移较多的病例,建议行术后同步放化疗。

3.对于行非根治性切除治疗的局部有肿瘤残存的病例(R_1 或 R_2),只要没有远处转移,均应考虑给予行术后局部区域同步放化疗。

4.无远处转移的局部晚期不可行手术切除胃癌。一般情况下,对于允许到具备相应资质的医院的患者,给予同步放化疗,期望取得可手术切除的机会或长期控制的机会。

5.对于术后局部复发的病例,如果无法再次手术,但之前未曾行放疗,身体状况允许,那么可考虑行同步放化疗。放化疗后4~6周评价疗效,期望争取再次手术切除的机会;如无法手术,建议局部提高剂量放疗并配合辅助化疗。

6.对于不可手术的晚期胃癌,若出现呕血、便血、吞咽不顺、腹痛、骨或其他部位转移灶引起疼痛,严重影响患者生活质量时,在患者身体状况允许的情况下,通过同步放化疗或单纯放疗可起到很好的姑息减症作用。

三、放射治疗技术

(一)模拟定位和治疗计划

1.强烈建议使用CT模拟定位和三维适形治疗计划。

2.告知患者在模拟定位和治疗前3小时不要饱食。可使用静脉或(和)口服造影剂进行CT模拟定位以辅助确定靶区。

3.强烈建议使用固定装置来保证每天摆位的可重复性。

4.采取仰卧位进行模拟定位和治疗。

5.尽管前后野照射技术可以通过调整前野的权重而使脊髓的受量在可以接受的范围内,但四野照射技术(前后和左、右侧野)可以在保护脊髓的同时,提高剂量分布的均匀性。当患者胃的位置主要处于偏前位时,靶区边缘给予1.5~2.0cm的外放边界,可以通过多野照射技术在保护脊髓的同时,更好地治疗靶区和淋巴引流区。在治疗计划的同时,应该考虑到由于胃的充盈状况和呼吸运动的影响而产生的照射靶区的治疗不确定性。

6.随着三维治疗计划系统的广泛使用,可较常规治疗技术使治疗靶区得到更好的剂量分布。为了达到治疗靶区更好的覆盖效果,可采用斜野和非共面照射,较常规射野可避免部分前后野对照时正常组织的受照,但需注意入射变化后,射野内靶区体积的变化,而可能产生靶区边界的遗漏。

7.调强放疗(IMRT)可能适用于部分患者,可以减少对正常组织的照射剂量,如心脏、肺、肾和肝脏等。如前所述,在设计IMRT计划时,靶区需要仔细界定并围合。对胃内容物的多少及呼吸运动所导致的不确定性需要纳入考虑;对于肺这样的结构,应该注意接收低至中等剂量照射的体积以及接收高剂量照射的体积对肺的影响。

(二)靶区的设置

1.靶区(总原则)

(1)术前放疗

治疗前的诊断方法[超声内镜(Endoscopic ultrasonography,EUS)、上消化道(Upper gastrointestinal,UGI)、食管胃十二指肠镜检查(Esophagogastroduodenoscopy,EGD)、计算机体层摄影(Computed tomography,CT)]可以用来确定原发肿瘤和相应的淋巴结引流区。特定淋巴引流区内淋巴转移发生的概率与原发肿瘤的部位和其他因素相关,包括肿瘤浸润胃壁的深度和范围。

（2）术后放疗

治疗前的诊断方法［超声内镜（Endoscopic ultrasonography，EUS）、上消化道（Upper gastrointestinal，UGI）、食管胃十二指肠镜检查（Esophagogastroduodenoscopy，EGD）、计算机体层摄影（Computed tomography，CT）］和术中放置银夹可以确定瘤/胃床，吻合口或残端，以及相关淋巴结组。残胃的治疗应该在正常组织并发症和残胃局部复发的风险之间相平衡。对应的淋巴结转移相对风险与原发肿瘤的部位和其他因素有关，包括肿瘤侵犯胃壁的深度和范围。

2.近端三分之一/贲门、胃食管结合部原发癌

术前和术后治疗：对于近端胃或胃食管结合部原发癌，照射野应该包括远端食管 3～5cm、左半横膈膜和邻近的胰体部。高危淋巴结区包括邻近的食管周围、胃周、胰腺上、腹腔干淋巴结和脾门淋巴结区。

3.中三分之一/胃体癌

术前和术后治疗：应包括胰体部。高危淋巴结区包括邻近的胃周、胰腺上、腹腔干、脾门、肝门和胰十二指肠淋巴结。

4.远端三分之一/胃窦、幽门原发癌

（1）术前治疗：如果肿瘤扩展到胃十二指肠结合部，放射野应包括胰头、十二指肠第一和第二段。高危淋巴结区包括胃周、胰腺上、腹腔干、肝门和胰十二指肠淋巴结。

（2）术后治疗：如果肿瘤扩展到胃十二指肠结合部，放射野应包括胰头和十二指肠残端 3～5cm。高危淋巴结区包括胃周、胰腺上、腹腔干、肝门和胰十二指肠淋巴结。

（三）处方剂量及正常组织限量

（1）处方剂量为 45.0～50.4Gy（1.8Gy/d）。

（2）以三维适形/调强放疗为推荐技术，正常组织的限量如下。肝脏：60％肝脏＜30Gy；肾脏：至少一侧肾脏的 2/3＜20Gy；脊髓：脊髓＜45Gy；心脏：1/3 心脏＜50Gy，尽量降低肺和左心室的剂量，并使左心室的剂量降到最低。

（四）靶区与危及器官勾画说明

（1）术前新辅助放疗的 GTV 靶区范围尽可能结合胃镜、CT、腹腔镜标记结果确定范围。

（2）肿瘤相关区域增强 CT 显示短径大于 8mm，或中央有坏死，或复查时增大，或PET-CT 提示高代谢，则表明存在转移性淋巴结。

（3）靶区制订后，应尽可能对重要器官进行遮挡，至少遮蔽单侧肾脏的 2/3 体积在靶区外。

（4）胃食道结合部胃癌术后放疗临床靶区应包 3～5cm 下端食道。

（5）胃癌全切术后放疗临床靶区需包括食道空肠吻合处，部分胃切除根治术后放疗临床靶区需包括胃空肠吻合处。

(6)远端胃癌行部分切除根治术后,放疗临床靶区需包括吻合口十二指肠残端。

(7)肝胃韧带淋巴结区为复发高危区,应注意避免遗漏;主动脉应包入相应部位的临床靶区内。

(8)部分文献建议将靶区包至16a组淋巴结区,即包至约左肾静脉水平,但可能增加放疗不良反应的风险,需根据临床情况权衡。

(9)PTV勾画时应注意患者呼吸、器官活动等的情况,结合本放疗中心情况,适当调整外扩范围。

(10)可先对淋巴结引流区的重要血管进行勾画,然后进行连接,注意靶区过渡的连贯性。

四、放射治疗的毒副反应

(一)急性毒性反应

放射治疗期间,每周记录患者的营养状况(如体重)、胃肠道黏膜反应(如食欲减退、恶性呕吐、腹痛腹泻、消化道出血等)、监测放射性肺炎发生(注意体温、咳嗽咳痰及肺部体征)、放射性肝肾损伤、血液学毒性等(疗效评价按RTOG标准)。

(二)慢性毒性反应

放射治疗结束后做好随访记录,记录患者的营养状况、胃肠道纤维化、放射性胃肠炎、放射性肝肾损伤、放射性脊髓损伤等(疗效评价按RTOG标准)。

五、放射治疗的疗效评估

(一)术前新辅助放疗疗效评估

对于行单纯放射治疗者,应于放疗结束及手术前行消化道造影、胃镜、腹部增强CT复查评估;对于行同步放化疗者,应于放疗结束时、化疗2周期后及术前行消化道造影、胃镜、腹部增强CT复查评估。

(二)术后辅助放疗疗效评估

对于行根治性术后放疗者,应于放疗结束后行腹部增强CT复查评估。

六、随访要求

随访目的主要是检查、记录患者的营养状况,肿瘤复发及转移情况,以及治疗相关的毒副反应。治疗结束2年内,每3月检查1次;2年后每6月检查1次;5年后,每年检查1次。辅助检查项目包括检验学检查(血常规、血生化、微量元素、维生素B_{12}、肿瘤指标、大便常规及隐血试验等),影像学检查(消化道造影、胸腹盆腔CT、腹部彩超、脑MRI等),胃镜、超声胃镜;必要时行PET-CT。以上检查项目可根据患者情况进行决定。

第十二节　前列腺癌的放射治疗

一、临床表现

1.病史

早期常无症状;肿瘤增大可有尿流变细、尿频、排尿困难、尿潴留等症状。

2.查体

主要是直肠指检(Directeral rectun examination，DRE)，考虑到 DRE 会影响前列腺特异抗原(Prostate specific antigen，PSA)结果,应在抽血检查后再行 DRE 检查。

3.辅助检查

(1)基本检查:包括三大常规、肝肾功能、心电图、胸片、腹部 US 等。

(2)PSA 检查:应在 DRE、膀胱镜、导尿等操作后48h、射精后24h、前列腺穿刺后 1 个月进行。①总 PSA(tPSA):tPSA＞4.0ng/mL 为异常。国内一组数据显示 tPSA 为 4.0～10ng/mL 时,前列腺癌的穿刺阳性率为15.9％。②游离 PSA(fPSA):当 tPSA 介于4.0～10ng/mL 时,fPSA 的水平与前列腺癌的发生率呈负相关。国内以 fPSA/tPSA＜0.16 为异常的评定标准。③PSA 密度(PSAD):即血清总 PSA 值与前列腺体积的比值,正常 PSAD＜0.15。④PSA 速率(PSAV):正常值＜0.75ng/(mL·年)。

(3)影像学检查:有 US(包括直肠内 US)、CT、MRI 及放射性核素^{99m}Tc-MDP(骨显像)等;FDG-PET 由于受膀胱的影响大,故仅用于发现转移病灶。近年来,包括常规扫描、弥散成像(Diffusion weighted imaging,DWI)、磁共振波谱(Magnetic resonance spectoscopy,MRS)和动态增强在内的多模态 MRI 在前列腺癌的诊断及分期方面显示出优势。核素骨显像仅用于排除癌症发生骨骼转移的可能。

二、诊断与鉴别诊断:确诊须依据于病理检查结果

1.前列腺穿刺活检

(1)穿刺时机:应在 MRI 之后进行(避免出血灶干扰 MRI)。

(2)穿刺指征:①直肠指检发现有前列腺结节,任何 PSA 值;②超声、CT 及 MRI 发现异常影像,任何 PSA 值;③PSA＞10ng/mL,任何 fPSA/tPSA 值和 PSAD 值;④PSA 为 4～10ng/mL,fPSA/tPSA 异常或 PSAD 值异常。

(3)穿刺针数:10 针以上的诊断阳性率明显高于 10 针以下的,且并不增加并发症发生率。

2.鉴别诊断

主要与前列腺增生(Benign prostatic hypertrophy,BPH)等相鉴别。

三、临床病理分期

分期采用 AJCC 第 7 版 TNM 分期系统。

四、危险度分级与治疗策略

(一)前列腺癌危险因素分析

根据 PSA 水平、Gleason 分级、TNM 分期将非转移性前列腺癌分为低危、中危、高危、极高危 4 个等级,以便指导治疗和判断预后(见表 11-34)。

表 11-34　前列腺癌危险度分级

项　目	低　危	中　危	高　危	极高危
PSA(ng/mL)	<10	10~20	≥20	—
Gleason(分)	≤6	7	≥8	—
TNM 分期	≤T_{2a}	T_{2b}、T_{2c}	T_{3a}	T_{3b}、T_4

注:除了低危,其余只需符合其中一项即可。

(二)治疗策略

放疗在前列腺癌综合治疗中占有非常重要的地位,尤其可作为高危以上患者的首选治疗手段。通过包括泌尿外科、影像科和病理科在内的多学科团队合作,以明确分期,向患者客观地说明病期、各种治疗手段的疗效及副反应。

1. 临床局限性肿瘤

(1)极低危:包括 T_{1c},Gleason≤6 分,PSA<10ng/mL,前列腺粗针穿刺活检阳性的针数小于 3 针且任何一针中癌组织≤50%,PSA 密度<0.15ng/(mL·g)。若患者预期寿命<20 岁,可继续观察等待;预期寿命≥20 岁,可以选择主动监测、前列腺外放疗或近距离放疗、根治性手术。

(2)低危:包括 $T_{1~2a}$,Gleason≤6 分,PSA<10ng/mL。若患者预期寿命<10 岁,可继续观察等待;预期寿命≥10 岁,可以选择主动监测、前列腺外放疗或近距离放疗、根治性手术。

(3)中危:包括 $T_{2b~2c}$,Gleason=7 分,PSA 为 10~20ng/mL。若患者预期寿命<10 岁,可选择继续观察以等待治疗阶段,前列腺外放疗±短程内分泌治疗±近距离放疗,4~6 个月单纯近距离放疗,若患者预期寿命≥10 岁,可以选择根治性手术±盆腔淋巴结清扫。

(4)高危:包括 T_{3a},Gleason 为 8~10 分,PSA>20ng/mL。前列腺外放疗＋长期 ADT 2~3 年是首选治疗措施(1 类证据)。另外,这类患者可选择前列腺外放疗＋近距离放疗±长程内分泌治疗 2~3 年,部分患者可考虑行根治性手术＋盆腔淋巴结清扫术。

2. 局部进展期肿瘤

其属极高危(包括 $T_{3b~4}$)。前列腺外放疗＋长程内分泌治疗 2~3 年是首选治疗措施(1 类证据)。另外,这类患者可选择前列腺外放疗＋近距离放疗＋长程内分泌治疗 2~3 年,对于部分前列腺没有固定者可考虑行根治性手术＋盆腔淋巴结清扫术,对治疗耐受性差的患者则可给予单纯 ADT。

3. 转移性肿瘤

(1)任何 T、N_1:内分泌治疗、外放疗＋长期内分泌治疗 2~3 年。

(2)任何 T、任何 N、M_1:内分泌治疗。

五、放射治疗原则

放射治疗原则参阅 RTOG 7506、7706、9202、9406、9413、9601。

(一)适应证

适应证见表 11-35。

表 11-35　前列腺癌放射治疗的适应证和推荐意见

类别	方案选择	外放疗及联合 ADT 原则
低危	手术和放疗均是首选方法,老年患者建议放疗	3D-CRT 和 IMRT,建议有条件的医院每日使用 IGRT
中危	手术和放疗均是首选方法,老年患者建议放疗	3D-CRT 和 IMRT ± 短程新辅助/同期/辅助 ADT(4～6 个月),建议有条件的医院每日使用 IGRT
高危	放疗是首选方法,部分患者也可选择手术	3D-CRT 和 IMRT ± 长程新辅助/同期/辅助 ADT(2～3 年),建议有条件的医院每日使用 IGRT
极高危和局部进展	放疗是首选方法,前列腺无固定者也可选择手术	3D-CRT 和 IMRT ± 长程新辅助/同期/辅助 ADT(2～3 年),建议有条件的医院每日使用 IGRT
淋巴结转移	放疗联合 ADT,一般情况差,不能耐受者可行单纯 ADT	3D-CRT 和 IMRT ± 长程新辅助/同期/辅助 ADT(2～3 年),建议有条件的医院每日使用 IGRT
远处转移	首选 ADT,放疗可作为姑息治疗	3D-CRT 和 IMRT
术后辅助放疗	适用于 $pT_{3\sim4}$、切缘为阳性、高危患者	术后症状(如尿失禁等)基本缓解后开始,原则上不要超过 1 年
挽救性放疗	适用于术后 PSA 未降至测不出水平、生化失败	尽早开始,原则上在 PSA<1ng/mL 且 PSA 倍增时间(PSADT)缓慢的时候开始

(二)禁忌证

癌细胞广泛转移、恶病质、合并严重内科疾病等是其禁忌证。

(三)放射治疗技术

1.常规外照射

随着放疗设备及技术的进步,已基本弃用常规外照射。

(1)治疗体位及固定:俯卧或仰卧位;盆腔热塑模固定;定位前 1h 排空膀胱和直肠,然后口服 1000mL 水以充盈膀胱。

(2)模拟机定位。

(3)盆腔野:前后野和两侧野的 BOX 野,包括前列腺和盆腔淋巴结。

(4)前列腺野:前后野和两侧野的 BOX 野,包括前列腺,尽量保护膀胱和直肠等。

2.3D-CRT 和 IMRT

(1)体位和固定:俯卧或仰卧位;盆腔热塑模固定;定位前 1h 排空膀胱和直肠,然后口服 1000mL 水以充盈膀胱。

（2）CT 模拟：体膜固定后行 CT 模拟定位，以决定照射野中心，标记皮肤参考点等。扫描层厚为 3mm，扫描范围的上界为腰 3 椎体，下界为坐骨结节下 3cm。

（3）TPS：在 CT 上勾画 GTV、CTV、PTV 和 OAR；常用 6～8 野共面照射或容积调强（Vmat 或 RapidArc）。

（4）关于靶区的勾画建议如下。①前列腺及精囊腺靶区的勾画建议：局限低危前列腺癌的放疗靶区只包括前列腺，局限中危前列腺癌或盆腔淋巴结转移风险≤15%的局限高危前列腺癌的放疗靶区应包括前列腺和精囊腺。前列腺癌往往为多灶性，且 CT 和 MRI 无法检测出前列腺内的全部病灶，因此，前列腺癌难以勾画 GTV（转移淋巴结除外），只需勾画 CTV。前列腺靶区勾画范围应自前列腺底至前列腺尖的全部前列腺组织，如果前列腺存在钙化，需将全部钙化区域包全；前列腺尖部以尿道球部上 0.5cm，或阴茎脚上缘，或闭孔消失层面为标志。精囊腺只需包括紧邻前列腺的 2.0～2.5cm 的范围；根据各中心实际的系统/随机误差决定 PTV 的外放边界（一般＜1cm，向后≤0.5cm）。②盆腔淋巴引流区靶区勾画建议：有多个高危因素或根据 Roach 公式或 Partin 表推断盆腔淋巴结转移风险＞15%的患者，建议行盆腔淋巴引流区预防照射；盆腔淋巴引流区应当包括髂外淋巴结、髂内淋巴结、闭孔淋巴结、部分髂总淋巴结、骶 1～3 椎体水平的骶前淋巴结。CTV 勾画应包括髂血管及其径向 7mm 距离，不能包含过多小肠、膀胱、骨及肌肉组织；骶 1～3 椎体水平应当包含全髂内外淋巴结和骶前淋巴结，骶前淋巴结包含椎体前 1.5～2.0cm 范围；骶 3 椎体以下只需包含全髂内外淋巴结及闭孔淋巴结，骶前淋巴结勾画应终止于梨状肌出现的层面。髂外淋巴结一直要勾画至股骨头顶端层面，即腹股沟韧带处（髂外动脉与股动脉分界处，即定位 CT 所显示的股骨头顶端层面水平）；闭孔淋巴结要勾画至耻骨联合上缘水平。

（5）关于危及器官（OAR）的勾画建议：主要勾画的是直肠、膀胱、股骨头、小肠等正常组织和结构。直肠从坐骨结节水平勾画至骶 3 椎体水平，膀胱勾画应包含全膀胱体积，股骨头勾画应包含全股骨头范围，小肠勾画应包含 PTV 层面及 PTV 以上 3 个层面的小肠体积（层厚为 0.3cm）。OAR 及剂量限制见表 11-36。

表 11-36　危及器官及剂量限制

危及器官	剂量限制
直肠	50Gy≤50%
	70Gy≤20%～25%
膀胱	50Gy≤50%
	70Gy≤30%
股骨头	50Gy≤5%
小肠	50Gy＜5%
	最大剂量＜52Gy

（6）放射治疗剂量：对于低危患者，常规分割照射推荐的最低剂量为 70Gy；对于中高危患者，给予大于 70Gy 的剂量可以更好地控制肿瘤（以 PSA 作为评估指标）；如果结合

近距离放疗,外照射的剂量为 40～50Gy;盆腔淋巴引流区预防剂量为 45～50Gy,影像学明确证实的盆腔转移淋巴结剂量不能低于 70Gy。术后辅助和挽救性放疗的剂量为 64～70Gy;如果剂量大于 78Gy,需要采用 IGRT,并在必要时采用直肠内球囊等手段减小前列腺位置变化以减少 PTV 外扩边界,从而降低直肠受照剂量。

(四)近距离放射治疗技术

前列腺癌近距离放射治疗包括高剂量率短暂插植治疗(HDR)和低剂量率永久粒子植入治疗(LDR)两种。前者常用的放射源是^{192}铱,后者常用的放射源是^{125}碘和^{103}钯,半衰期分别为 60d 和 17d。

1. 适应证

同时符合以下 3 个条件为单纯近距离放疗适应证:①临床分期为 $T_{1～2a}$ 期;②Gleason 分级为 2～6 分;③PSA<10mg/mL。符合以下任一条件为近距离放疗联合外放疗的适应证:①临床分期为 $T_{2b～2c}$ 期;②Gleason 分级为 8～10 分;③PSA>20mg/mL;④周围神经受侵;⑤多点活检或双侧活检病理结果为阳性;⑥MRI 检查明确有包膜外侵犯。建议先行外放疗,然后行近距离放疗。Gleason 分级为 7 分和 PSA 为 10～20mg/mL 者要根据具体情况决定是否行联合外放疗。如果前列腺体积大于 60mL,可先行内分泌治疗使其体积缩小后,再行放疗。

2. 禁忌证

(1)相对禁忌证:①腺体体积>60mL;②既往有 TURP 史;③中叶突出;④严重糖尿病;⑤多次盆腔放疗及手术史。

(2)绝对禁忌证:①预期生存期小于 5 年;②TURP 后缺损较大或预后不佳;③KPS 评分较差者;④有远处转移。

3. 照射剂量、技术和治疗后评估

对于行单纯近距离治疗的患者,^{125}Ⅰ 的处方剂量为 145Gy;^{103}Pd 的处方剂量为 125Gy;对于联合外放疗者,^{125}Ⅰ 和 ^{103}Pd 的剂量应分别调整为 110Gy 和 90Gy。所有患者在治疗前均应预先制订放疗计划(Preplanning),根据三维治疗计划系统给出预期的剂量分布。通常,先用经直肠超声(TRUS)确定前列腺体积。再根据 TRUS 所描绘的前列腺轮廓和横断面来制订放射治疗计划,包括种植针的位置、粒子的数量和活度。术中应再次应用 TRUS 制订计划,根据剂量分布曲线图放置粒子。同时,在粒子种植过程中也应用超声来实时指导操作。随时调整因植入针的偏差导致剂量分布的改变。前列腺靶区处方剂量所覆盖的范围应该包括前列腺及其周边 3～8mm 的范围。建议在粒子种植后4 周行 CT 检查并进行计量学评估。如果发现有低剂量区,应及时行粒子补充,再行粒子种植治疗。

4. 并发症

通常将 1 年内的并发症称为短期并发症,1 年后的并发症称为长期并发症。前者主要有尿路刺激、排尿困难、直肠刺激症状及直肠炎等;后者以慢性尿潴留、尿道狭窄及尿失禁等为主。

(五)放射治疗副反应

放疗副反应包括泌尿、消化、生殖系统并发症,其因单次剂量和总剂量、放疗方案和照射体积的不同而异。泌尿系统副反应包括尿道狭窄、出血性膀胱炎等;消化系统包括直肠炎、直肠出血和小肠损伤等,但需要手术干预的各类并发症如直肠狭窄、出血等的发生率低于1%;放疗后性功能障碍的发生率低于根治性手术的发生率。

六、放射治疗后随访

(一)血清 PSA 水平监测

放疗后前列腺腺体仍然存在,使得 PSA 下降缓慢,可能在放疗后 3 年达到最低值。放疗后 PSA 最低值(Nadir)是生化治愈的标志,也是判断预后的重要指标。一般认为在 3~5 年之内,PSA 最低值达到 0.5ng/mL 者的预后较好。不论是否联合内分泌治疗,放疗后 PSA 水平由最低值连续升高 3 次则被认为出现生化复发(复发时间则是 PSA 最低值至第 1 次升高的时间中点)。研究提示,PSA 动力学可能是判断预后的重要指标,血清 PSA 的倍增时间(PSADT)较短则被认为和远处转移有关。如果 PSADT 短于 3 个月,可考虑进行挽救性 ADT。对于行近距离放疗患者,PSADT 短于 12 个月,可能需要进行积极的补救性治疗。

(二)直肠指检(DRE)

直肠指检可用于判断是否存在前列腺癌局部复发的情况。在根治性放疗后,如果在前列腺区有新出现的结节,那么应高度怀疑局部复发的可能。不必常规进行该项检查,只需规律监测 PSA 水平,如 PSA 升高,则需进一步行 DRE。对于不分泌 PSA 的肿瘤患者,应常规行 DRE。

(三)经直肠超声(TRUS)检查和活检

目的是发现局部复发的组织学证据,不作为常规随访检查的手段。放射治疗后,如果不考虑补救性前列腺切除术或其他治疗方法时,不推荐进行活检。如需活检,应在放疗 18 个月以后进行。生化复发者的活检阳性率为 54%,DRE 发现结节者的活检阳性率为 78%。TRUS 发现前列腺低回声结节时,应建议活检。

(四)骨骼 ECT 与腹部 CT/MRI/全身 PET-CT

生化复发并不意味着一定是局部复发,有些患者可能存在远处转移。对于没有症状和无生化复发证据者,不推荐将骨骼 ECT、腹部 CT 及 MRI、全身 PET-CT 作为常规随访手段。MRI 在 PSA<2ng/mL 的患者中能够早期发现局部复发病灶,有助于筛选需要活检的患者。PET-CT 能够发现局部和远处转移的肿瘤,[11]C-胆碱 PET-CT 扫描的敏感度最好。骨骼 ECT 检查可以用于 PSA>20ng/mL、PSADT<6 个月或 PSA 速率>0.5ng/(mL·月)的患者。有骨骼症状的患者,建议行骨骼 ECT 检查,不必考虑 PSA 水平。

（五）随访方案

在治疗结束的 2 年内，应每 3 个月随访 1 次。治疗结束 2 年内需每 3 个月检查 1 次 PSA 和 DRE，2 年后每 6 个月检查 1 次，5 年后每年检查 1 次，无特殊症状的患者在行 ECT 和其他影像学检查时不推荐作为常规的随访手段。如 DRE 为阳性，血清 PSA 持续升高，行骨盆 CT/MRI 以及骨扫描。出现骨痛时，行骨骼 ECT 检查，不必考虑 PSA 水平。放疗后，对于如需行补救性根治术者，应行 TRUS 和穿刺活检。

七、放疗后复发的处理

（一）前列腺癌放疗后的复发类型

前列腺癌放疗后的复发包括生化复发、局部复发和远处转移。

1. 放疗后生化复发是指放疗后 PSA 水平由最低值（PSA Nadir）连续升高 3 次，则被认为出现生化复发（复发时间则是 PSA 最低值至第 1 次升高的时间中点）。

2. 放疗后局部复发是指放疗后 18 个月以上的患者在行前列腺穿刺时发现有癌细胞，伴有 PSA 上升，全身检查未发现有远处转移证据。

3. 放疗后远处转移是指照射野外出现淋巴结、骨骼或其他脏器的新发病灶。

（二）前列腺癌放疗后复发的治疗

如果没有挽救性措施，那么从生化复发到临床进展的中位时间是 3 年。

1. 挽救性治疗

（1）挽救性根治性前列腺切除术（SRP）适用于无严重并发疾病、预期寿命＞10 年、复发时的临床分期＜T_2、活检 Gleason 评分＜7 分、PSA＜10ng/mL 的患者。

（2）可行挽救性冷冻消融治疗（CSAP），但目前无充足证据将 CSAP 作为常规推荐治疗策略。

（3）挽救性近距离放疗作为不适合接受 SRP 患者的治疗选择之一。

（4）挽救性高能超声聚焦（HIFu）治疗。

2. 内分泌治疗

内分泌治疗可延缓疾病进展，甚至取得生存获益。早期内分泌治疗的效果优于延迟内分泌治疗。适应证：放疗后出现远处转移，或临床局部复发但不适合或不愿意接受挽救性治疗的患者。

3. 观察等待

对于 PSADT＞12 月、放射治疗后复发的患者，接受 ADT 不比观察等待有优势。对于只有局部复发患者（低危、复发较晚、PSA 上升较慢），不适合接受二线根治性治疗的患者，可接受观察等待。

第十三节 子宫颈癌的放射治疗

一、子宫颈癌的诊断规范

(一)子宫颈癌的临床诊断

子宫颈癌的临床诊断包括通过窥阴器撑开阴道以观察宫颈、全阴道(包括外阴),以评估病变累及范围,并进行三合诊检查,以全面了解如下内容:宫颈病灶的大小、性状、质地;阴道受侵的部位、范围、性状、质地以及阴道的大小和长度;宫旁受侵的部位、范围、性状、质地以及是否到达盆壁;直肠黏膜是否完整。

(二)子宫颈癌的病理诊断

1.行宫颈活检标本的病理组织学检查(确诊依据)。

2.对腹股沟、锁骨上肿大的可疑淋巴结,可在超声引导下行穿刺针吸或切取活检,以明确是否为转移灶。对盆腔、腹主动脉旁的可疑淋巴结,以及其他部位(如肺、肝脏)的可疑病灶,可在评估穿刺风险及可能性后,再在超声或 CT 引导下行穿刺针吸或切取活检,并行病理组织学检查对取材困难者,可行穿刺标本的细胞学检查,以明确是否为转移灶。

3.对怀疑为阴道受累但病变在浅表或者因其他因素不能明确有无阴道转移者,应行相应部位的阴道活检组织学检查,以明确有无转移及病变范围。

(三)子宫颈癌的辅助诊断

1.行常规胸、腹部 CT 和盆腔 MRI/CT,对双腹股沟区以及锁骨上区行超声检查。有条件者可行 PET-CT 检查。对局部晚期(I_{B2}、II_{A2}期)或≥II_B期宫颈癌患者,建议行 PET-CT 检查。

2.对于≥II_B期患者,特别是有大肿瘤、明显阴道受侵或宫旁受侵者,建议选择行膀胱镜、同位素肾图、纤维肠镜检查,必要时行 ECT 骨扫描。

3.行血液生化、三大常规、妇科肿瘤标志物、阴道分泌物高危 HPV 定型检测和心电图检查,必要时行动态心电图和(或)心脏超声检查以评价心功能。

对宫颈癌患者可进行结合妇科三合诊检查以及辅助检查正确的临床分期(2009 年的 FIGO 临床分期)。

二、原发性子宫颈癌的放射治疗

放射治疗(简称放疗)是子宫颈癌最重要的治疗手段之一。根据治疗目的,原发性子宫颈癌的放射治疗可分为根治性放疗、辅助放疗以及姑息性放疗。

(一)根治性放疗的适应证

1.因各种原因不能手术的 FIGO 分期为 I_{A1}、I_{A2}、I_{B1}、II_{A1}期的初治子宫颈癌患者。

2. FIGO 分期为 I_{B2}、II_{A1}（阴道受侵≥阴道上 1/3）、II_{A2}、II_B、III_A、III_B、IV_A 期（部分）的初治子宫颈癌患者。

（二）术后辅助放疗的适应证

1. 盆腔或腹主动脉旁淋巴结转移。

2. 阴道或宫旁切缘阳性。

3. 宫旁浸润。

4. 深间质浸润（深度超过间质 2/3）。

5. 宫颈肿瘤直径>4cm。

6. 脉管瘤栓。

7. 手术范围不足。

（三）姑息性放疗的适应证

1. 以止痛、减症为目的的远处转移灶放疗。

2. 部分Ⅳ期子宫颈癌的盆腔放疗。

化学治疗（简称化疗）是子宫颈癌的辅助治疗手段,适用于局部晚期（I_{B2}、II_{A2}）或中晚期（II_B、III_A、III_B、部分IV_A）子宫颈癌的同步放化疗,或晚期、复发子宫颈癌患者的化疗。化疗方案为以铂类为基础的单药或联合化疗。

三、复发性子宫颈癌的放射治疗

（一）术后复发子宫颈癌的放射治疗

术后复发宫颈癌需放射治疗的情况包括阴道残端复发、盆腔和腹主动脉淋巴结转移和远处转移。根据复发部位、肿瘤大小和治愈的可能性等因素,采用个体化的放射治疗或放化疗方案。

（二）放疗后复发宫颈癌的放射治疗

放疗后复发宫颈癌需放射治疗的情况包括照射野内复发和放射野外转移等。原则上,放疗后的照射野内复发多选择手术治疗,手术后复发多选择放疗,而照射野外转移可选择放疗。

1. 照射野内复发

照射野内复发指宫颈癌经根治性放疗后原照射区域内出现的肿瘤复发。能否再次放疗需根据复发距初次照射的时间、复发肿瘤大小、治愈可能性、患者对再次放疗的耐受性及对可能出现的副反应或并发症的接受程度等因素进行综合考虑。对照射野内复发进行放射治疗是非常困难的,需专家会诊并在有丰富的妇科肿瘤放疗经验的医师主导下进行。

2. 放射野外转移

对于照射野外转移,应根据肿瘤转移部位、治疗目的及患者对放疗的耐受性,选择个体化的放射治疗。

在对复发宫颈癌进行放疗时,可考虑同步化疗,所选择的方案类似于原发宫颈癌的同步放化疗方案,但需考虑患者再次治疗时对放化疗的耐受性。

若无治愈的可能性也可采用以减轻症状、改善生活质量为目的的姑息性治疗。

四、放射治疗原则与技术

(一)放疗方式

1.初治宫颈癌的标准放疗方式为体外放疗+腔内近距离治疗。

2.术后宫颈癌的标准放疗方式为体外放疗±腔内近距离治疗。

(二)体外放疗

1.CT模拟定位准备

仰卧位,体膜固定,排空直肠,半充盈膀胱,标记阴道内或阴道残端,行等中心激光定位,扫描范围从膈顶至坐骨结节下缘下2~4cm(阴道外口下5cm),要求行3~5mm层厚的增强扫描。

2.放射线

行直线加速器6~10MV X线。

3.体外放疗技术

常用的两种放疗技术:①基于CT图像的三维适形放疗(Three dimensional conformal radiation therapy,3-DCRT)技术。②基于3-DCRT技术的适形调强放疗(Intensity-modulated radiation therapy ,IMRT)技术。

(1)3-DCRT:①3-DCRT的技术特点如下:采用四野箱式照射,入射野角度分别为0°、90°、180°、270°,根据剂量分布自动添加楔形板;可给予靶区足够的照射剂量;等剂量曲线能较好地包绕靶区;与传统的二维体外照射相比,可有效减少对正常小肠、直肠和膀胱等组织的照射。②未行手术治疗的宫颈癌靶区设置,见表11-37。

表 11-37   未行手术治疗的宫颈癌靶区设置

靶区名称	定 义
GTV	临床及影像学可见的宫颈原发肿瘤和转移的盆腔淋巴结
CTV	GTV、宫颈、宫体、宫旁、阴道及髂总、髂内、髂外、闭孔、骶前淋巴结
PTV	CTV外放0.5~1.0cm(腹背方向为10~20cm,头脚及左右方向为1.0~1.5cm),淋巴结区的CTV均匀外放1.0cm

说明:a.对于转移的淋巴结,经病理确诊或经影像学检查达诊断指标。b.对于肿瘤侵及阴道下1/3的患者,放疗范围应该包括腹股沟淋巴结。c.对于髂总或腹主动脉旁淋巴结转移者,要行腹主动脉旁野的照射。d.CTV的勾画是上界在腹主动脉分叉处,下界在闭孔下缘,以实体肿瘤或子宫体、子宫颈、盆腔处肿大的转移淋巴结为标准。淋巴结的勾画以髂总、髂内外动脉为标准,旁开7mm作为前后及左右侧界,不包括骨盆组织、肌肉及盆骨。e.阴道受侵时,CTV勾画到阴道肿瘤下界2~3cm或全阴道;阴道无受侵时,勾画至正常阴道3cm处。f.考虑到宫颈肿瘤的退缩、膀胱及直肠的运动和形变、摆位误差等因素易造成宫颈靶区的位移,当在宫颈癌CTV外放PTV时,根据膀胱及直肠的充盈程度,往膀胱及直

肠方向外放 PTV 达 1.5～3.0cm。g.GTV:Gross taget volume,肿瘤靶体积;CTV:Clinical target volume,临床靶体积;PTV:Planning taget volume,计划靶体积。

(2)IMRT:①IMRT 的技术特点如下。采用 5～10 野进行照射,具备高度的靶区适形性,可增加靶区剂量,并减少靶区周围正常器官的受照射剂量。但是,因剂量梯度陡峭,盆腔靶区邻近的器官运动会导致靶区周围的照射剂量不足和周围正常组织的过量照射。②未行手术治疗的宫颈癌 IMRT 靶区的设置基本同 3-DCRT。由于盆腔中空器官位移大,"过度精确"的 IMRT 有可能导致靶区偏离和漏照,因此,对于未行手术治疗的宫颈癌患者给予 IMRT 的做法仍存在一定争议。此外,到目前为止,IMRT 不能代替腔内后装治疗。③IMRT 技术的适应证:宫颈癌术后辅助放疗;同时接受盆腔和腹主动脉旁淋巴结区等多部位照射或肿瘤需推量照射的原发或复发宫颈癌。

4.计划评估与比较

(1)计划优先顺序为 PTV、直肠、膀胱、小肠、骨髓和股骨头。

(2)处方剂量至少包绕 90%PTV(3-DCRT)或 95%靶体积(IMRT)。

(3)PTV 接受 110%处方剂量的体积低于 10%,PTV 内无接受＞115%处方剂量以及＜95%处方剂量的体积,靶区内剂量均匀性在±5%范围内,直肠前壁和膀胱后壁无超出处方剂量的体积。

(4)每 4.5～5 周靶区的 PTV 处方剂量为 45～50Gy,采用常规分割照射,1.8～2.0Gy/次,5 次/周。若有盆腹部肿大转移的淋巴结,或宫旁存在明显侵犯,则上述区域应局部酌情推量至总量 60～65Gy。

推荐的盆腔危及器官剂量-体积限值(盆腔采用体外照射 3-DCRT 技术,处方剂量为 45～50Gy)见表 11-38。

表 11-38 推荐的盆腔危及器官剂量-体积限值

正常器官名称		限定剂量(Gy)
直肠	Rectum	$V_{40}<90\%$
		$V_{50}<70\%$
膀胱	Bladder	$V_{40}<90\%$
		$V_{50}<80\%$
股骨头	Femoral Head	$V_{45}<5\%$
小肠	Small intestine	$V_{30}<50\%$
		$V_{40}<30\%$
		$V_{56}<2\%$
		$V_{45}<195\%$(整个腹膜腔的肠管)
骨髓	Bone marrow	$V_{20}<50\%\sim75\%$
		$V_{10}<90\%$
脊髓	Spinal cord	$D_{max}<45Gy$

推荐的盆腔危及器官剂量-体积限值(盆腔采用体外照射 IMRT 技术,处方剂量为 45～50Gy),见表 11-39。

表 11-39　推荐的盆腔危及器官剂量-体积限值

正常器官名称		限定剂量(Gy)
直肠	Rectum	$V_{40}<80\%$
		$V_{45}<60\%$
		$V_{50}<30\%$
乙状结肠	Sigmoid	$V_{40}<80\%$
		$V_{45}<60\%$
膀胱	Bladder	$V_{40}<65\%$
		$V_{45}<60\%$
		$V_{50}<20\%$
股骨头	Femoral Head	$V_{45}<5\%$
小肠	Small intestine	$V_{30}<50\%$
		$V_{40}<30\%$
		$V_{56}<2\%$
		$V_{45}<195\%$(整个腹膜腔的肠管)
骨髓	Bone marrow	$V_{20}<75\%$
		$V_{10}<90\%$
脊髓	Spinal cord	$D_{max}<45Gy$
肾脏	Kidneys	$V_{15}<50\%$
		$V_{20}<33\%$
卵巢	Ovary	300 cGy

宫颈癌根治术后放疗的 3-DCRT 靶区的设置(以下靶区设置供参考),见表 11-40。

表 11-40　宫颈癌根治术后放疗的 3-DCRT 靶区的设置

靶区名称	定　义
CTV	髂总(部分或全部)、髂内、髂外、闭孔、骶前(部分或全部)淋巴结,阴道残端和阴道残端下 3.0cm,阴道旁组织(0.5cm)
PTV	CTV 外放 0.7~1.0cm,淋巴结区的 CTV 均匀外放 1.0cm

(三)腔内近距离治疗

1.多采用高剂量率后装治疗机,放射源为^{192}Ir。

2.治疗技术,包括二维治疗技术和基于 MRI 或 CT 的三维治疗技术。

3.二维治疗技术的实施包括以下几个方面。

(1)个体化置入合适的施源器,施源器有宫腔管(置入宫腔内)、阴道模(放置于阴道)和卵圆体(放置于阴道穹窿两侧)等。

(2)用阴道纱布填塞以推开膀胱及直肠,并固定施源器位置。

(3)用 X 线模拟定位机摄取正交 X 线定位。

(4)腔内治疗日不同时,予以盆腔体外照射。

(5)根据 ICRU38 报告,二维治疗的剂量评估参考点设置如下。①A 点:位于宫腔管放射源最后一个驻留点(相当于宫颈口处)水平上 2cm,宫腔轴线旁开 2cm 处,相当于宫旁三角区的位置;②B 点:位于 A 点外 3cm,相当于闭孔淋巴结的位置;③膀胱参考点(Bladder point,BL):在盆腔侧位片为沿 Foley 导尿管气囊中心与宫腔源末端(或阴道源中点)的垂直线,与阴道壁交界下方的 5mm 处,相当于经过膀胱后表面的一点,正位片上位于气囊中心处;④直肠参考点(Retcal point,RP):在盆腔侧位片上,宫腔源末端(或阴道源中点)与阴道后壁的垂直线上,距阴道后壁 5mm。

(6)腔内近距离治疗与体外放疗的剂量(未行手术宫颈癌)设置如下。盆腔体外放疗结束后予以腔内治疗。体外放疗剂量为 45~50Gy,A 点剂量为 6~7Gy/次×(4~5)次,每周 1 次,或者 5Gy/次×(5~6)次,每周 2 次。除了有多部位转移的晚期宫颈癌的非根治性放疗外,其他所有放疗应在 6~8 周内完成。

(7)腔内近距离治疗与体外放疗的剂量(已行手术宫颈癌)设置如下。体外放疗剂量为 45~50Gy。阴道切缘阳性或切除不足者需要补充腔内照射时,酌情给予阴道黏膜下 0.5cm 处 10~30Gy 的剂量。腔内照射可在盆腔体外放疗前后进行。

4.三维治疗技术的实施包括以下几个方面。

(1)置入施源器(具备 CT 或 MRI 的兼容性),选择施源器与施源器的置入方式(同传统二维治疗技术)。

(2)用专用模拟定位机摄取定位片(推荐 MRI)。

(3)勾画靶区及危及器官,用计算机设计三维计划并实施剂量优化。评估靶区和危及器官剂量,在输入后,装治疗计划系统进行治疗。

(4)靶区定义和剂量参数可参照欧洲肿瘤放射治疗协会妇科肿瘤工作组(GEC-ES-TRO GYN)报告(http://www.estro.org/)、美国近距离治疗协会(American Brachytherapy Society,ABS)宫颈癌指南(http://www.americanbrachytherapy.org/index.cfm)。

(5)推荐的盆腔危及器官剂量-体积限值(体外+三维后装)见表 11-41。

表 11-41　盆腔危及器官剂量-体积限值(体外+三维后装)

正常器官名称		限定剂量(Gy)
直肠	Rectum	$V_{60} < 35\%$
		$V_{70} < 20\%$
		$V_{75} < 15\%$
		$D2cc < 75Gy(EQD_2)$
膀胱	Bladder	$V_{70} \leqslant 35\%$
		$V_{75} \leqslant 25\%$
		$V_{80} \leqslant 15\%$
		$D2cc < 90Gy(EQD_2)$
乙状结肠	Sigmoid	$V_{70} < 20\%$
		$V_{75} < 15\%$
		$D2cc < 75Gy(EQD_2)$
小肠	Small intestine	$V_{56} < 2cc$
		$V_{15} < 120cc$(单个肠袢)
		$V_{45} < 195cc$(整个腹膜腔的肠管)

五、残留病灶的处理

1.若待放疗接近结束时,宫颈肿瘤仍未完全消退,可观察或考虑行放疗加量,高剂量率后装腔内治疗 A 点的总剂量可达 30～35Gy/次(盆腔外的照射剂量应达 45～50Gy)。注意肿瘤消瘤剂量、阴道补充照射剂量和外照射剂量的叠加情况。

2.若待放疗接近结束时,盆壁内肿瘤或转移的淋巴结未完全消退,可观察或考虑行放疗加量,盆腔淋巴结照射和宫旁肿瘤加量照射的总剂量为 55～65Gy,腹主动脉淋巴结区加量照射总剂量为 55～60Gy,注意所有加量照射以不超过邻近正常组织耐受剂量为限。

六、放射治疗的毒副反应

1.急性毒性反应

在放射治疗期间应每周记录胃纳、腹痛、排便、排尿、皮肤黏膜反应、血液学毒性等相关症状(放射治疗的毒副反应分级按 RTOG 标准)。

2.慢性毒性反应

放射治疗后半年开始记录便血、尿血、腹泻、腹部皮肤变化、会阴和(或)下肢水肿等相关症状(放射治疗的毒副反应分级按 RTOG 标准)。

七、放射治疗的疗效评估

在放射治疗期间,一般每 2 周行妇检 1 次,至少每周复查血常规 1 次、每月复查血生化 1 次,对放化疗或血常规、血生化异常者应酌情增加检查次数;化疗前应复查心电图;每月检查妇科肿瘤指标 1～2 次。

在放疗期间,应准确记录妇科检查和肿瘤变化的情况,及时观察和记录急性放疗的副反应。放疗结束后,应行腹部 CT 及盆腔 MRI 检查。根据妇检、影像学检查和肿瘤标志物检查结果,准确评估并记录放疗效果。对急性反应和并发症的处理应按照 RTOG 放射毒副反应评价标准予以准确评级并记录。

近期疗效评价标准如下。①肿瘤消退:肿瘤完全消失;②肿瘤残留:放疗结束时,有残留肿瘤存在;③未控:放疗后 3 个月内原发肿瘤持续存在或盆腔内出现新病灶;④复发:放疗后 3 个月,虽其创面已愈合,但在盆腔内或远处又发现肿瘤。

八、随　访

治疗结束后 1～3 个月应开展第一次复诊,酌情予以盆腔、上腹部或胸部的 CT、MRI 检查,以明确是否有残余肿瘤或肿瘤未控的情况。确认肿瘤完全消失后,方可进入正常的复查程序。

肿瘤治疗结束后 2 年内,每 3~6 个月复查 1 次;2 年后,每 6 个月复查 1 次;5 年后,每年复查 1 次。根据病情和肿瘤消退情况,主管医师和门诊主诊医师告知患者如何开展复诊。门诊主诊医师一旦发现异常情况,需及时与主管医师联系。

每次的检查内容包括妇科检查、血常规、妇科肿瘤相关抗原(SCC、CEA、CA125 等)、超声(腹盆腔、颈部及腹股沟淋巴结)或 CT/MRI,必要时予以 PET-CT 检查。

对盆腔和腹主动脉旁淋巴结的 CT 或 MRI 检查应每年 1 次,胸部 CT 应每年 1 次。宫颈液基细胞学检查及人乳头瘤病毒(HPV)检测应每年 1 次。

随访主要是检查并记录肿瘤复发及转移情况,记录相关的毒副反应和慢性放疗并发症,及时发现复发肿瘤并予以治疗,对治疗相关的毒副反应和慢性放疗的并发症应及时进行治疗,对患者进行康复指导。

第十四节 淋巴瘤的放射治疗

一、淋巴瘤的诊断规范

1.病史和体格检查

(1)包括淋巴结首次发现的时间、淋巴结累及范围、淋巴结大小、质地、有无疼痛、活动度及增长情况等。

(2)有无 B 组症状,如发热、盗汗和体重下降。

(3)有无皮肤瘙痒和疲倦感。

(4)系统的体格检查,包括全身浅表淋巴结、韦氏环、下咽、喉、肝、脾和皮肤等情况。

(5)体力状况评分。

2.淋巴瘤的病理诊断

(1)原发于淋巴结内的淋巴瘤,应完整切除病变淋巴结做病理检查。

(2)原发于淋巴结外器官的淋巴瘤,应行病灶切除活检或切取活检做病理检查。

(3)对初诊患者不宜行淋巴结穿刺细胞学检查,但如已有明确的病理诊断,为了进行临床分期,对其他部位的淋巴结或可疑病灶可行穿刺细胞学检查。

(4)对于淋巴瘤治疗后复发,如不能再次活检,也可以选择穿刺细胞学检查。

3.淋巴瘤的影像诊断

(1)静脉增强 CT 检查:包括颈部、胸部、腹部和盆腔。

(2)磁共振检查:是 CT 检查的有效补充,原发于中枢神经系统和原发于鼻腔、韦氏环的淋巴瘤应首选磁共振检查。

(3)PET-CT：建议所有淋巴瘤患者在接受治疗前行全身 PET-CT 检查。25％的淋巴瘤患者可因 PET-CT 检查结果而改变临床分期，且9％的淋巴瘤患者可因此而改变治疗方案。另外，PET-CT 还可用于放射治疗的靶区勾画、疗效判断和预后预测。

(4)放射性核素骨骼扫描：对怀疑有骨骼侵犯的淋巴瘤患者应行全身骨骼核素扫描检查。

4.淋巴瘤的实验室诊断

(1)检查内容：全血细胞计数和分类、肝功能、肾功能、血沉、乳酸脱氢酶、β微球蛋白、人血白蛋白。

(2)病原微生物检查：主要包括 EBV、HIV、HBV、HCV、HTLV、HHV-8 等病毒检查；对原发于胃的淋巴瘤，应检查幽门螺杆菌（Hp）；对原发于眼部黏膜的相关淋巴组织淋巴瘤，建议行衣原体检查。

5.淋巴瘤的辅助诊断

(1)心功能检查：对于接受纵隔放射治疗或应用含蒽环或蒽醌类药物化疗的淋巴瘤患者，应行心功能检查，以评估左室射血分数。

(2)肺功能：适用于接受胸部放射治疗或应用 ABVD、剂量密集的 BEACOPP 化疗方案者。

(3)骨髓检查：骨髓的活检检出率高于骨髓穿刺的。但Ⅰa期霍奇金淋巴瘤骨髓侵犯率<1％，可以不行骨髓检查。

(4)腰椎穿刺和脑脊液检查：对于Ⅳ期及有骨髓、睾丸或中枢神经系统侵犯的淋巴瘤患者，应行脑脊液细胞学检查。

(5)内镜检查：对于颈部淋巴结累及者，应行鼻咽镜、咽喉镜检查；对于原发于胃十二指肠的淋巴瘤，应行纤维胃镜检查；对于原发于结直肠的淋巴瘤，应行纤维结肠镜检查；对于原发于肺的淋巴瘤，应行纤维支气管镜检查。

(6)精子或卵子保存：对有生育要求的淋巴瘤患者，特别是需要接受化疗或盆腔放射治疗的患者，在治疗前建议行精子或卵子保存。

二、淋巴瘤的放疗原则

1.淋巴瘤放射治疗

放射治疗是淋巴瘤多学科综合治疗的重要组成部分。就局部肿瘤控制而言，放射治疗是淋巴瘤最有效的治疗方法，2/3 以上的淋巴瘤患者在其病程中的不同阶段需要接受放射治疗。放射治疗可用于淋巴瘤的根治性治疗、辅助性治疗和姑息性治疗。

2.淋巴瘤根治性放射治疗的适应证

(1)早期惰性淋巴瘤，如1～2级滤泡性淋巴瘤、小淋巴细胞淋巴瘤、套细胞淋巴瘤、边缘带淋巴瘤（与黏膜相关的淋巴组织淋巴瘤）等。其中，早期胃黏膜相关的淋巴组织淋巴瘤,如果 Hp 为阳性,首先须行抗 Hp 治疗;如果抗 Hp 治疗无效、Hp 阴性或 Hp 虽呈阳性但伴 t11、18 易位者,应选择根治性放射治疗。

(2)Ⅰ～Ⅱ期淋巴结外 NK/T 细胞淋巴瘤(鼻型)。其中,对于无不良预后因素的Ⅰ期淋巴结外 NK/T 细胞淋巴瘤(鼻型),采用单纯根治性放射治疗;对于其他早期结外 NK/T 细胞淋巴瘤(鼻型),采用放化疗同步治疗或放化疗序贯治疗。

(3)任何早期侵袭性淋巴瘤不能耐受化疗、拒绝化疗或化疗无效者。

(4)早期结节性淋巴细胞为主型的霍奇金淋巴瘤者。

(5)早期霍奇金淋巴瘤化疗后复发,既往未接受过放射治疗者。

(6)霍奇金淋巴瘤不能耐受化疗、拒绝化疗或化疗无效者。

3.淋巴瘤辅助性放射治疗的适应证

(1)早期霍奇金淋巴瘤。

(2)早期侵袭性非霍奇金淋巴瘤。

(3)进展期淋巴瘤伴大肿块或大纵隔或病灶残留。

(4)巨脾伴脾功能亢进者。

4.淋巴瘤姑息性放射治疗的适应证

进展期淋巴瘤伴出血、梗阻、疼痛、脏器功能受损等。

三、淋巴瘤的放疗实施

(一)放射源、模拟定位及放疗技术选择

1.根据临床需要,可选择光子、电子或质子治疗等。

2.根据放射治疗的部位,采用相应的治疗体位和固定方式,原则是患者感觉舒适,且重复性好;经 CT 或 4D-CT 模拟定位,层厚≤3mm,静脉注射对比剂。

3.根据具体情况和需要,可选择常规二维放疗技术、三维适形放疗技术、调强放疗技术、容积调强放疗技术及图像引导放疗技术等。

(二)靶区勾画

目前,无论是霍奇金淋巴瘤,还是非霍奇金淋巴瘤,化疗后广为推荐的是采用累及部位放射治疗(Involved-site radiotherapy,ISRT)以取代既往的累及野放射治疗(Involved-field radiotherapy,IFRT),也就是说,基于解剖结构的二维放射治疗已被基于 CT 计划的三维放射治疗所取代。一般来说,累及部位放射治疗的范围要小于累及野放射治疗的范围;而累及淋巴结放射治疗(Involved-node radiotherapy,INRT)是累及部位的放射治疗的特殊形式,要求必须以最佳的影像技术(治疗前行 PET-CT)为基础。但对于化疗前无完整影像资料的患者以及采用单纯根治性放射治疗的患者,仍应采用累及野放射治疗;至于扩大野放射治疗(Wide-field radiotherapy,WFRT)(包括"斗篷野"、"锄形野"或"倒Y野"等),目前已不用于淋巴瘤的一线治疗中,仅限用于化疗失败而且不能接受后续强化治疗的霍奇金淋巴瘤患者的挽救治疗。但即便如此,扩大野放射治疗也可被累及野的

放射治疗所取代。

1.在采用累及部位放射治疗或累及淋巴结放射治疗时,应根据 ICRU52 号决定勾画 GTV、CTV、PTV 和 PRV 等。

(1)GTV:化疗前或活检前影像学所见的肿瘤范围,但 GTV 不能超出空气、肌肉和骨骼,除非淋巴瘤已直接浸润至肌肉或骨骼。

(2)CTV:GTV+潜在侵犯组织或亚临床病灶。若在化疗前无 PET-CT 检查的资料,由 GTV 外放到 CTV 时,应在头尾淋巴引流方向外放 1.5cm;如果在化疗前有详细的 PET-CT 资料,头尾淋巴引流方向不必再外放 1.5cm,后一种形式即是累及淋巴结放射治疗的 CTV;对于原发于淋巴结外器官(如胃、眼球、甲状腺等)的淋巴瘤,完整的器官即是 CTV。

(3)PTV:CTV+摆位误差及器官运动。

(4)PRV:根据照射范围,勾画相应的危及器官。

2.采用累及野放射治疗时,应依据解剖标志作相应淋巴结区域的二维常规放射治疗。根据 Ann Arbor 的定义,将淋巴结区域定义为:韦氏环,右(左)颈部(包括同侧耳前、枕后、颈部和锁骨上淋巴结),锁骨下,纵隔,肺门,腋窝,滑车,脾,腹主动脉旁,肠系膜,盆腔,腹股沟和股三角以及腘窝等淋巴结区域。

(1)锁骨及锁骨上区域:包括单侧或双侧颈部及锁骨上淋巴引流区。上界在乳突尖上 1~2cm,下界在锁骨头下 2cm。如果锁骨上淋巴结未受累,则在受累淋巴结完全被包括的情况下,内侧界不超过同侧横突。如果治疗前分期的颈部 CT 提示存在靠近椎体锁骨上淋巴结,则内侧界为对侧横突,外侧界包括锁骨的内侧 2/3。

(2)腋下区域:包括同侧腋窝、锁骨下和锁骨上淋巴结。上界在 C_5—C_6 水平或化疗前病灶上 2cm;下界在肩胛骨下角或最低腋下淋巴结下 2cm;内界在同侧颈椎横突,若锁骨上淋巴结受累及,则内界包括椎体;外界则在腋窝外侧。

(3)纵隔区域:包括纵隔、双侧肺门、双侧锁骨上淋巴结。上界在 C_5—C_6 或如果锁骨上区域受累及,则为喉的最上缘,上界在化疗前的原发病灶上至少达 2cm;下界在隆突下 5cm 或化疗前病灶下 2cm;外界在原化疗前病灶旁开 1.5cm。肺门区域如果未累及肺门,则旁开 1cm;累及肺门,则旁开 1.5cm。

(4)腹主动脉旁区域:包括腹主动脉旁±脾脏。上界在 T_{11} 上缘或化疗前病灶上至少 2cm;下界在 L_4 下缘或化疗前病灶下至少 2cm;外界包括椎体横突或化疗前病灶旁开至少 2cm。治疗前的影像学检查结果提示肝门区域受累及者,应包括肝门;在治疗前的影像学结果提示脾脏受累,应考虑照射脾脏,化疗后的体积加 1.5cm 边界作为治疗体积。

(5)盆腔区域:定位时可采用"蛙腿"姿势尽量避开生殖器,并展平皱褶的腹股沟皮肤,以避免可能发生的皮肤反应。男性应注意对睾丸的保护,育龄期女性应注意对卵巢的保护,包括髂外、股骨、腹股沟淋巴结。上界在骶髂关节中点或化疗前病灶上至少 2cm;下界在化疗前病灶下至少 2cm 或小转子下 5cm;内界为化疗前的病灶应向内至少

2cm 或包括闭孔的内缘；外界为化疗前的病灶应向外至少 2cm 或包括大转子；如髂总淋巴结受累，则上界提高至 L_4—L_5 间隙或化疗前累及淋巴结上至少 2cm。

（三）放射治疗剂量

1.霍奇金淋巴瘤

（1）Ⅰ、Ⅱ期无不良预后因素的霍奇金淋巴瘤：2 个周期 ABVD 方案化疗后＋累及部位照射剂量为 20Gy，或 2 个周期 Standford V 方案化疗后＋累及部位照射剂量为 30Gy。

（2）Ⅰ、Ⅱ期伴不良预后因素或化疗后病灶仍残留或对化疗抗拒的霍奇金淋巴瘤：累及部位照射剂量为 30Gy；任何期别的霍奇金淋巴瘤伴大肿块，累及部位照射剂量为 30～36Gy；如果化疗方案选择的是 BEACOPP 方案，而不是 ABVD 方案，则累及部位放射治疗的剂量可降低至 20Gy。

（3）霍奇金淋巴瘤单纯放射治疗：应采用累及野的放射治疗，受累区域剂量为 30～36Gy，未受累区域剂量为 25～30Gy。

2.非霍奇金淋巴瘤

（1）早期惰性淋巴瘤的根治性放射治疗：对于 1～2 级滤泡性淋巴瘤、小淋巴细胞淋巴瘤的放疗剂量为 24～30Gy；对于边缘带淋巴瘤、原发于胃的黏膜相关淋巴组织淋巴瘤的放疗剂量为 30Gy，对于其他结外边缘带淋巴瘤和原发于淋巴结的边缘带淋巴瘤的放射治疗剂量为 24～30Gy；对于套细胞淋巴瘤的放疗剂量为 30～36Gy。

（2）侵袭性淋巴瘤的辅助性放射治疗：主要包括弥漫大 B 细胞淋巴瘤和外周 T 细胞淋巴瘤等。这类侵袭性淋巴瘤应以化疗为主，放射治疗主要作为辅助性治疗或挽救性治疗。化疗后达到完全缓解，累及部位的放射治疗剂量为 30～36Gy；化疗后未达到完全缓解，累及部位的放射治疗剂量为 40～50Gy；干细胞移植前或移植后的挽救性放射治疗剂量为 30～40Gy。

（3）侵袭性淋巴瘤的根治性放射治疗：对拒绝化疗、不能耐受化疗或对化疗抗拒的早期侵袭性淋巴瘤患者，行单纯放射治疗是根治性治疗手段，累及野放射治疗剂量为 45～55Gy；淋巴结外 NK/T 细胞淋巴瘤（鼻型）对化疗的敏感性较差，但对放射治疗较为敏感，累及野的放射治疗剂量为 50～55Gy；对于原发于皮肤的间变性大细胞淋巴瘤，累及部位的放射治疗剂量为 30～36Gy。

（4）惰性淋巴瘤的姑息性放射治疗：包括滤泡性淋巴瘤 1～2 级、小淋巴细胞性淋巴瘤、黏膜相关淋巴组织淋巴瘤、套细胞淋巴瘤等伴疼痛、压迫、梗阻等，姑息性放射治疗的剂量为 4Gy，分两次完成。

（四）分割方式

常规分割，每天 1 次，每次剂量为 180～200cGy，每周 5 次。

（五）危及器官的剂量规定

危及器官的剂量规定（PRV 剂量限定）见表 11-42。

表 11-42　危及器官的剂量规定

危及器官名称	剂量/体积限定
脑干	全部脑干 D_{max}<54Gy；部分脑干 $D_{1\sim10}$cc≤59Gy
乳房	使尽可能小的乳腺组织包括在 PTV 中，年龄≤30 岁，乳房平均剂量≤2Gy
耳窝	平均剂量≤45Gy
冠状动脉	在不影响 PTV 剂量分布的前提下，使尽可能小的冠状动脉包括在照射野内
心脏	平均剂量<26Gy；D_{100}<30Gy；V_{30}<46%；V_{33}<60%；V_{38}<33%；V_{42}<20%
肾脏	单侧肾脏照射时，V_{15}<65%～70%；双侧肾脏照射时，每侧肾脏的 V_{15}<25%，平均剂量<18Gy；部分肾脏照射时，平均剂量<18Gy，V_{28}<20%，V_{23}<30%，V_{20}<32%，V_{12}<55%；如果一侧肾脏平均剂量>18Gy，则另一侧肾脏的 V_6<30%
晶体	任何部位的最大剂量<6Gy，除非 PTV 包含晶体
肝脏	平均剂量<32Gy；V_{10}<30%～35%；D_{100}<25Gy，D_{66}<28Gy，D_{33}<38Gy
肺	全肺 V_{20}≤30%，平均肺剂量≤20Gy
食管	平均剂量<34Gy，V_{35}<50%
视交叉	D_{max}<55Gy
视神经	D_{max}<55Gy
卵巢	PTV 以外，D_{max}<10Gy；PTV 以内，知情同意
腮腺	在行双侧照射时，平均剂量<25Gy；在行单侧照射时，对侧腮腺平均剂量<20Gy
小肠	部分腹腔照射，V_{15}<120cm^3；全腹腔照射，V_{15}<195cm^3
脊髓	D_{max}<50Gy
胃	D_{100}<45Gy
睾丸	D_{max}<2Gy
甲状腺	D_{100}<45Gy

四、放射治疗的毒副作用

1.急性放射治疗毒副作用见 RTOG 急性放射损伤分级标准。

2.慢性放射治疗毒副作用见 RTOG/EORTC 晚期放射损伤分级方案。

五、淋巴瘤治疗效果评估

淋巴瘤治疗效果评估分为不包括 PET 的疗效评估和包括 PET 的疗效评估。

六、随　访

1.随访时间

在淋巴瘤治疗后 2 年内，每 3～6 个月随访 1 次；随后 3 年内，每 6～12 个月随访 1 次；其后，每年随访 1 次。

2.随访内容

淋巴瘤特别是霍奇金淋巴瘤患者的总体预后良好，生存期较长，而且多数患者的发病年龄较小，因此，淋巴瘤的随访内容应包括以下几个方面。

(1)淋巴瘤治疗后有无残留或复发。

(2)远期并发症,特别是心血管系统并发症、第二原发癌的发生以及生育能力等。

(3)不良生活方式、社会心理支持等。

3.随访方法

(1)详细的体格检查。

(2)血常规(包括白细胞、血小板计数)、血生化、血沉(初始治疗时血沉升高的患者)检测。

(3)胸部、腹部、盆腔CT。根据具体情况,选择性行内镜(如纤维胃镜、咽喉镜、纤维支气管镜、纤维结肠镜等)检查。

(4)PET-CT由于存在较高的假阳性率,且价格昂贵,因此,不作为常规随访推荐。

第十二章

常见恶性肿瘤化学药物治疗技术规范

第一节 头颈部恶性肿瘤(除鼻咽癌)的化学药物治疗

头颈部恶性肿瘤(Head and neck cancer)是指自颅底到锁骨上、颈椎前的所有恶性肿瘤,如头面部软组织、耳、鼻、咽、喉、口腔、唾腺、颈部软组织及甲状腺等部位的恶性肿瘤等。目前,头颈部恶性肿瘤在中国较为多见,约占全身恶性肿瘤的19%~30%,男女比例约为3:1,吸烟、饮酒及年龄较大者的发病率较高。其中,大约40%的患者为早期头颈部鳞癌病例,可以采用单一的治疗方式——仅行手术或放疗等进行治疗,且两种治疗方式的患者生存率相当;而60%的局部晚期患者需行多种方式的联合治疗。

一、化疗前检查

(一)常规检查

1.实验室检查

实验室检查包括三大常规(血、尿、粪)检查、血清学检查(包括肝肾功能或生化全套、HBsAg)及肿瘤标志物。

2.影像学检查

影像学检查包括胸部X线检查、腹部超声及心电图。

3.病理学检查

病理学检查包括细胞学及组织学检查。

(二)补充检查

补充检查包括CT、MRI、纤维喉镜、纤维鼻咽镜、纤维胃镜,以及p16免疫组化染色或HPV-DNA原位杂交。

二、病理类型

头颈部恶性肿瘤的病理类型包括鳞癌、腺癌及未分化癌。

三、临床分期

根据国际抗癌联盟拟订的恶性肿瘤 TNM 分期标准,头颈部恶性肿瘤 TNM 分期中的 T 是指原发肿瘤,因原发部位不同而分别定义(见外科或放射治疗相关章节);N 是指区域淋巴结,适用于除甲状腺以外的所有头颈部恶性肿瘤;M 是指远处转移。

N 分级定义分别如下。

N_1:同侧单个淋巴结转移,最大直径$\leq$3cm。

N_2:同侧单个淋巴结转移,最大直径$>$3cm,$\leq$6cm;或同侧多个淋巴结转移,最大直径$\leq$6cm;双侧或对侧淋巴结转移,最大直径$\leq$6cm。

N_{2a}:同侧单个淋巴结转移,最大直径$>$3cm,$\leq$6cm。

N_{2b}:同侧多个淋巴结转移,最大直径$\leq$6cm。

N_{2c}:双侧或对侧淋巴结转移,最大直径$\leq$6cm。

N_3:淋巴结转移的最大直径$>$6cm。

头颈部恶性肿瘤可划分为 4 个临床分期,具体如下。

Ⅰ期:$T_1 N_0 M_0$。

Ⅱ期:$T_2 N_0 M_0$。

Ⅲ期:$T_3 N_0 M_0$ 和 $T_{1\sim3} N_1 M_0$。

Ⅳ期:$T_{1\sim4} N_{0\sim3} M_1$ 和 $T_{1\sim4} N_{2\sim3} M_0$。

四、治疗原则

1. 对于Ⅰ、Ⅱ期患者,可选择根治性手术或放疗。

2. 对于Ⅲ、Ⅳ期患者,需联合手术、放疗、化疗及综合治疗。

3. 对于局部晚期患者,在术前及放疗前行新辅助化疗或动脉插管化疗。

4. 对于已有远处转移的患者,则以姑息性化疗为主,局部可行姑息性手术或放疗。

五、抗肿瘤药物治疗

头颈部恶性肿瘤常用的化疗药物有铂类(顺铂、卡铂等)、氟尿嘧啶、甲氨蝶呤、蒽环类(阿霉素、吡柔比星和表柔比星等)、紫杉类药物、博来霉素、长春碱类(长春新碱、长春瑞滨等)以及烷化剂(环磷酰胺、异环磷酰胺)等。

近年来,对头颈部恶性肿瘤有效的靶向药物主要有西妥昔单抗和国内批准用于鼻咽癌的尼妥珠单抗。2011 年 4 月 7 日,美国食品和药品监督管理局(FDA)基于 ZETA Ⅲ期临床试验,批准由阿斯利康公司生产的范德他尼(一种激酶抑制剂)用于治疗有症状或进展期(不能行手术治疗的局部晚期或转移性病变)的甲状腺髓样癌患者。2013 年 8 月,FDA 批准索拉非尼用于治疗难治性分化型甲状腺癌。

1.术后辅助化疗

顺铂单药:顺铂 100mg/m²,每 3 周重复(与辅助放疗同时进行)1 次。

2.与根治性放疗联合的化疗

(1)顺铂单药:放疗 DT 为 70Gy/35 次;顺铂 100mg/m²,每 3 周重复 1 次 。

(2)卡铂/5-Fu:放疗 DT 为 70Gy/35 次;卡铂 70mg/m²,第 1~4 天,每 3 周重复 1 次;5-Fu 600mg/m²,第 1~4 天,每 3 周重复 1 次。

(3)顺铂/紫杉醇:放疗 DT 为 70Gy/35 次;顺铂 20mg/m²,第 1 天,每周重复 1 次;或紫杉醇 30mg/m²,第 2 天,每周重复 1 次。

(4)顺铂/5-Fu:放疗 DT 为 70Gy/35 次;顺铂 100mg/m²,第 1 天,每 3 周重复 1 次;或 5-Fu 1000mg/m²,第 1~5 天,每 3 周重复 1 次。

(5)卡铂/紫杉醇:放疗 DT 为 70.2Gy/39 次;卡铂 100mg/m²,第 1 天,每周重复 1 次;或紫杉醇 45mg/m²,第 1 天,每周重复 1 次。

(6)羟基脲/5-Fu:放疗 DT 为 70Gy/35 次;羟基脲 1g,2 次/d,共 35 次;或 5-Fu 的总量为 800mg/m²,等分为 35 次。

(7)西妥昔单抗:初始剂量为 400mg/m²,维持剂量为 250mg/(m²·w).

3.姑息性化疗

(1)顺铂+紫杉醇:顺铂 75mg/m²,第 1 天,每周重复 1 次;紫杉醇 175mg/m²,第 1 天,每 3 周重复 1 次。

(2)卡铂+多西他赛:卡铂 AUC=6,第 1 天,每周重复 1 次;多西他赛 65mg/m²,第 1 天,每 3 周重复 1 次。

(3)顺铂+5-Fu:顺铂 100mg/m²,第 1 天,每周重复 1 次;5-Fu 1000mg/m²,第 1~4 天,每 3 周重复 1 次。

(4)顺铂+西妥昔单抗:顺铂 100mg/m²,第 1 天,每 4 周重复 1 次;或西妥昔单抗初始剂量为 400mg/m²,维持剂量为 250mg/(m²·w)。

(5)顺铂或卡铂+5-Fu+西妥昔单抗(EXTREME 试验):顺铂 100mg/m² 或卡铂 AUC=5,第 1 天,每周重复 1 次;5-Fu 1000mg/m²,第 1~4 天,每 3 周重复 1 次;西妥昔单抗初始剂量为 400mg/m²;维持剂量为 250mg/(m²·w)。

4.新辅助化疗

(1)多西他赛+顺铂+5-Fu:多西他赛 75mg/m²,第 1 天,每 3 周重复 1 次;顺铂 75mg/m²,第 1 天,每 3 周重复 1 次;5-Fu 750mg/m²,第 1~5 天,每 3 周重复 1 次。

(2)紫杉醇+顺铂+5-Fu:紫杉醇 175mg/m²,第 1 天,每 3 周重复 1 次;顺铂 75mg/m²,第 2 天,每 3 周重复 1 次;5-Fu 500mg/m²,第 2~6 天,每 3 周重复 1 次。

第二节　原发性支气管肺癌的化学药物治疗

一、非小细胞肺癌

目前,对肺癌的早期诊断尚有困难,且大多数患者在诊断时已是局部晚期或有远处转移,所以药物治疗仍是治疗肺癌的重要手段。新辅助及辅助化疗与手术或局部放疗相结合的综合治疗方法,可使肺癌患者的生存率有所提高。近年来,有关驱动基因及其耐药机制的研究越来越深入。靶向药物的应用使晚期非小细胞肺癌(Non-small cell lung cancer,NSCLC)患者的生存时间明显延长。肺癌的药物治疗包括化疗和分子靶向药物治疗。化疗分为姑息化疗、辅助化疗和新辅助化疗,应当严格掌握临床适应证,并在肿瘤内科医师的指导下施行。

(一)非小细胞肺癌药物治疗前的常规检查

1.体格检查

(1)应对患者进行全面的体格检查。多数肺癌患者无明显的肿瘤相关阳性体征。

(2)对于部分患者,在体检时可发现声带麻痹、上腔静脉梗阻综合征、Horner综合征、Pancoast综合征等,提示肿瘤出现局部侵犯或有转移的可能。

(3)一些患者在体检时被发现颈部或锁骨上窝淋巴结肿大、肝大或伴有皮下结节等,提示有淋巴结及远处转移的可能。

(4)少数患者有肺外征象,如杵状指(趾)、男性乳腺增生、皮肤黝黑、皮肌炎、共济失调、静脉炎等。

2.影像学检查

(1)胸部X线检查:是肺癌治疗前后基本的影像学检查方法。当对胸部X线影像有疑问时,应有针对性地选择进一步的影像学检查。

(2)胸部CT检查:是目前诊断肺癌最重要和最常用的手段。对于肺癌患者,建议行胸部增强CT检查。

(3)超声检查:主要用于发现腹部重要器官以及腹腔、腹膜后淋巴结有无转移,也用于双侧锁骨上窝淋巴结的检查。

(4)MRI检查:对肺癌的临床分期有一定价值,特别适用于判断颅脑、脊髓以及骨骼有无转移灶。

(5)全身骨ECT扫描:当骨扫描检查提示骨骼有可疑转移灶时,应对可疑部位行MRI、CT或X线检查以进行验证。

(6)PET-CT检查:对有条件者推荐使用,其敏感性和特异性均好于CT检查。

3.内镜检查

(1)纤维支气管镜检查:是诊断肺癌最常用的方法,包括在纤维支气管镜直视下通过刷检、活检、针吸以及经支气管灌洗获得细胞学和组织学诊断。上述几种方法联合应用可以提高检出率。

（2）经纤维支气管镜引导的透壁穿刺纵隔淋巴结活检术（TBNA）和纤维超声支气管镜引导的透壁淋巴结穿刺活检术（EBUS-TBNA）：有助于肺癌的诊断和治疗前对肺癌的精确分期。有条件的医院应当积极开展。

（3）纵隔镜检查：是确诊肺癌和评估淋巴结分期的有效方法，是目前临床评价肺癌纵隔淋巴结状态的"金标准"。

（4）胸腔镜检查：适用于经其他检查方法无法取得病理标本的患者。

4.实验室检查

实验室检查包括：三大常规及凝血四项检查；血液生化检查（肝、肾功能或血生化全套检查）；乙肝三系检查；血液肿瘤标志物检查，可根据需要检测与非小细胞肺癌相关的标志物。

5.病理检查与分子基因检测

细胞学和（或）组织学检查：应尽可能地获取组织学标本以用于病理分型和分子基因检测，特别是对于非鳞癌及不吸烟或少量吸烟的鳞癌患者，建议行分子基因检测。推荐的常规检测项目为表皮生长因子受体（Epidermal growth factor receptor，EGFR）突变及间变性淋巴瘤激酶（Anaplastic lymphoma kinase，ALK）融合基因检测。

6.其他检查项目

（1）痰细胞学检查：简单、方便、无创伤，但诊断的阳性率较低。

（2）图像诱导下经胸壁肺肿物穿刺针吸活检术（TTNA）：可以在CT或超声引导下进行，在诊断周围型肺癌时，其敏感度和特异性均较高。

（3）胸腔穿刺术：当胸水原因不明时，可以进行胸腔穿刺，以进一步获得细胞学诊断，并明确肺癌的分期。

（4）胸膜活检术：当胸水穿刺未发现细胞学阳性结果时，胸膜活检可以提高阳性检出率。

（5）浅表淋巴结活检术：若伴有浅表淋巴结肿大，应当常规进行浅表淋巴结穿刺或活检，以获得病理学诊断，从而进一步判断肺癌的分期；还应进行分子基因检测，以指导临床治疗。

另外，必要时还应进行心电图检查和肺功能检查。

7.其他注意事项

对于行辅助化疗或者晚期姑息化疗的患者，在非疗效评估期间的化验与检查应相应地简化，除非患者出现肿瘤进展迹象或病情需要。

（二）非小细胞肺癌化疗的原则

1.对于 KPS<60 或 ECOG>2 的肺癌患者，不宜进行化疗。

2.对于白细胞计数小于 3.0×10^9/L、中性粒细胞计数小于 1.5×10^9/L、血小板计数

小于 $8\times10^{10}/L$、红细胞计数小于 $2\times10^{12}/L$、血红蛋白低于 $8.0g/dL$ 的肺癌患者,原则上不宜进行化疗。

3.肺癌患者若肝、肾功能异常,实验室指标超过正常值的 2 倍,或有严重并发症、感染、发热及出血倾向,则不宜进行化疗。

4.化疗中如出现以下情况,应当考虑停药或更换方案:对于治疗 2 个周期后出现病变进展,或在化疗周期的休息期中病情再度恶化的患者,应当停止原方案,并酌情选用其他方案;若化疗不良反应达 3～4 级,对患者生命构成威胁,则应当及时停药,并在下次治疗时调整化疗方案;若患者出现严重的并发症,则应当及时停药,并在下次治疗时改用其他方案。

5.必须强调治疗方案的规范化和个体化,并掌握化疗的基本要求。除常规应用止吐药物外,应用顺铂等药物化疗时需要水化和利尿。

6.化疗后每周应行 2 次血常规检测。

(三)非小细胞肺癌新辅助、辅助化疗

1.新辅助化疗、辅助化疗前的准备

(1)非小细胞肺癌患者新辅助化疗前的准备:对可切除的 Ⅲ 期 NSCLC 患者,可选择含铂类药物进行新辅助化疗。在新辅助化疗前应明确临床分期。对于处于局部晚期的 NSCLC 患者,建议行全身 PET-CT 检查以明确肿瘤侵袭范围及纵隔淋巴结转移情况,最好能明确纵隔淋巴结的病理分期,评估方法包括纵隔镜检查、EBUS-TBNA、TBNA 等。

(2)非小细胞肺癌患者术后辅助化疗的适应证:对 I_B 期具有高危的因素,患者可酌情考虑行辅助化疗。高危因素包括肿瘤分化低(包括神经内分泌肿瘤)、脉管瘤栓、楔形切除、肿瘤直径>4cm、脏层胸膜侵犯及未行系统性淋巴结清扫术(N_x)。对于完全切除的 II_A～III_A 期患者,推荐行术后辅助化疗。

2.辅助治疗全程管理

(1)做好重要脏器与骨髓造血功能评估、监测与管理。在接受辅助化疗之前,应该保证患者具有良好的重要脏器和骨髓功能,特别是肝、肾和心肺功能等。在每个疗程期间和下个疗程前进行监测与再评估。特别是对于乙肝患者,需要监测 DNA 拷贝数,并及时给予抗乙肝病毒治疗,直至化疗完成后 6 个月。

(2)术前新辅助化疗的疗程一般为 2～3 个周期,应当及时评估疗效,并注意判断不良反应,以避免增加手术并发症。手术一般在化疗结束后 3～4 周进行。

(3)辅助化疗应于患者术后体力状况基本恢复正常的情况下进行,一般在术后3～4周开始。辅助化疗疗程一般为 4 个周期。

(四)晚期非小细胞肺癌药物治疗的策略与全程管理

1.获取充足的组织用于病理诊断和分子基因检测,以确定个体化治疗方案。必要时可考虑重复活检。

2.对于非鳞癌患者以及不吸烟或少量吸烟的鳞癌患者,应当检测 EGFR 状态及

ALK 融合基因重排情况。

3.应用一线药物治疗。在制订治疗策略前应当充分考虑患者的组织学类型、分子病理、PS 评分、年龄、并发症和患者意愿,鼓励患者参加临床试验。

对于 PS 评分为 0~1 分的患者,标准一线治疗是以铂类为基础的两药联合方案。对于非鳞癌患者,优先选择含培美曲塞化疗方案。排除禁忌证后,贝伐珠单抗联合以铂类为基础的化疗方案可以用于非鳞 NSCLC 患者。对于 PS 评分为 2 分的 NSCLC 患者,吉西他滨等单药化疗可作为选择。对于合适的、PS 评分为 2 分的患者,也可考虑基于卡铂的联合化疗方案。对于 EGFR 突变患者,优先选择表皮生长因子受体-酪氨酸激酶受体抑制剂(Epidermal growth factor receptor-Tyrosine kinase inhibitor,EGFR-TKI)(如厄洛替尼、吉非替尼、埃克替尼)作为一线治疗方案。对于存在 ALK 融合基因阳性的患者,推荐优先给予克唑替尼治疗。对于 PS 评分为 3~4 分的患者,不建议化疗,酌情采用最佳支持治疗。若患者存在 EGFR 突变或 ALK 融合基因阳性,则可考虑行相应的靶向药物治疗。

4.维持治疗。对一线治疗达到疾病控制(CR+PR+SD)的患者,则可选择维持治疗。对于非鳞癌且 PS 评分为 0~1 分的患者,以铂类为基础开展化疗 4 个周期后可考虑行培美曲塞维持治疗。在各种组织学亚型中,厄洛替尼换药维持治疗均有 PFS 和 OS 受益,以一线治疗后病情稳定的患者受益最大。

5.应用二线药物治疗。一线治疗后进展且 PS 评分为 0~2 分的患者应接受二线治疗。二线治疗可选择的药物包括多西紫杉醇、培美曲塞以及 EGFR-TKI 等。对于 EGFR 突变或 ALK 融合基因阳性的患者,如先前未接受相应靶向药物治疗,则应接受 EGFR-TKI 或克唑替尼治疗。对于 EGFR 状态未知或 EGFR 野生型、PS 评分为 0~2 分的患者,也可考虑行 EGFR-TKI 治疗。

6.应用三线药物治疗。可选择 EGFR-TKI 治疗或进入临床试验。

(五)药物疗效评价

药物疗效评价参照实体瘤疗效评价标准(Response Evaluation Criteria in Solid,RECIST)1.1。

(六)药物治疗毒副作用监测与不良反应上报

1.药物不良反应评估参照 CTCAE 4.0 版。

2.在治疗前应向患者及家属充分告知药物不良反应及其预防和处理策略。

3.对发生的不良反应及时分级、处理、记录及上报。

(七)患者出院后的随访

诊治后应定期对患者进行随访和相应的检查。具体的检查方法包括询问病史、体检、血液学检查、影像学检查及内镜检查等。随访频率为:治疗后 2 年内,每 3~6 个月随访 1 次;3~5 年内,每 6 个月随访 1 次;5 年后,每年随访 1 次。

（八）抗肿瘤药物与治疗方案

1.非小细胞肺癌常用的辅助化疗/新辅助化疗方案

（1）NP方案：长春瑞滨25～30mg/m²，第1天和第8天；顺铂75～80mg/m²，第1天。21d为1个周期。

（2）EP方案：依托泊苷100mg/m²，第1～3天；顺铂100mg/m²，第1天。28d为1个周期。

（3）GP方案：吉西他滨1000～1250mg/m²，第1天和第8天；顺铂75mg/m²，第1天。21d为1个周期。

（4）DP方案：多西他赛75mg/m²，第1天；顺铂75mg/m²，第1天。21d为1个周期。

（5）（非鳞癌）PC方案：培美曲塞500mg/m²，第1天；顺铂75mg/m²，第1天。21d为1个周期。

（6）辅助化疗：对于因各种原因不能耐受顺铂的患者可推荐PCB方案。紫杉醇200mg/m²，第1天；卡铂AUC=6，第1天。21d为1个周期。

2.晚期非小细胞肺癌常用的化疗方案

（1）DP方案：多西他赛75mg/m²，第1天；顺铂75mg/m²或卡铂AUC=5～6，第1天。21d为1个周期。

（2）（非鳞癌）PC方案：培美曲塞500mg/m²，第1天；顺铂75mg/m²或卡铂AUC=5～6，第1天。21d为1个周期。

（3）TP方案：紫杉醇175mg/m²，第1天；顺铂75mg/m²或卡铂AUC=5～6，第1天。21d为1个周期。

（4）GP方案：吉西他滨1000～1250mg/m²，第1天和第8天；顺铂75mg/m²或卡铂AUC=5～6，第1天。21d为1个周期。

（5）NP方案：长春瑞滨25～30mg/m²，第1天和第8天；顺铂75mg/m²或卡铂AUC=5～6，第1天。21d为1个周期。

（6）含白蛋白结合型紫杉醇方案：白蛋白结合型紫杉醇100mg/m²，第1天和第8天；顺铂75mg/m²或卡铂AUC=5～6，第1天。21d为1个周期。

（7）IP方案：伊立替康80mg/m²，第1天和第8天；顺铂75mg/m²或卡铂AUC=5～6，第1天。21d为1个周期。

（8）EP方案：依托泊苷100mg/m²，第1～3天；顺铂75mg/m²或卡铂AUC=5～6，第1天。21d为1个周期。

（9）贝伐珠单抗（联合化疗）：贝伐珠单抗剂量为15mg/kg，每3周1次，直至疾病进展或不能耐受。

（10）厄洛替尼：150mg口服，1次/d，直至疾病进展或患者不能耐受。

（11）吉非替尼：250mg口服，1次/d，直至疾病进展或患者不能耐受。

（12）埃克替尼：125mg口服，3次/d，直至疾病进展或患者不能耐受。

（13）克唑替尼：250mg口服，2次/d，直至疾病进展或患者不能耐受。

二、小细胞肺癌

小细胞肺癌(Small cell lung cancer,SCLC)约占肺癌总数的 14％,几乎所有的 SCLC 都与吸烟有关。虽然 SCLC 的发病率一直呈下降趋势,但女性 SCLC 的发病率仍不断上升。SCLC 具有倍增时间短、增殖快和易出现广泛转移的特点。大部分 SCLC 患者在初诊时存在血行转移,仅约 1/3 的 SCLC 患者处于局限期。SCLC 对初始化疗和放疗呈高度敏感性,然而大部分患者在 2 年内出现复发、转移,其总体预后不佳。

(一)药物治疗规范

1. 化疗指征

(1)对于局限期的 SCLC 患者,推荐行化疗同步联合胸部放疗。

(2)对于广泛期的 SCLC 患者,推荐行以化疗为主的治疗。

(3)对于 SCLC 术后患者,均应给予辅助化疗。

(4)对于 SCLC 患者,行二线治疗。

2. 化疗前检查

(1)实验室检查:①三大常规;②血清学检查,包括肝、肾功能或生化全套,乙肝三系,肿瘤标志物,尤其推荐神经元特异性烯醇化酶(Neuron-specific enolase,NSE)和胃泌素释放肽前体(ProGRP)的检查。

(2)影像学检查:①胸部增强 CT;②颅脑 MRI 或颅脑 CT,对脑组织有可疑转移灶的患者,建议行颅脑增强 MRI 检查;③腹部超声或 CT,对腹腔淋巴结或器官有可疑转移灶的患者,建议行腹部增强 CT 检查;④心电图;⑤行全身骨 ECT 扫描。

(3)病理学检查:化疗前需要明确病理,可考虑行纤维支气管镜、肺部肿块穿刺或痰脱落细胞学检查等;必要时对细胞学、组织学和免疫组化等进行复核,以明确病理诊断。

对于非疗效评估期间的化验与检查应相应地简化,除非患者出现肿瘤进展迹象。对临床分期为 $T_{1\sim2}N_0M_0$ 的拟行手术治疗的患者,推荐行 PET-CT 检查,且应进行病理纵隔分期。

3. 分 期

目前,SCLC 分为局限期和广泛期,建议同时进行 TNM 分期,化疗前应明确分期。1973 年,美国退伍军人医院肺癌研究组(Veterans Administration Lung Study Group,VALG)制订了 VALG 分期,将 SCLS 分为局限期和广泛期。这种分期方法具有简单、实用的特点,长久以来已被临床广泛应用。局限期:病变限于一侧胸腔,且能被纳入一个放射治疗野内。广泛期:病变超过一侧胸腔,且有恶性胸腔积液或心包积液,或血行转移。1989 年,国际肺癌研究协会(IASLC)发布一个共识,引用了与 VALG 不同的分期方法。局限期:病变限于一侧胸腔,有或无同侧肺门、同侧/对侧纵隔、同侧/对侧锁骨上淋巴结转移,可合并少量胸腔积液、轻度上腔静脉综合征。广泛期:凡是病变超过局限期者,均被列入广泛期。美国国家综合癌症网(National Comprehensive Cancer Network,

NCCN)指南关于 SCLC 分期建议采取美国癌症联合委员会(American Joint Commission on Cancer,AJCC)制订的 TNM 分期方法与美国退伍军人医院肺癌研究组制订的 VALG 分期方法相结合。局限期:AJCC(第 7 版)中的 Ⅰ～Ⅲ期(任何 T,任何 N,M_0),患者可以安全地接受明确的放射剂量,排除 $T_{3\sim4}$(由于多个肺结节或肿瘤/结节过大,$T_{3\sim4}$ 不能被包含在一个安全照射剂量范围内)。广泛期:AJCC(第 7 版)中的 Ⅳ 期(任何 T,任何 N,M_1),或 $T_{3\sim4}$。

4.治疗原则

(1)局限期 SCLC:放疗应在化疗的第 1～2 个周期尽早介入。从任何治疗措施实施开始至放疗结束的时间越短,则越可能延长患者生存时间。相较于序贯放化疗,同步放化疗疗效好,是标准治疗。对于年龄大、照射野范围大及较难耐受同步放化疗的患者,可以考虑从化疗的第 3 个周期开始对胸部开展放疗或序贯放化疗。

(2)广泛期 SCLC:依托泊苷联合顺铂/卡铂,伊立替康联合顺铂/卡铂,都可作为一线治疗方案。应用伊立替康时,需关注其剂量限制性毒性(迟发性腹泻及骨髓抑制)。

(3)复合性 SCLC:治疗可参照单纯 SCLC 治疗。

(4)老年患者:由于器官功能的储备能力降低,在治疗过程中需谨慎,以避免过高的风险。化疗后,老年患者出现骨髓抑制及疲乏等副作用的概率更高,化疗方案可考虑依托泊苷联合卡铂治疗。

(5)预防性脑照射(Prophylactic cranial irradiation,PCI):凡初始治疗有效的局限期或广泛期 SCLC 患者,PCI 均能够降低脑转移,并延长患者总生存时间,因此推荐行 PCI 治疗。但对于 PS 评分较差(3～4 分)或有神经功能认知障碍的患者,不推荐行 PCI 治疗。

(6)小细胞肺癌的二线治疗:优先选择临床试验;在选择二线治疗方案时,应该考虑患者在一线治疗后的无进展生存时间。

5.抗肿瘤药物与方案

(1)局限期的一线治疗方案(最多为 4～6 个周期):包括如下几种。①EP 方案:顺铂(60mg/m²,第 1 天)和依托泊苷(120mg/m²,第 1～3 天),21d 为 1 个周期;或顺铂(80mg/m²,第 1 天)和依托泊苷(100mg/m²,第 1～3 天),21d 为 1 个周期。②EC 方案:卡铂(AUC=5～6,第 1 天)和依托泊苷(100mg/m²,第 1～3 天),21d 为 1 个周期;化疗＋放疗期间,推荐顺铂/依托泊苷(1 级)。

(2)广泛期的一线治疗方案(最多 4～6 个周期):包括如下几种。①EP 方案:顺铂(75mg/m²,第 1 天)和依托泊苷(100mg/m²,第 1～3 天),21d 为 1 个周期;或顺铂(80mg/m²,第 1 天)和依托泊苷(80mg/m²,第 1～3 天),21d 为 1 个周期;或顺铂(25mg/m²,第 1～3 天)和依托泊苷(100mg/m²,第 1～3 天),21d 为 1 个周期。②EC 方案:卡铂(AUC=5～6,第 1 天)和依托泊苷(100mg/m²,第 1～3 天),21d 为 1 个周期。③IP 方案:顺铂(60mg/m²,第 1 天)和伊立替康(60mg/m²,第 1、8 和 15 天),28d 为 1 个周期;或

顺铂（30mg/m²，第 1 天和第 8 天）和伊立替康（65mg/m²，第 1 天和第 8 天），21d 为 1 个周期。④IC 方案：卡铂（AUC＝5，第 1 天）和伊立替康（50mg/m²，第 1、8 和 15 天），28d 为1个周期。

(3)二线化疗方案：①优先选择临床试验。②对于复发时间距离一线治疗时间＜3 个月、PS 评分为 0～2 分的患者，可选择的化疗药物包括紫杉醇、多西他赛、拓扑替康（口服或者静脉滴注）、伊立替康、替莫唑胺、吉西他滨及异环磷酰胺。③对于复发时间距离一线治疗时间 2～6 个月的患者，可选择的化疗药物包括拓扑替康（口服或者静脉滴注，1 级推荐）、紫杉醇、多西他赛、伊立替康、吉西他滨、长春瑞滨、依托泊苷（口服）、替莫唑胺、环磷酰胺/阿霉素/长春新碱（CAV 方案）。④对于复发时间距离一线治疗时间＞6 个月的患者，可采用原方案。⑤对于 PS 评分差的患者，考虑下调剂量。

（二）药物疗效评价

药物疗效评价参照 RECIST 进行评价。

（三）药物治疗毒副作用监测

1.药物治疗毒副作用参照 CTCAE 4.0 版。

2.在治疗前详细告知患者药物不良反应及防治措施。

3.对发生的不良反应需及时分级、处理、记录及上报。

（四）患者出院后的随访

随访频率：初始治疗后第 1～2 年，每 3～4 个月随访 1 次；第 3～5 年，每 6 个月随访 1 次；5 年后，每年随访 1 次。每次随访需完成如下检查项目：病史与体格检查，胸部影像学检查，血液检查，必要时行颅脑 MRI 检查。PET-CT 不推荐作为常规随访项目。

第三节　乳腺癌的化学药物治疗

尽管手术和放射治疗是乳腺癌必要的局部治疗手段，但是，乳腺癌作为一种全身性疾病，对其进行药物治疗（化疗、内分泌治疗和靶向治疗）仍是必不可少的。数十年的临床实践证明，术后辅助治疗能显著延长各类乳腺癌患者的无病生存时间和总生存时间，即使是晚期乳腺癌患者，内科解救治疗也能显著改善其生存状况。近年来，乳腺癌患者复发率与病死率的降低以及生存状况的改善主要归功于合理的全身化疗方案。因此，当今乳腺癌治疗模式是以手术为基础的综合治疗，而且手术范围在逐渐缩小。药物治疗在早期乳腺癌术后辅助化疗中的地位日益重要，辅助化疗的规范性和个体化也越来越重要，应该在分子分型指导下选择合理的治疗。近年来，随着抗肿瘤新药的不断涌现和广泛的临床应用，对晚期乳腺癌患者的治疗效果不断提高，生存状况不断改善。

一、乳腺癌药物治疗规范

(一)乳腺癌化疗前必备的常规检验与影像学检查

1.实验室检查

实验室检查包括三大常规(血、尿、粪)检查、血清学检查(肝、肾功能或生化全套,HBsAg,凝血功能四项)、常规肿瘤标志物及循环肿瘤细胞检测(晚期乳腺癌初始治疗前进行预后预测或者疗效评估与监测)。

2.影像学检查

影像学检查包括胸部 X 线检查、超声检查(靶向治疗需要 LVEF 基线,每隔 3 个月需进行 1 次疗效评估)、心电图及骨密度检测(绝经后女性患者或者行内分泌治疗以抑制体内雌激素水平的患者)。

3.病理学与分子分型

必要时对组织学和免疫组化进行复核,以明确病理和分子分型。对于存在复发转移灶者,应推荐重新进行活检。

4.补充检查(根据患者具体病期)

补充检查包括胸部 CT、上腹部 CT、ECT 骨扫描、脑部 CT 及脑部 MRI。

对于某些晚期乳腺癌患者,可选择肿瘤代谢显像(如^{18}F-FDG 代谢显像、PET-CT 等)评估全身肿瘤负荷情况,且有一定的临床价值。

对于行辅助化疗或者解救治疗的患者,非疗效评估期间的化验与检查均须相应简化,除非患者出现肿瘤进展迹象。

(二)乳腺癌(新)辅助治疗指征

1.新辅助化疗指征

一般对临床分期为Ⅱ、Ⅲ期的乳腺癌患者,选择行新辅助化疗,主要是临床分期为Ⅲ$_A$(不含 T_3、N_1、M_0)、Ⅲ$_B$、Ⅲ$_C$ 期,或临床分期为Ⅱ$_A$、Ⅱ$_B$、Ⅲ$_A$(仅为 T_3、N_1、M_0)期的患者;对于希望缩小肿块、降期保乳的患者,也可考虑行新辅助化疗。对于未经组织病理学确诊的乳腺癌患者、妊娠早期乳腺癌患者和年老体弱且伴有严重心、肺等器质性病变的乳腺癌患者,不适合行新辅助化疗。

2.术后辅助化疗指征

对于年龄＜35 岁、肿瘤直径＞2cm、淋巴结阳性、激素受体阴性、人表皮生长因子受体(Human epidermal growth factor receptor-2,HER-2)阳性、组织学分级为 3 级等有以上任何一种情况的患者,均应考虑行术后辅助化疗,以减少乳腺癌术后复发风险。但是,辅助化疗方案的制订应综合考虑肿瘤的临床病理学特征、患者方面的因素和患者的意愿以及化疗可能带来的益处和不良反应等,可以参照目前常用的 St. Gallen 乳腺癌术后复发风险的分级、不同分子分型的推荐治疗。

3.仅以内分泌治疗作为辅助治疗的指征

对淋巴结转移阴性或者数目较少(1～3个)的绝经后女性患者,如果具有激素受体阳性、HER-2阴性、肿瘤较小、肿瘤分级为Ⅰ级等其他多项预后较好的因素,或者患者无法耐受或不适合化疗,也可考虑单用内分泌治疗。

(三)乳腺癌患者新辅助治疗前的准备

1.新辅助化疗前明确分子分型

除了需要有明确的组织病理学诊断外,在行新辅助化疗前还需要获得雌激素受体(ER)、原激素受体(PR)、HER-2/neu及Ki-67等免疫组化指标,以明确患者的分子分型,这需要足够的活检组织量,并注意取材部位。根据分子分型方能制订新辅助化疗方案和预测疗效(pCR)。

2.新辅助化疗前明确临床分期

由于乳腺癌新辅助化疗方案在原则上须参照辅助化疗方案,而辅助化疗方案必须依据患者术后病理分期、临床病理参数(复发风险度分级)及分子分型等,因此明确肿瘤的临床分期对新辅助化疗方案的制订十分重要,特别是明确腋窝淋巴结状态,这样可避免过度治疗或治疗不足。

(四)乳腺癌患者术后辅助治疗前的准备

明确患者的术后病理分期、临床病理参数以及分子病理学指标。乳腺癌术后辅助化疗方案的确定需要依据患者的复发风险度,如患者的年龄、肿瘤直径、腋窝淋巴结转移与否和数目、肿瘤的病理类型与病理分级、脉管是否浸润等信息。特别是对重要的肿瘤分子标志物进行分子分型,至少是IHC四项(ER,PR,HER-2,Ki-67)。对于HER-2(＋＋)者,必须通过FISH方法明确是否处于HER-2扩增状态。它们是运用复发风险度进行评估的前提,也是分子分型指导下分类治疗的前提。多基因检测在预测复发风险方面可以作为一种补充,但是必须要有充分的知情告知,并避免滥用。

(五)不同分子亚型乳腺癌辅助药物治疗策略

1.腔型(Luminal)乳腺癌辅助治疗策略与方案

这类乳腺癌患者的激素受体为阳性,对激素治疗敏感。特别是Luminal A亚型,由于复发风险较低,患者甚至可仅选择内分泌治疗作为辅助治疗,但那些分期较高或年轻的患者仍需接受辅助化疗;Luminal B亚型患者则往往需要接受辅助化疗和内分泌治疗,其中HER-2阳性患者还需接受辅助靶向治疗。那些分期较晚(淋巴结转移数多)的患者,术后辅助化疗需要含蒽环类和(或)紫杉类药物,甚至是剂量密集方案。

2.HER-2阳性乳腺癌辅助治疗策略

这类乳腺癌属于预后不良、复发风险较高的亚型,辅助治疗原则上需要化疗联合靶向治疗。对于肿瘤直径<5mm的患者,可以酌情行个体化选择的靶向治疗。目前,赫赛汀辅助治疗的标准仍然是1年。

3.三阴性乳腺癌辅助化疗策略

对于这类患者,原则上只有选择术后辅助化疗以降低复发风险,而且常常应该选择蒽环类与紫杉类联合的辅助治疗方案。对有腋窝淋巴结转移的患者,还应推荐剂量密集方案等,并强调足量、足疗程;对于肿瘤直径<5mm 的患者,可以行个体化治疗。目前,在临床上仍不推荐卡培他滨、吉西他滨等新药在辅助化疗中作为常规应用药物。

4.激素受体阳性乳腺癌术后辅助内分泌治疗策略

绝经前患者行辅助内分泌治疗的标准方案仍然是三苯氧胺(Tamoxifen,TAM)。TAM 的使用期限是 10 年,但是如果患者在治疗后 2～3 年或 5 年内进入绝经状态,那么可以转换成第三代芳香化酶抑制剂治疗,使辅助内分泌治疗的时间满 5 年、7～8 年或 10 年。卵巢功能抑制在这类患者辅助内分泌治疗中所发挥的作用近年来备受关注,然而,最近的几个关键性临床研究结果并没有给出满意的答案。研究发现,对于那些高危复发风险(即年龄<35 岁、腋窝淋巴结转移、辅助化疗后无闭经或者很快恢复月经等)者,可以酌情行个体化选择以增加卵巢功能的抑制治疗效果。选择卵巢功能抑制治疗时,联合第三代芳香化酶抑制剂的治疗成效优于 TAM;但是,对于早期绝经前激素受体阳性的患者,辅助化疗后的内分泌治疗标准仍然是 TAM。绝经后患者的辅助内分泌治疗的标准是使用第三代芳香化酶抑制剂治疗 5 年,而延长治疗时间尚缺乏循证医学证据(2015 年 St. Gallen国际专家共识认为,部分高危患者可以延长治疗时间)。

5.双膦酸盐在辅助治疗中的使用规范

有证据显示,选择第三代芳香化酶抑制剂作为辅助内分泌治疗方案的绝经后患者,在治疗期间骨丢失明显,且骨相关不良事件的发生率显著增加,而辅助使用双膦酸盐(每 6 个月 1 次)可以显著减少这类患者的骨丢失和骨相关不良事件(包括骨转移)。对于绝经前患者,如果选择卵巢功能抑制治疗,可给予每 6 个月 1 次唑来膦酸治疗;对于年龄为 40 岁以上的患者,该治疗措施同样可降低骨相关不良事件的发生率。

(六)辅助治疗全程管理

1.重要脏器与骨髓造血功能评估、监测与管理

确保乳腺癌患者重要脏器和骨髓的功能在接受辅助化疗前良好,特别是肝肾、心肺功能,以及常见并发症(如糖尿病等)控制良好。在开展每个疗程和下个疗程化疗前均须进行监测与再评估。特别是乙肝患者,需要监测其 DNA 拷贝数和及时给予抗乙肝病毒治疗,直至化疗完成后 6 个月。

2.G-CSF 解救治疗与预防性支持原则

骨髓抑制是化疗最常见的毒副作用,一旦发生粒缺性发热(FN),患者会有死亡风险,因此化疗前必须评估不同化疗方案以及患者发生粒缺性发热的风险。对于 FN 发生风险超过 20％的患者,必须预防性使用 G-CSF 支持治疗(一级预防);若在上一个疗程中患者已经出现Ⅲ～Ⅳ级粒细胞减少症或粒缺性发热,则后续方案需常规使用预防性 G-CSF 支持治疗(二级预防)。在实施任何化疗方案的过程中,一旦患者出现白细胞降低,都应该常规使用 G-CSF 治疗,否则粒细胞缺乏症的发生率会增加,或者会延长化疗周期,并影响化疗效果,故对于行一、二级预防性治疗者,应推荐给予长效制剂。

3.化疗所致恶心、呕吐的评估、治疗与预防

在乳腺癌辅助化疗规范中十分强调化疗药物的足量使用,因而患者化疗时所致的恶心、呕吐风险概率将增加。5-HT受体拮抗剂联合地塞米松常规治疗,能有效控制大部分急性恶心、呕吐。对于延迟性呕吐,有必要加用神经激肽(Neurokinin-1,NK-1)抑制剂(如阿瑞吡坦)治疗。

4.乳腺癌术后辅助治疗

乳腺癌术后辅助治疗是减少复发转移和延长患者生存时间最重要的系统辅助治疗。辅助治疗方案一旦确定,就不能随意减少剂量、缩短疗程和更改方案,否则将显著降低疗效,甚至丧失辅助治疗的作用。已有Meta分析显示,若将乳腺癌辅助化疗方案推迟2周或15d,或者剂量降低至原定剂量的85%以下,则辅助治疗效果显著降低。辅助内分泌治疗的期限为5~10年,同样不能随意缩短和更改方案,除非患者对原治疗药物不能耐受或者已经步入绝经状态,此时可以转换成芳香化酶抑制剂治疗。

(七)晚期乳腺癌治疗策略与全程管理

1.乳腺癌异质性与转移病灶重新活检

乳腺癌复发转移后,其重要的分子标志物(ER、PR、HER-2等)和分子分型对制订下一步治疗方案有较好的指导作用,特别是在以往这些指标为阴性的情况下。一旦指标发生变化,在多数情况下需改变治疗策略。因此,推荐重新行常规检测,尤其是当患者的复发转移情况或者肿瘤生物学行为与原有分子分型和辅助治疗明显不符时,应该争取对转移灶活检,并进行分子检测,以重新评估肿瘤的分子类型,做到精确治疗。

2.认识晚期乳腺癌不可治愈与按慢性病治疗的理念

早期乳腺癌患者的预后良好,生存时间长,大多数有望治愈。但是,一旦出现复发转移,乳腺癌便会成为不可治愈性疾病。因此,临床治疗的主要目的是改善患者的生活质量、减轻症状和延长生存时间,在治疗策略上强调"低毒优先、疗效其后"原则。同样,由于乳腺癌患者的整体治疗效果良好,因此晚期乳腺癌患者的平均生存时间可能达到3~5年,其5年生存率至少在20%以上。在治疗策略上还需模仿慢性病的治疗理念,兼顾疗效与毒性,坚持内分泌治疗优先原则,权衡联合治疗与单药治疗的利弊,争取维持治疗并开展全程管理。

3.晚期乳腺癌患者首选化疗还是内分泌治疗

大部分乳腺癌患者属于激素受体阳性类型,其中更多是Luminal A亚型,这类患者往往预后好、肿瘤进展慢、生存时间长,特别是选择内分泌治疗者,其疗效好、毒性低。因此,在临床实践中应强调内分泌治疗优先的原则。相反,对于那些肿瘤生长快速(DFS短)、内脏多发性转移、症状明显的年轻患者,首选联合化疗;即使其年龄偏大,也应首选单药化疗,以便尽快控制肿瘤,改善症状。

4.乳腺癌解救治疗中化疗与内分泌治疗的联合

在乳腺癌辅助治疗中,辅助化疗不能与内分泌治疗同步进行,这已成为共识。在新

辅助治疗和晚期解救治疗中,有较多关于化疗联合内分泌治疗提高疗效的证据,但是在临床实践中一般不主张初始就选择联合治疗,除非新辅助治疗或者解救治疗需要尽快控制肿瘤、获得缓解,而更多的是选择序贯方案。在维持治疗阶段的后期,若肿瘤出现活动迹象,则可开展初始联合治疗。

5.认识"一线解救＋维持"与全程管理理念

晚期乳腺癌不管是什么亚型,对于那些肿瘤生长快速(DFS短)、内脏多发性转移、症状明显的年轻患者,临床上常常首选联合化疗进行解救治疗;为了更好地控制肿瘤、减低肿瘤负荷,在完成4～8个疗程治疗后,不转为观察或者内分泌治疗,而是给予维持治疗直至肿瘤进展或者患者不能耐受,这就是"一线解救＋维持"策略。维持治疗首选其中的单药,或者原方案予以维持。由于在一线解救治疗和维持治疗过程中常常需要考虑合适的剂量以保证疗效,而良好的毒性管理可保证疗程数和治疗的依从性,因此全程管理显得尤其重要。

二、药物治疗疗效评价、毒副作用预防与监测及不良反应上报

1.晚期患者的治疗疗效评估参照 RECIST 1.1 标准(见相关指南与标准)。

2.药物不良反应参照 CTCAE 4.0 版(见相关指南与标准)。

3.乳腺癌诊治指南与规范(中国抗癌协会乳腺癌专业委员会 2013 年版)。

4.《乳腺癌诊疗规范(2011 年版)》(中华人民共和国卫生部)。

5.新辅助化疗后病理专家共识(ASCO/CAP HER-2 检测指南 2013 年修订版)。

6.蒽环类药物心脏毒性防治指南[中国临床肿瘤学会(CSCO),中华医学会血液分会,2013 年版]。

7.在治疗知情同意书中详细告知药物不良反应及其预防和处理措施。

8.对发生的不良反应需及时处理、分级、记录及上报。

三、出院后随访

对于接受根治性治疗的乳腺癌患者,辅助放化疗后应定期随访,以了解患者不良反应情况、身体康复和生存状况,以及患者对辅助内分泌、靶向药物等治疗的依从性,并及时发现是否存在复发转移。

1.随访时间:术后(或结束辅助化疗后)第1～2年内,每3个月随访1次;第3～4年,每4～6个月随访1次;第5年开始,每年随访1～2次。

2.随访检查内容包括触诊体检、肝脏超声检查、血化验(生化、血常规、肿瘤标志物等),围绝经期服用三苯氧胺内分泌治疗者或者初期转换成芳香化酶抑制剂治疗者,还需定期监测激素水平。

3.其他特殊检查:①乳房 X 线检查应每年1次;②在接受三苯氧胺治疗过程中,妇科检查应每年1～2次;③在接受芳香化酶抑制剂治疗过程中,骨密度检查每年1～2次;

④骨扫描、CT 或 MRI 等可用于复发风险特别高危或者有症状的患者,但不推荐对低危、无症状患者常规应用。

四、抗肿瘤药物与方案

(一)乳腺癌常用的辅助/新辅助化疗方案

1. 不含曲妥珠单抗的联合方案

(1)剂量密集 AC→T 方案:多柔比星(60mg/m²,iv,第 1 天)和环磷酰胺(600mg/m²,iv,第 1 天),14d 为 1 个周期,共 4 个周期;序贯以紫杉醇(175mg/m²,iv,3h,第 1 天),14d 为 1 个周期,共 4 个周期(建议所有周期均用 G-CSF 予以支持)。

(2)剂量密集 AC→T 周疗方案:多柔比星(60mg/m²,iv,第 1 天)和环磷酰胺(600mg/m²,iv,第 1 天),14d 为 1 个周期,共 4 个周期;序贯以紫杉醇(80mg/m²,iv,1h,第 1 天),每周 1 次,共 12 周。

(3)TC 方案:多西他赛(75mg/m²,iv,第 1 天)和环磷酰胺(600mg/m²,iv,第 1 天),21d 为 1 个周期,共 4 个周期(建议所有周期均用 G-CSF 予以支持)。

(4)AC 方案:多柔比星(60mg/m²,iv,第 1 天)和环磷酰胺(600mg/m²,iv,第 1 天),21d 为 1 个周期,共 4 个周期。

(5)TAC 方案:多西他赛(75mg/m²,iv,第 1 天)、多柔比星(50mg/m²,iv,第 1 天)和环磷酰胺(500mg/m²,iv,第 1 天),21d 为 1 个周期,共 6 个周期(建议所有周期均用 G-CSF 予以支持)。

(6)FAC 方案:5-Fu(500mg/m²,iv,第 1、8 天或第 1、4 天)、多柔比星(50mg/m²,iv,第 1 天)(或 72h 持续静滴)、环磷酰胺(500mg/m²,iv,第 1 天),21d 为 1 个周期,共 6 个周期。

(7)CAF 方案:环磷酰胺(100mg/m²,po,第 1~14 天)、多柔比星(30mg/m²,iv,第 1、8 天)和 5-Fu(500mg/m²,iv,第 1、8 天),28d 为 1 个周期,共 6 个周期。

(8)CEF 方案:环磷酰胺(75mg/m²,po,第 1~14 天)、表柔比星(60mg/m²,iv,第 1、8 天)和 5-Fu(500mg/m²,iv,第 1、8 天),给予复方磺胺甲恶唑片行支持治疗,28d 为 1 个周期,共 6 个周期。

(9)CMF 方案:环磷酰胺(100mg/m²,po,第 1~14 天)、氨甲蝶呤(40mg/m²,iv,第 1、8 天)和氟脲嘧啶(600mg/m²,iv,第 1、8 天),28d 为 1 个周期,共 6 个周期。

(10)AC→D 方案:多柔比星(60mg/m²,iv,第 1 天)和环磷酰胺(600mg/m²,iv,第 1 天),21d 为 1 个周期,共 4 个周期;序贯以多西他赛(100mg/m²,iv,第 1 天),21d 为 1 个周期,共 4 个周期。

(11)EC 方案:表柔比星(100mg/m²,iv,第 1 天)和环磷酰胺(830mg/m²,iv,第 1 天),21d 为 1 个周期,共 8 个周期。

(12)FEC→D 方案:5-Fu(500mg/m²,iv,第 1 天)、表柔比星(100mg/m²,iv,第 1 天)

和环磷酰胺(500mg/m²,iv,第 1 天),21d 为 1 个周期,共 3 个周期;序贯以多西他赛(100mg/m²,iv,第 1 天),21d 为 1 个周期,共 3 个周期。

(13)FEC→T 周疗方案:5-Fu(600mg/m²,iv,第 1 天)、表柔比星(90mg/m²,iv,第 1 天)和环磷酰胺(600mg/m²,iv,第 1 天),21d 为 1 个周期,共 4 个周期;随后 3 周无治疗;序贯以紫杉醇(100mg/m²,iv,第 1 天),7d 为 1 个周期,共 8 个周期。

(14)FAC→T 周疗方案:5-Fu(500mg/m²,iv,第 1、8 天或第 1、4 天)、多柔比星(50mg/m²,iv,第 1 天,或 72h 持续静滴)和环磷酰胺(500mg/m²,iv,第 1 天),21d 为 1 个周期,共 6 个周期;序贯以紫杉醇(80mg/m²,iv,1h,第 1 天),每周 1 次,共 12 周。

依据中国抗癌协会乳腺癌专业委员会指南,虽然吡柔比星在欧美国家较少有大组的循证医学资料,但在我国日常临床实践中,用同等剂量的吡柔比星代替普通多柔比星也是可行的,吡柔比星推荐的剂量为 40~50mg/m²。

2.含曲妥珠单抗的首选联合方案

(1)AC→TH 方案:多柔比星(60mg/m²,iv,第 1 天)、环磷酰胺(600mg/m²,iv,第 1 天),21d 为 1 个周期,共 4 个周期;序贯以紫杉醇(80mg/m² iv,1h,第 1 天),每周 1 次,共 12 周。可加用曲妥珠单抗 4mg/kg 行静脉注射,在第 1 次使用紫杉醇时一起用,随后曲妥珠单抗 2mg/kg 行静脉注射,每周 1 次,共 1 年;或者给予曲妥珠单抗 6mg/kg 行静脉注射,每 3 周 1 次,在完成紫杉醇治疗后应用,共 1 年。在基线时及在给药后第 3、6 和 9 个月时监测其心功能。

(2)剂量密集 AC→TH 方案:多柔比星(60mg/m²,iv,第 1 天)和环磷酰胺(600mg/m²,iv,第 1 天),14d 为 1 个周期,共 4 个周期;序贯以紫杉醇(175mg/m²,iv,3h,第 1 天),14d 为 1 个周期,共 4 个周期(所有周期均用 G-CSF 支持)。可加用曲妥珠单抗 4mg/kg 行静脉注射,在第 1 次使用紫杉醇时一起用,随后给予曲妥珠单抗 2mg/kg 行静脉注射,每周 1 次,共 1 年;或者给予曲妥珠单抗 6mg/kg 行静脉注射,每 3 周 1 次,在完成紫杉醇治疗后应用,共 1 年。在基线时及在给药后第 3、6 和 9 个月时监测其心功能。

(3)TCH 方案:多西他赛(75mg/m²,iv,第 1 天)和卡铂(AUC=6,iv,第 1 天),21d 为1 个周期,共 6 个周期。可加用曲妥珠单抗 4mg/kg(第 1 周),随后曲妥珠单抗 2mg/kg,共 17 周,之后再予以曲妥珠单抗 6mg/kg,每 3 周 1 次,前后持续时间总共为 1 年。在基线时及在给药后第 3、6 和 9 个月时监测其心功能。

3.其他方案

(1)AC→DH 方案:多柔比星(60mg/m²,iv,第 1 天)和环磷酰胺(600mg/m²,iv,第 1 天),21d 为 1 个周期,共 4 个周期;序贯以多西他赛(100mg/m²,iv,第 1 天),21d 为 1 个周期,共 4 个周期。加用曲妥珠单抗 4mg/kg 行静脉注射(第 1 周),随后给予曲妥珠单抗 2mg/kg 行静脉注射,每周 1 次,共 11 周,之后再予以曲妥珠单抗 6mg/kg 行静脉注射,每 3 周 1 次,前后持续时间总共为 1 年。

(2)DH→FEC 方案:多西他赛(100mg/m²,iv,1h,第 1 天),21d 为 1 个周期,共 3 个

周期。加用曲妥珠单抗 4mg/kg 行静脉注射,在第 1 次使用多西他赛时一起用,随后再予以曲妥珠单抗 2mg/kg 行静脉注射,每周 1 次,共 9 周;序贯以 5-Fu(600mg/m², iv,第 1 天)、表柔比星(90mg/m², iv,第 1 天)和环磷酰胺(600mg/m², iv,第 1 天),21d 为 1 个周期,共 3 个周期。随后,给予曲妥珠单抗 6mg/kg,每 3 周 1 次,直至完成一年治疗。在基线时及在给药后第 3、6 和 9 个月时监测其心功能。

(3)TH 方案:紫杉醇(80mg/m², iv, 1h,第 1 天),每周 1 次,共 12 周。加用曲妥珠单抗 4mg/kg 行静脉注射,与第 1 次使用紫杉醇时一起用,随后给予曲妥珠单抗 2mg/kg 行静脉注射,每周 1 次,共 1 年;或者给予曲妥珠单抗 6mg/kg 行静脉注射,每 3 周 1 次,在完成紫杉醇治疗后应用,共 1 年。在基线时及在给药后第 3、6 和 9 个月时监测其心功能(备注:对于 $pT_{1b}N_0M_0$ 的 HER-2 阳性患者可优选此方案)。

4. 仅用于新辅助治疗方案

帕妥珠单抗+曲妥珠单抗+多西他赛→FEC 方案+ 帕妥珠单抗+曲妥珠单抗+紫杉醇→FEC 方案(备注:鉴于帕妥珠单抗目前尚未在国内上市,故暂不做推荐)。

(二)复发或转移性乳腺癌常用的化疗方案

1. 联合化疗方案

(1)CAF 方案:环磷酰胺 100mg/m², po,第 1～14 天;多柔比星 30mg/m², iv,第 1、8 天;氟尿嘧啶 500mg/m², iv,第 1、8 天;28d 为 1 个周期。

(2)FAC 方案:氟尿嘧啶 500mg/m², iv,第 1、8 天;多柔比星 50mg/m², iv,第 1 天;环磷酰胺 500mg/m², iv,第 1 天;21d 为 1 个周期。

(3)FEC 方案:环磷酰胺 400mg/m², iv,第 1、8 天;表柔比星 50mg/m², iv,第 1、8 天;氟尿嘧啶 500mg/m², iv,第 1、8 天;28d 为 1 个周期。

(4)AC 方案:多柔比星 60mg/m², iv,第 1 天;环磷酰胺 600mg/m², iv,第 1 天;21d 为 1 个周期。

(5)EC 方案:表柔比星 75mg/m², iv,第 1 天;环磷酰胺 600mg/m², iv,第 1 天;21d 为 1 个周期。

(6)CMF 方案:环磷酰胺 100mg/m², po,第 1～14 天;甲氨蝶呤 40mg/m², iv,第 1、8 天;氟尿嘧啶 600mg/m², iv,第 1、8 天;28d 为 1 个周期。

(7)XT 方案:多西他赛 75mg/m², iv,第 1 天;卡培他滨 950mg/m², po, bid,第 1～14 天;21d 为 1 个周期。

(8)GT 方案:紫杉醇 175mg/m², iv,第 1 天;吉西他滨 1250mg/m², iv,第 1、8 天;21d 为 1 个周期。

(9)GC 方案:吉西他滨 1000mg/m², iv,第 1、8 天;卡铂 AUC=2, iv,第 1、8 天;21d 为 1 个周期。

(10)PBe 方案:紫杉醇 80mg/m², iv,第 1、8、15 天;贝伐单抗 10mg/kg, iv,第 1、15 天;28d 为 1 个周期。

2.单药化疗方案

(1)蒽环类:多柔比星 60～75mg/m²,iv,第 1 天,21d 为 1 个周期;或多柔比星 20mg/m²,iv,每周 1 次,脂质体多柔比星 50mg/m²,iv,第 1 天,28d 为 1 个周期。

(2)紫杉类:紫杉醇 175mg/m²,iv,第 1 天,21d 为 1 个周期;或紫杉醇 80mg/m²,iv,每周 1 次(脂质体紫杉醇可以等同于普通紫杉醇)。

(3)抗代谢类:卡培他滨 1000～1250mg/m²,po,bid,第 1～14 天,21d 为 1 个周期。吉西他滨 800～1200mg/m²,iv,第 1、8、15 天,28d 为 1 个周期。

(4)其他微管类抑制剂:长春瑞滨 25mg/m²,iv,每周 1 次。艾日布林 1.4mg/m²,iv,第 1、8 天(在我国,还没有被 SFDA 批准上市),21d 为 1 个周期。

(5)其他单药:环磷酰胺 50mg/m²,po,第 1～21 天,28d 为 1 个周期。卡铂 AUC=6,iv,第 1 天,21～28d 为 1 个周期。多西他赛 60～100mg/m²,iv,第 1 天,21d 为 1 个周期;或多西他赛 35mg/m²,iv,qw,连续 6 周休 2 周。白蛋白结合型紫杉醇 100～150mg/m²,iv,第 1、8、15 天,28d 为 1 个周期;或白蛋白结合型紫杉醇 260mg/m²,iv,第 1 天,21d 为 1 个周期。顺铂 75mg/m²,iv,第 1 天,21d 为 1 个周期。表柔比星 60～90mg/m²,iv,第 1 天,21d 为 1 个周期。伊沙匹隆 40mg/m²,iv,第 1 天(在我国,还没有被 SFDA 批准上市),21d 为 1 个周期。

3.HER-2 阳性患者化疗方案

HER-2 阳性乳腺癌患者在复发转移后的治疗原则上必须选择以靶向药物治疗为基础的联合化疗方案,靶向治疗时间至少需要 1 年,并推荐持续维持治疗,即使病情出现再次进展,在新的化疗方案中仍需继续应用(或者更换)靶向药物作为基础治疗。

曲妥珠单抗用法:曲妥珠单抗首次剂量为 4mg/kg,之后为 2mg/kg,每周 1 次;或首次剂量为 8mg/kg,之后为 6mg/kg,每 3 周 1 次。

(1)首选一线治疗方案如下。①帕妥珠单抗＋曲妥珠单抗＋多西他赛:帕妥珠单抗首次剂量为 840mg,之后 420mg,iv,第 1 天(在我国,还没有被 SFDA 批准上市);曲妥珠单抗首次剂量为 8mg/kg,之后为 6mg/kg,iv,第 1 天;多西他赛 75～100mg/m²,iv,第 1 天;21d 为 1 个周期。②帕妥珠单抗＋曲妥珠单抗＋紫杉醇:帕妥珠单抗首次剂量为 840mg,之后为 420mg,iv,第 1 天,每 3 周 1 次(在我国,还没有被 SFDA 批准上市);曲妥珠单抗首次剂量为 4mg/kg,之后为 2mg/kg,iv,第 1 天,每周 1 次。或曲妥珠单抗首次剂量为 8mg/kg,之后为 6mg/kg,iv,第 1 天,每 3 周 1 次;紫杉醇 80mg/m²,iv,每周 1 次。或紫杉醇 175mg/m²,iv,第 1 天。21d 为 1 个周期。

(2)其他一线治疗方案如下。①紫杉醇/卡铂＋曲妥珠单抗:卡铂 AUC=6,iv,第 1 天或紫杉醇 175mg/m²,iv,第 1 天,21d 为 1 个周期。曲妥珠单抗首次剂量为 4mg/kg,之后为 2mg/kg,iv,第 1 天,每周 1 次;或曲妥珠单抗首次剂量为 8mg/kg,之后为 6mg/kg,iv,第 1 天,每 3 周 1 次。②每周紫杉醇/卡铂＋曲妥珠单抗:卡铂 AUC=2,iv,

第 1、8、15 天；紫杉醇 80mg/m²，iv，第 1、8、15 天，28d 为 1 个周期。曲妥珠单抗首次剂量为 4mg/kg，之后为 2mg/kg，iv，第 1 天，每周 1 次；或曲妥珠单抗首次剂量为 8mg/kg，之后为 6mg/kg，iv，第 1 天，每 3 周 1 次。③曲妥珠单抗＋紫杉醇：紫杉醇为 175mg/m²，iv，第 1 天，21d 为 1 个周期；或紫杉醇 80～90mg/m²，iv，每周 1 次。曲妥珠单抗首次剂量为 4mg/kg，之后为 2mg/kg，iv，第 1 天，每周 1 次；或曲妥珠单抗首次剂量为 8mg/kg，之后为6mg/kg，iv，第 1 天，每 3 周 1 次。④曲妥珠单抗＋多西他赛：多西他赛为 80～100mg/m²，iv，第 1 天，21d 为 1 个周期；或多西他赛 35mg/m²，iv，每周 1 次。曲妥珠单抗首次剂量为 4mg/kg，之后为 2mg/kg，iv，第 1 天，每周 1 次；或曲妥珠单抗首次剂量为 8mg/kg，之后为 6mg/kg，iv，第 1 天，每 3 周 1 次。⑤曲妥珠单抗＋长春瑞滨：长春瑞滨 25mg/m²，iv，每周 1 次；或长春瑞滨 30～35mg/m²，iv，第 1、8 天，21d 为 1 个周期。曲妥珠单抗首次剂量为 4mg/kg，之后为 2mg/kg，iv，第 1 天，每周 1 次；或曲妥珠单抗首次剂量为 8mg/kg，之后为 6mg/kg，iv，第 1 天，每 3 周 1 次。⑥曲妥珠单抗＋卡培他滨：卡培他滨 1000～1250mg/m²，po，bid，第 1～14 天，21d 为 1 个周期。曲妥珠单抗首次剂量为 4mg/kg，之后为 2mg/kg，iv，第 1 天，每周 1 次；或曲妥珠单抗首次剂量为 8mg/kg，之后为 6mg/kg，iv，第 1 天，每 3 周 1 次。

（3）含曲妥珠单抗方案进展后的首选：曲妥珠单抗（T-DM1）3.6mg/kg，iv，第 1 天（在我国，还没有被 SFDA 批准上市），每 3 周 1 次。

（4）含曲妥珠单抗方案进展后的其他选择如下。①拉帕替尼＋卡培他滨：拉帕替尼 1250mg，po，第 1～21 天；卡培他滨 1000mg/m²，po，bid，第 1～14 天；21d 为 1 个周期。②曲妥珠单抗＋卡培他滨：卡培他滨 1000～1250mg/m²，po，bid，第 1～14 天，21d 为 1 个周期。曲妥珠单抗首次剂量为 4mg/kg，之后为 2mg/kg，iv，第 1 天，每周 1 次；或曲妥珠单抗首次剂量为 8mg/kg，之后为 6mg/kg，iv，第 1 天，每 3 周 1 次。③曲妥珠单抗联合拉帕替尼：拉帕替尼 1250mg，po，第 1～21 天。曲妥珠单抗首次剂量为 4mg/kg，之后为 2mg/kg，iv，第 1 天，每周 1 次；或曲妥珠单抗首次剂量为 8mg/kg，之后为 6mg/kg，iv，第 1 天，每 3 周 1 次。（备注：抗血管生成药物以贝伐单抗为代表，贝伐单抗曾被美国 FDA 批准用于晚期乳腺癌治疗，其能显著改善患者的有效率和无进展生存期患者的生活质量，但因其最终没有改善患者的总生存时间和严重的毒副作用而被撤销适应证。但是，美国 NCCN 指南仍然保留了"紫杉醇＋贝伐单抗"的推荐方案，特别是对于那些三阴性亚型乳腺癌患者。目前国内尚无此适应证。）

（三）内分泌治疗

1.抗雌激素类药物

（1）三苯氧胺：10mg，po，bid，可用于绝经前和绝经后晚期乳腺癌患者，以及术后辅助内分泌治疗。

（2）托瑞米芬：60mg，po，qd，适用于绝经后晚期乳腺癌患者。但是，依据中国抗癌协会乳腺癌专业委员会指南,"虽然托瑞米芬在欧美少有大组的绝经前乳腺癌循证医学资料,但在我国日常临床实践中,用托瑞米芬代替他莫昔芬也是可行的"。

(3)氟维司群:500mg,分两侧臀部行深部肌肉注射治疗,每4周1次。

2.芳香化酶抑制剂

用于激素受体阳性、绝经后或卵巢去势后的晚期乳腺癌患者的治疗,也是绝经后激素受体阳性乳腺癌患者辅助内分泌治疗的标准选择。

(1)来曲唑:2.5mg,po,qd。

(2)阿那曲唑:1mg,po,qd。

(3)依西美坦:25mg,po,qd。

3.促性腺释放激素激动剂

可行药物性卵巢去势,主要用于绝经前激素受体阳性乳腺癌患者的解救治疗,在一些选择性患者中,可与雌激素受体反应调节剂或芳香化酶抑制剂联合使用,且能用于术后辅助内分泌治疗。

(1)戈舍瑞林:3.6mg,皮下注射,每4周1次。

(2)亮丙瑞林:3.75mg,皮下注射,每4周1次。

4.孕激素

主要用于晚期乳腺癌患者的治疗。

(1)醋酸甲羟孕酮(Medroxyprogesterone acetate,MPA):500mg,口服,1~2次/d。

(2)醋酸甲地孕酮(Megestrol acetate,MA):160mg,口服,1次/d。

(四)内分泌治疗

1.晚期激素受体阳性乳腺癌患者的内分泌治疗

(1)对于他莫昔芬辅助治疗失败的激素受体阳性乳腺癌患者,如果是绝经后的患者,可选择芳香化酶抑制剂或氟维司群;若仍为绝经前患者,则选择"卵巢功能去势＋芳香化酶抑制剂"。对于先前未接受过抗雌激素治疗,或者抗雌激素辅助治疗已完成超过1年的患者,若为绝经后患者,可考虑行芳香化酶抑制剂或抗雌激素药物治疗;若为绝经前患者,则可选择抗雌激素治疗或联合卵巢功能去势,亦或可采取"卵巢功能去势＋芳香化酶抑制剂"治疗。既往应用芳香化酶抑制剂治疗后仍为进展者,应首选氟维司群内分泌治疗,也可更换另一种芳香化酶抑制剂,但是后者的中位无进展生存时间仅维持3个多月,总体控制效果不佳。选择依维莫司联合另一种芳香化酶抑制剂尽管是新的选择,但是国内尚无适应证,并且依维莫司的毒副作用明显,关键性临床研究Bollero-2的最终结果亦表明其没有改善患者的总生存状况。最近在来曲唑联合CDK4/CDK6抑制剂作为Palbociclib的一线内分泌治疗方面获得了突破性进展,辉瑞公司的这项二期临床研究结果于2014年底被美国FDA用作批准Palbociclib作为一线药物,并用于治疗ER阳性、HER-2阴性晚期乳腺癌的依据。

（2）对于激素受体和 HER-2 同时为阳性的晚期乳腺癌患者，在任何内分泌治疗方案中均可以加用抗 HER-2 靶向治疗（如赫赛汀、拉帕替尼），以逆转内分泌治疗的耐药性，从而改善内分泌治疗的效果。

2.激素受体阳性乳腺癌患者术后的辅助内分泌治疗

激素受体阳性乳腺癌患者术后同时辅助内分泌治疗与化疗，可能会降低疗效。常规推荐的辅助内分泌治疗应在辅助化疗完成之后予以使用，但可以与放射治疗以及曲妥珠单抗治疗同时应用。术后辅助内分泌治疗在绝经前和绝经后的治疗策略明显不同。

（1）对于绝经前患者，辅助内分泌治疗仍采用三苯氧胺作为标准的治疗方案；但是，行 5 年的三苯氧胺治疗方案已经不再是标准，患者在完成 5 年辅助内分泌治疗后，可对该患者进行月经状态的界定，再考虑其是否继续采用该方案。对于仍为绝经前的患者，可继续推荐 5 年的三苯氧胺辅助内分泌治疗；如果已进入绝经后，则推荐换成 5 年的芳香化酶抑制剂。如果在行手术时为围绝经期患者，也可在三苯氧胺辅助治疗 2～3 年期间进行月经状态的界定，如果月经状态界定为进入绝经后者，也可提前换药，给予 5 年的芳香化酶抑制剂治疗。绝经前患者若伴有高危复发风险（伴有淋巴结转移、年龄＜35 岁等）和三苯氧胺不能耐受（子宫内膜增厚、卵巢囊肿、肝功能和脂质代谢异常等）等情况，可以酌情加用卵巢功能抑制治疗作为辅助内分泌治疗（但属于 2B 类证据级别）。特别是近年来，TEXT 和 SOFT 联合研究或者单独分析提示，卵巢功能抑制联合芳香化酶抑制剂的疗效可能优于卵巢功能抑制联合三苯氧胺，因此，对高危的激素受体阳性的绝经前患者，可以选择在抑制卵巢功能的基础上行内分泌治疗，而且推荐的治疗期限为 5 年。

（2）对于绝经后激素受体阳性的乳腺癌患者，其术后辅助内分泌治疗的标准治疗是给予第三代芳香化酶抑制剂，持续时间为 5 年，可以从一开始就应用（来曲唑、阿那曲唑或依西美坦）直至第 5 年为止。对于个别患者，他莫昔芬治疗 2～3 年后再转换成来曲唑等芳香化酶抑制剂，或者经来曲唑等芳香化酶抑制剂治疗 2～3 年后再转换成他莫昔芬治疗 2～3 年，与常规的 5 年来曲唑疗效相似。

需要强调的是，乳腺癌患者术后辅助内分泌治疗的方案选择固然重要，但是为了确保疗效，保持患者内分泌治疗方案的连贯性和依从性则更为重要。因此，一旦使用了某种第三代芳香化酶抑制剂，如果没有特殊原因，不推荐换用其他第三代芳香化酶抑制剂或更换方案。

五、附 录

（一）乳腺癌术后复发风险度的分级

乳腺癌术后复发风险度的分级见表 12-1。

表 12-1　乳腺癌术后复发风险度的分级

风险度	判别要点	
	转移淋巴结	其　他
低度	阴性	同时具备以下 6 条:标本中病灶大小(pT)≤2cm;分级为 1 级[①];瘤周脉管未见肿瘤侵犯[②];ER 和(或)PR 表达;HER-2/neu 基因没有过度表达或扩增[③];年龄≥35 岁;Ki-67<14%
中度		以下 6 条至少具备其中一条:标本中病灶大小(pT)>2cm;分级为 2~3 级;瘤周脉管受到肿瘤侵犯;ER 和 PR 缺失;HER-2 基因过度表达或扩增;年龄<35 岁;Ki-67≥14%
高度	1~3 个阳性	未见 HER-2 基因过度表达或扩增,且 ER 和(或)PR 表达
		HER-2 基因过度表达或扩增;或 ER 和 PR 表达缺失
	≥4 个阳性	

注:①组织学分级/核分级;②瘤周脉管侵犯存在争议,它只影响腋淋巴结阴性患者的风险度分级,但并不影响淋巴结阳性患者的分级;③HER-2 基因的测定必须是经由严格质量把关的免疫组化或 FISH 法、CISH 法。2013 年 St. Gallen 专家共识建议 PR 阳性率应≥20%。

(二)乳腺癌术后全身辅助治疗的选择

乳腺癌术后全身辅助治疗的选择见表 12-2。

表 12-2　分子分型与乳腺癌术后全身辅助治疗的选择[①]

治疗方法	指　征	说　明
内分泌治疗	据 ASCO/CAP 指南,>1% 肿瘤细胞的 ER 染色[②]	ER(-)但 PR(+)可能是个假象
抗 HER-2 治疗	ASCO/CAP HER-2(+)(IHC>10% 完整的强染色或 FISH 比值≥2.0)[②]	可应用于临床试验中的定义
化　疗		
HER-2 阳性(联合抗 HER-2 治疗)	曲妥珠单抗与化疗同时应用或在化疗后序贯应用[②]	ER 强阳性和 HER-2(+)患者应用内分泌治疗和抗 HER-2 治疗而不用辅助化疗是合理的,但无客观证据
三阴性乳腺癌	大多数患者适用化疗[②,③]	无其他选择;大多数是高危的
ER(+)、HER-2(-)(联合内分泌治疗)	根据复发风险而异[②]	

注:①多数因素是连续的,但在某个方面需要做出是否接受治疗的决定;②对于直径<1cm 的肿块但并无腋窝淋巴结侵犯和其他促进转移的因素(如脉管侵犯)的患者,可能并不需要全身辅助治疗,但对于激素敏感性的肿瘤应考虑内分泌治疗;③髓样癌、大汗腺癌和腺样囊性癌也为三阴性乳腺癌,但较其他三阴性乳腺癌的预后好。ER:雌激素受体;PR:孕激素受体;ASCO:美国临床肿瘤委员会;CAP:美国病理学院;IHC:免疫组织化学。

第四节　食管癌的化学药物治疗

食管癌是我国常见的恶性肿瘤之一。在西方国家,食管腺癌高发,占食管癌的 60％～70％;在我国,食管鳞癌是主要的病理类型,占 90％以上。食管癌的预后较差, 50％的患者在诊断时已为晚期,晚期患者的自然病程仅为 6～8 个月;即使是早期患者, 仍有近 50％的患者在术后 5 年内复发。化疗是食管癌综合治疗及姑息治疗的重要手段, 可提高手术切除率,并加强局部控制率和消灭微小转移灶,从而降低术后复发风险,提高 患者生活质量,延长生存时间。

一、化疗前检查

1. 实验室检查

实验室检查包括三大常规(血、尿、粪)、血清学检查(肝、肾功能或生化全套,乙肝三 系)和肿瘤标志物。

2. 影像学检查

(1)食管造影检查:是可疑食管癌患者影像学诊断的首选,应尽可能采用低张双对比 方法。对隐伏型等早期食管癌,且无明确食管造影阳性征象者,应进行食管镜检查;对食 管造影提示有外侵可能者,应进行胸部 CT 检查。

(2)CT 检查:胸部 CT 检查目前主要用于食管癌临床分期、确定治疗方案和治疗后 随访观察,增强扫描有利于提高诊断准确率。CT 检查能够观察肿瘤外侵范围,T 分期的 准确率较高,可以帮助临床医生判断肿瘤切除的可能性及制订放疗计划;对有远处转移 者,可以避免不必要的探查术。

(3)超声检查:主要用于发现腹部脏器、腹部及颈部淋巴结有无出现转移。

(4)MRI 和 PET-CT 检查:均不作为常规应用。MRI 和 PET-CT 检查有助于鉴别放 化疗后肿瘤未控、复发和瘢痕组织;PET 检查还能发现胸部以外更多的远处转移灶。

(5)其他检查:内镜检查是食管癌诊断中最重要的手段之一,对于食管癌的定性、定 位诊断和手术方案的选择具有重要的作用,是拟行手术治疗的患者必须要做的常规检查 项目。此外,内镜检查前必须做好充分准备,建议应用去泡剂和去黏液剂,仔细观察各部 位,采集图像,对可疑部位应用碘染色和放大技术以做进一步观察,从而进行指示性活 检,这是提高早期食管癌检出率的关键。提高食管癌的发现率,是现阶段降低食管癌患 者病死率的重要手段之一。

3. 病理学检查

病理学检查主要包括细胞学和组织学检查,目前尚无可推荐的用于预测治疗效果和 预后的分子标志物进行检测。

二、药物治疗疗效评价

姑息性化疗患者的疗效评估参照 RECIST 1.1 标准。

三、药物治疗毒副作用监测与不良反应上报

1. 药物不良反应参照 CTCAE 4.0 版。
2. 在治疗知情同意书中详细告知药物不良反应及其预防和处理措施。
3. 对发生的不良反应须及时处理、分级、记录及上报。

四、出院后的随访

对于接受辅助化疗的患者,化疗结束后建议常规进行随访,随访时间建议术后 2 年内为 3~6 个月随访 1 次,2~5 年内为 6 个月随访 1 次,5 年以上为每年随访 1 次。随访内容包括病史、症状及体征、血液学检查、影像学检查、内镜检查等。

对于接受姑息性化疗的晚期食管癌患者,建议每 2 个月左右进行 1 次常规随访,随访内容同"术后辅助治疗随访内容"。

五、抗肿瘤药物与方案

食管癌化疗分为新辅助化疗(术前)、辅助化疗(术后)、同步放化疗、序贯放化疗、姑息性化疗。

食管癌联合化疗尚无公认的标准方案。西方国家的临床研究以腺癌为主,因而其指南仅供参考,不能照搬。如 2012 年版 NCCN 指南指出,对晚期食管癌,ECF 方案(或其改良方案)、DCF 方案为其治疗的 I 类证据,DCF 改良方案及其他方案为其治疗的 IIB 类证据。

在我国,食管癌以鳞癌为主,顺铂和氟尿嘧啶的联合有效率可达 25%~35%,因而该方案被作为治疗食管癌的基本化疗方案。其他有效且常用的联合化疗药物有紫杉醇、多西他赛、长春瑞滨、奥沙利铂、卡培他滨、吉西他滨、伊力替康等。紫杉类药物主要通过抑制微管解聚发挥抗肿瘤作用,联合 DDP 被认为是一个对鳞癌和腺癌均有效的方案,对食管癌的有效率可达 30%~48%。另外,伊立替康或长春瑞滨联合治疗方案对食管癌亦有一定疗效。新辅助化疗及辅助化疗的方案与姑息性化疗的方案相一致。目前,对于一线化疗后复发和转移的食管癌尚无标准的治疗推荐策略。

六、附　录

1. PF 方案
顺铂 75mg/m², 第 1 天;氟尿嘧啶 750~1000mg/m², 第 1~4 天;每 4 周重复。

2.紫杉醇＋顺铂/卡铂

紫杉醇 135mg/m²，第 1 天；顺铂 75mg/m²，第 1 天；每 3 周重复。紫杉醇 175～200mg/m²，第 1 天；卡铂 AUC＝5～6，第 1 天；每 3 周重复。

3.多西他赛＋顺铂

多西他赛 75mg/m²，第 1 天；顺铂 75mg/m²，第 1 天；每 3 周重复。

4.奥沙利铂＋氟尿嘧啶

奥沙利铂 85mg/m²，第 1 天；亚叶酸钙 400mg/m²，第 1 天；氟尿嘧啶 400mg/m²，静脉注射，第 1 天；氟尿嘧啶 1200mg/m²，24h 持续静脉泵入，第 1、2 天；每 2 周重复。

5.伊立替康＋氟尿嘧啶

伊立替康 180mg/m²，第 1 天；亚叶酸钙 400mg/m²，第 1 天；氟尿嘧啶 400mg/m²，静脉注射，第 1 天；氟尿嘧啶 1200mg/m²，24h 持续静脉泵入，第 1、2 天；每 2 周重复。

6.长春瑞滨＋顺铂

顺铂 75mg/m²（总量），第 1 天，或分 3d 给药完毕；长春瑞滨 25mg/m²，第 1、8 天。

7.XP 方案

顺铂 75mg/m²，第 1 天；卡培他滨 1000mg/m²，口服，每日 2 次，第 1～14 天；每 3 周重复。

8.DCF 方案

多西他赛 75mg/m²，第 1 天；顺铂 75mg/m²，第 1 天；氟尿嘧啶 1000mg/m²，24h 持续静脉泵入，第 1～5 天；每 4 周重复。

9.ECF 方案

表柔比星 50mg/m²，第 1 天；顺铂 60mg/m²，第 1 天；氟尿嘧啶 300mg/m²，24h 持续静脉泵入，第 1～21 天；每 3 周重复。

第五节　胃癌的化学药物治疗

药物治疗是胃癌各期治疗中除手术之外最重要的治疗手段之一，而化疗是胃癌内科治疗的基石，随着医学研究的发展，目前靶向治疗也成为胃癌治疗的重要组成部分。近年来，Ⅲ期胃癌术后辅助化疗的研究报告确立了胃癌辅助化疗的地位；在局部进展期胃癌围手术期治疗的探索方面，新辅助化疗的价值得到了肯定；而晚期胃癌行姑息性化疗的研究则更加广泛，可以明确看到姑息性化疗能明显改善这部分人群的生活质量，提高这部分人群的无进展生存时间。需要认识到的是，胃癌这一疾病在东西方人种之间存在较大的差异，因此，在现有的循证医学证据基础上，通过个体化地考量我国胃癌人群的特征，结合我国及东方国家的研究证据和经验，以此来指导临床规范化和个体化的治疗方案，具有重要的意义。

一、胃癌化疗规范

（一）胃癌化疗指征

1.新辅助化疗指征

局部进展期胃癌或伴有淋巴结转移的早期胃癌,应当采取以手术为主的综合治疗。术前影像学评估结果为肿瘤侵犯较深的,如肿瘤浸润至浆膜外或有周围脏器累犯,或有明显的淋巴结转移,可考虑术前先行新辅助化疗。

2.辅助化疗指征

根据术后病理分期,T 分期为 T_3 及 T_3 以上,和(或)伴有淋巴结转移的患者需要辅助化疗。

3.姑息性化疗指征

对于全身状况良好、主要脏器功能基本正常、无法行手术切除、复发或姑息性切除术后的患者,需行姑息性化疗。

4.腹腔化疗指征

对于术中发现局部外侵明显(T_4)或伴有淋巴结转移或可见腹膜播散转移或腹水脱落细胞学阳性的患者,可考虑术中行循环热灌注化疗或术后腹腔灌注/热灌注化疗。对于晚期腹膜转移同时伴有腹腔癌性积液的患者,如果全身状况良好、主要脏器功能基本正常,可考虑将腹腔灌注/热灌注化疗作为治疗手段之一。

（二）胃癌化疗前必备的常规检验与影像学检查

1.实验室检查

(1)三大常规:血、尿、大便常规联合 OB。

(2)血清学检查:肝、肾功能或生化全套,乙肝三系,凝血功能四项。

(3)肿瘤标志物:主要包括 CEA、CA19-9、CA724 和 CA242 等。

2.影像学检查

(1)纤维胃镜检查:除了辅助化疗患者可以不进行胃镜检查外,其他患者在治疗前应进行胃镜检查,并获取病理标本;对于新辅助化疗患者,可考虑行超声胃镜检查以了解肿瘤浸润深度和判断周围淋巴结的转移情况。

(2)胸、腹、盆腔 CT/MRI 和超声检查:化疗前行常规检查;对于怀疑有肝转移且没有磁共振检查禁忌的患者,首选肝脏 MRI 增强扫描;对于怀疑存在脑或骨转移的患者,可选择脑增强 CT/MRI 检查和骨扫描;对于浅表淋巴结(如双颈部、双锁骨上、腹股沟等部位),需常规行超声检查。

(3)PET-CT 检查:依据目前研究,PET-CT 对判断胃癌浸润深度没有价值,对判断淋巴结转移有一定的价值,对远处转移灶的判断敏感性低,但特异性较高,对腹膜转移具有较高的特异性,对治疗后的化疗反应也有一定的价值,因此,可谨慎选择,但对印戒细胞癌和黏液腺癌等类型不推荐使用。

（4）心电图检查：若患者年龄较大，有高血压、冠心病等基础疾病，可加做心脏彩色超声检查；必要时请心内科医师会诊，并行冠状动脉造影检查；对于接受曲妥珠单抗治疗的患者，需进行心脏超声检查以了解左心室射血分数，从而判断心功能。

（5）肺功能检查：对老年患者以及吸烟年数长、日常行动较困难者，常规需行肺功能检查。

3.病理学及分子标志物检查

组织病理学诊断是胃癌确诊和治疗的依据，包括胃镜活检和转移灶的穿刺、切取/切除活检等。细胞学检查方便快捷，对转移灶的定性有重要价值，包括浅表肿块穿刺细胞学检查和腹水脱落细胞学检查等。大量细胞收集后进行的细胞蜡块检查对肿瘤细胞类型的判断和分子检测也有一定的帮助。分子标志物检查可用于原发灶来源的判定和指导医生在治疗药物方面的选择。

4.其他检查

抗肿瘤内科治疗前必须进行心电图检查，还需进行肛门指诊、分期和病情判断；另外，根据需要还可选择腹部平片、泌尿系造影，以及其他伴随疾病诊治所需的检查项目等以了解病情。

（三）胃癌化疗前的准备

对于任何胃癌患者，在进行化疗前必须有病理学诊断，有影像学检查以明确分期和判定目前的肿瘤情况，必须进行详细的病史询问、一般状况评估以及血液学和心电图检查等，以确定患者是否存在化疗适应证和禁忌证、是否需要进行伴发疾病的诊治、是否能够耐受化疗方案等，并以此确定化疗方案和药物剂量的选择。

（四）胃癌化疗方案选择

1.新辅助化疗方案选择

目前，新辅助化疗方案无明确标准，两种药物联合治疗方案，如氟尿嘧啶类药物联合铂类、紫杉类联合氟尿嘧啶类，以及以氟尿嘧啶类、铂类为基础的改良三种药物方案均可考虑。

2.辅助化疗方案选择

辅助化疗方案推荐氟尿嘧啶类药物联合铂类的两药联合治疗方案。对临床病理分期为 I_B 期、体力状况差、高龄、不耐受两药联合治疗方案者，可考虑采用口服氟尿嘧啶类药物的单药化疗。辅助化疗在患者术后体力状况基本恢复正常时开始，一般在术后 3～4 周开始，联合化疗在 6 个月内完成，单药化疗不宜超过 1 年。

3.姑息性化疗方案选择

（1）一线治疗策略：姑息性化疗常用的化疗方案包括两药联合或三药联合治疗方案。两药联合治疗方案包括 5-Fu/LV＋顺铂（FP）、卡培他滨＋顺铂、替吉奥＋顺铂、替吉奥＋奥沙利铂、卡培他滨＋奥沙利铂（XELOX）、FOLFOX、卡培他滨＋紫杉醇等。三药联合治疗方案不作为首选推荐，体力状况好的晚期胃癌患者可谨慎选择；常用的方案包括

ECF 及其衍生方案(EOX、ECX、EOF)、DCF 及其改良方案等。对体力状况差、高龄患者,可考虑采用口服氟尿嘧啶类药物或紫杉类药物的单药化疗。对 HER-2 表达呈阳性(免疫组化染色呈+++,或免疫组化染色呈++且 FISH 检测呈阳性)的晚期胃癌患者,可考虑在化疗的基础上,联合使用分子靶向治疗药物曲妥珠单抗治疗。

(2)二线治疗策略:胃癌二线治疗无明确的标准方案。对氟尿嘧啶类或铂类耐药的患者,一般主张采取多西他赛或伊立替康单药化疗,但对体力状况良好(PS 评分为 0 或 1 分)的患者可考虑开展联合治疗,联合治疗方案应考虑使用非交叉耐药的化疗药物。

(3)二线后治疗策略:二线治疗后病情有所进展的患者首选阿帕替尼口服治疗,但对阿帕替尼存在禁忌的患者可考虑行姑息性化疗,但此类患者的化疗耐受性下降,可选择的有效药物少,有效率低,因此,是否继续化疗,须充分评估患者的体质状况、治疗意愿、经济情况等因素后再做出决定。若患者体质状况较好(PS 评分为 0~2 分),有较强的治疗意愿,且经济条件允许,可选择继续化疗,以单药化疗为主,可适当考虑联合化疗;若患者体质状况欠佳,治疗意愿不强或无经济条件,无法耐受进一步化疗,则考虑给予最佳支持治疗。

(4)腹腔化疗药物选择:腹腔化疗药物的选择须遵循以下几点。①必须能通过化疗药物自身或其代谢产物杀死肿瘤细胞;②较低的腹腔通透性及较小的腹膜刺激性;③有较强的穿透肿瘤组织的能力;④能较快地从血浆中被清除;⑤低脂溶性及高分子药物,由于其在腹膜内弥散的速度较慢,清除缓慢,故有较好的临床效果。常用的腹腔灌注化疗药物包括 5-Fu、顺铂、羟喜树碱等。

4.化疗期间的注意事项

化疗期间应密切监视可能发生的化疗毒性事件。对于原发灶未切除的患者,需要注意出血穿孔的症状和体征。患者的饮食宜以清淡为主,荤素搭配,少量多餐,避免食用辛辣等刺激性食物;患者应注意休息,开展适当的体力活动,以增强抵抗力,避免感染;患者应与家人、朋友多沟通,保持乐观开朗的心态。

(五)胃癌化疗疗效评价

1.胃癌新辅助治疗近期疗效评估、疗程与化疗方案调整

(1)近期疗效评估:新辅助化疗后的近期疗效评估手段包括增强 CT、超声胃镜、MRI、上消化道造影、肿瘤标志物检测及体格检查,这些检查可以依据治疗前的基线检查项目确定并进行对比,对于术前有 PET-CT 基线检查者,也可考虑行 PET-CT 复查以评估其疗效。具体评估方法参照 RECIST 1.1 版。新辅助化疗后还可以进行病理缓解情况评估,可参考《日本胃癌处理规约》,其标准如下:Grade 3(重度,指癌组织完全坏死、消失);Grade 2(中度,指相较于治疗前,癌组织坏死等变化程度超过 2/3);Grade 1(轻度,指相较于治疗前,癌组织坏死等变化程度不足 2/3);Grade 0(无效,指相较于治疗前,癌组织无坏死等变化)。

(2)疗程:新辅助化疗时间一般为 3~4 个周期(不超过 3 个月)。

(3)化疗方案调整:医师在选择新辅助化疗方案时需了解方案中所包含的各种药物的不良反应及相应不良反应的处理方式,应在确定标准剂量后开始治疗,并在实施后根据药物的毒性反应情况调整治疗剂量;一般遵循先加强支持治疗,再考虑降低药物剂量的原则。治疗期间推荐每1.5个月进行1次影像学复查,以利于及时了解肿瘤对治疗的反应,以便调整治疗策略,避免不必要的无效治疗。因为再次化疗的有效率低,故对首选方案无效的患者不宜更改化疗方案,建议通过外科评估是否存在手术机会并考虑手术治疗,对无法手术的患者,则转为姑息性化疗或姑息性放化疗。

2.胃癌辅助化疗期间的复查与监测

胃癌术后患者在行辅助化疗前,推荐开展基线影像学检查及相关实验室检查,特别是具有临床意义的肿瘤标志物检查,如 CEA、AFP、CA19-9、CA125、CA724、CA242 等。在每个周期化疗前的检查项目包括血常规、尿常规、大便隐血常规、肝肾功能、电解质、血糖、凝血功能、心电图等。治疗期间推荐每2～3个月行1次影像学复查,如胸片或胸部/腹部/盆腔 CT、腹部/盆腔/后腹膜区/颈部及锁骨上超声检查。

3.胃癌姑息性化疗期间的疗效评估与方案调整

(1)疗效评估:胃癌姑息性化疗期间的近期疗效评估手段包括增强 CT、超声胃镜、MRI、上消化道造影、肿瘤标志物检测及体格检查等,这些检查可以依据治疗前的基线检查项目确定并进行对比,对于术前有 PET-CT 基线检查者,也可考虑行 PET-CT 复查以评估疗效;具体评估方法参照 RECIST 1.1 版。如无明显病情变化,一般每6～8周进行1次以影像学检查为主的疗效评估,若患者的肿瘤标志物明显增高或原有症状加重或出现新的与肿瘤相关的可能症状,应随时复查,并以此了解患者对治疗的反应,以便随时调整治疗策略,避免无效治疗。

(2)方案调整:方案调整的原因包括毒性反应和治疗无效。对于因毒性反应而需调整方案的患者,一般须遵循先加强支持治疗,再考虑降低药物剂量,进一步考虑减药的原则。对于因治疗无效而需调整方案的患者,应遵循舍弃原来使用过的药物,选择其他无交叉耐药治疗方案的原则。

(3)姑息性化疗进展后的处理策略:姑息性化疗进展后,应依据患者体力状况、器官功能评估、患者及家属意愿谨慎选择二线或三线治疗,因为二线治疗后化疗的有效率低,患者获益少,因此更应考虑患者的生活质量,一些能减轻症状的局部治疗手段应予以充分、积极地应用。若经济条件允许,后线治疗可选择阿帕替尼等靶向治疗药物。

(4)对疗效评估稳定而肿瘤标志物升高患者的处理:目前,临床所用胃癌肿瘤标志物主要有 CEA、CA19-9 等,但这些指标的特异性均不强,部分治疗有效的患者会出现短期上述肿瘤标志物增高的现象,因此,其不能作为胃癌疗效评估的标准和更改治疗方案的依据。但持续观察肿瘤标志物波动是判断疾病变化和疗效评价很重要的参考指标,在疗效评估稳定而肿瘤标志物增高的情况下,应做如下分析:经影像学检查发现肿瘤增大但未达原来肿瘤体积的 20% 时,可以判定为肿瘤进展。此时,可以更改治疗方案;或停止治疗,密切观察肿瘤标志物变化,开展短期复查,待疾病确定为进展后再更改治疗方案。经影像学检查发现肿瘤缩小体积不超过原来肿瘤体积的30%,也未较基线增大,则应维持目前治疗方案或密切随访。

(六)药物治疗毒副作用的监测和不良反应上报

1.药物不良反应标准

药物不良反应标准参照 NCI-CTC AE 4.0 版。

2.药物不良反应及其预防和处理措施

在治疗知情同意书中应详细告知药物不良反应及其预防和处理措施。

(1)胃肠道反应:包括恶心、呕吐、腹泻、便秘、食欲缺乏、黏膜反应等。预防和处理:①化疗前应根据化疗药物的致吐性及有关止吐治疗规范选择 5-HT$_3$ 受体拮抗剂、糖皮质激素、NK-1 受体拮抗剂、质子泵抑制剂、H$_2$ 受体拮抗剂、甲氧氯普胺、劳拉西泮等预防恶心、呕吐;②对于腹泻、便秘、食欲缺乏、黏膜反应等一般不进行预防处理,但若出现相应症状时应及时处理;③3～4 级胃肠道反应需考虑下调化疗药物剂量,下调幅度为 25%左右。

(2)骨髓抑制:白细胞/粒细胞减少、血小板减少、贫血。预防和处理:①化疗前后应查血常规,每周 1～2 次,白细胞和血小板明显减少时需增加检查频率直至恢复;②必要时给予 G-CSF/GM-CSF、TPO/IL-11、EPO 等支持治疗;③对于严重的白细胞/粒细胞减少者,需注意预防感染,必要时给予抗生素治疗;④对于严重的血小板减少者,应输注单采血小板,通过止血治疗以防止出血;⑤对于严重贫血的患者,需输注红细胞成分血;⑥对于前次化疗出现Ⅲ～Ⅳ骨髓抑制者,在下个治疗周期时可考虑调整化疗药物剂量,一般每次应下调 25%左右,或预防性使用 G-CSF/GM-CSF、TPO/IL-11;⑦当患者发生重度骨髓抑制,并发感染性发热或出血时,应停止用药,并加强支持治疗。

(3)心脏毒性:胃癌化疗药物中的蒽环类药物、氟尿嘧啶类药物及曲妥珠单抗有引起心脏毒性的可能。预防和处理:①应以预防为主,在化疗前常规心电图检查,询问有无心脏病史;②对既往有严重心脏病病史的患者,应避免选择蒽环类药物;③使用蒽环类药物时,应注意累积剂量,对原有心脏疾患或有纵隔放疗史的患者应相应减少剂量;④在化疗期间应动态监测左心功能;⑤在使用有心脏毒性的药物时,可考虑预防性使用营养心肌的药物,如辅酶 Q$_{10}$、维生素 E 等;⑥若患者出现心脏毒性时,应禁止使用心脏毒性化疗药物并及时予以相应处理。

(4)肝脏毒性:化疗药物引起的肝损伤可以是急性的、一过性的,也可以是慢性的、累积性的。预防和处理:①化疗前应检查肝功能,并确定有无肝脏病病史;对合并乙肝的患者,应提前使用抗乙肝病毒药物;②对既往有肝脏病病史或肝功能异常者,避免使用严重肝毒性的药物;③化疗期间可应用护肝药物;④当患者出现肝功能异常时,需及时调整化疗药物剂量或停止使用造成肝损伤的药物。

(5)肺毒性:主要表现为间质性肺炎和肺纤维化。引起肺毒性的药物有博来霉素、丝裂霉素、达卡巴嗪、长春新碱等。预防和处理:以预防为主;对老年患者、经过胸部放疗及并发慢性肺病患者,应避免选用肺毒性药物或减量使用;一旦发生肺毒性,首先应停药,并给以吸氧、抗生素、皮质类固醇等对症处理。

(6)泌尿系统毒性:在胃癌治疗中引起肾毒性的药物包括顺铂、甲氨蝶呤等,通常为一过性。预防和处理:治疗前应检查肾功能,对肾功能异常者避免使用有肾毒性的药物;应避免同时使用氨基糖苷类等有肾毒性的其他药物;行大剂量顺铂、甲氨蝶呤化疗时,应充分开展水化利尿,在使用甲氨蝶呤时还需碱化尿液;可考虑适当应用肾脏保护剂;当患者发生严重肾功能异常时,应根据病情需要进行血浆置换或肾脏透析处理。

(7)神经毒性:外周神经毒性以作用于微管的药物最为多见,呈剂量依赖性,在胃癌化疗中常见的有紫杉醇类和奥沙利铂,其他如氟尿嘧啶类等可引起中枢神经毒性,如小脑共济失调等。处理:①早期出现的神经毒性在停药后多可自行恢复;②口服或肌肉注射神经营养药物可能有一定的作用;③奥沙利铂的神经毒性比较特殊,冷刺激可诱发急性神经毒性,因此,在治疗期间应避免寒冷刺激,而目前对慢性神经毒性无其他较好的处理方法。

(8)过敏反应:胃癌常用药物紫杉醇易发生过敏反应,多西紫杉醇、奥沙利铂、顺铂、曲妥珠单抗等也有过敏反应的风险。预防和处理:①在治疗前应详细询问过敏史,对过敏反应发生概率高的药物(如紫杉醇),在治疗前应按标准应用糖皮质激素、抗组胺药物等进行预处理,在使用时应监测患者生命体征并严格控制滴速;②在使用过敏反应发生概率高的药物前须设定急处理流程;③若发生1~2级过敏反应,应即刻停止输注,使用抗组胺药物、糖皮质激素等抗过敏治疗,待过敏症状恢复后可减慢滴速,在严密监视下完成各项治疗;④若发生3级以上过敏反应,应给予肾上腺素、多巴胺等治疗,并禁忌再使用该类药物。

(9)急性胆碱能综合征:伊立替康会引起急性胆碱能综合征,临床表现为在给药24h内出现流泪、出汗、唾液分泌过度、视力模糊、腹痛及腹泻等。处理:①治疗后出现急性胆碱能综合征,应皮下注射0.25mg阿托品,若不缓解,可再次使用;②若在第1次治疗过程中出现急性胆碱能综合征,则应在下个治疗周期前预防性给予0.25mg阿托品(皮下注射)治疗。

(10)其他:光过敏性、色素过度沉着、手足综合征、皮疹、回忆反应、脱发等。

3.药物不良反应的记录与上报

在药物不良反应发生后须进行分级(参照NCI-CTC AE 4.0版),并按前述方法及时予以处理;根据《药品不良反应报告和监测管理办法》,药品不良反应须实行逐级、定期报告制度,必要时可以越级报告;发现可能与用药有关的不良反应需做好详细记录、调查、分析、评价及处理,并填写《药品不良反应/事件报告表》,向医院相关管理部门上报,由医院每季度集中向所在地的省、自治区、直辖市药品不良反应监测中心报告,其中新的或严重的药品不良反应应于发现之日起15日内报告,死亡病例须及时报告;《药品不良反应/

事件报告表》的填报内容应真实、完整及准确。

二、出院后的随访

患者治疗结束出院后应定期随访复查,对于行姑息性治疗的晚期患者,推荐每2～3个月行1次影像学复查。若为辅助治疗后的患者,推荐的复查频率如下:治疗后2年内每3～4个月全面复查1次,2～5年内每半年复查1次,5年后应每年复查1次;复查项目包括体格检查、肿瘤标志物、X线胸片/胸部CT、超声、腹盆腔增强CT(半年至1年内检查1次)、胃镜(每年检查1次)等。

三、抗肿瘤药物与方案

1.胃癌常用新辅助化疗方案

氟尿嘧啶联合铂类、紫杉类联合氟尿嘧啶类或铂类的两药联合治疗方案,在ECF方案基础上采取新药替代或剂量改良的三药联合治疗方案可根据患者耐受性选择性使用。

2.胃癌常用辅助化疗方案

推荐氟尿嘧啶类与铂类联合的两药联合治疗方案;对老年、虚弱或没有淋巴结转移的患者,可选择氟尿嘧啶类单药治疗。

3.胃癌常用姑息性化疗方案

(1)一线治疗:推荐以氟尿嘧啶联合铂类两药联合治疗方案为主,常用方案有SOX、CAPOX、SP、XP、FOLFOX,紫杉类联合铂类或氟尿嘧啶类的两药联合治疗方案亦可选择;对于耐受性良好的患者,可考虑行三药联合方案,如改良DCF方案、在ECF方案基础上开展新药替代或剂量改良的三药联合方案。

(2)二线治疗:一般以多西紫杉醇、伊立替康单药治疗为主,对于体力状况良好的患者,可予以多西紫杉醇或伊立替康联合非交叉耐药的铂类或氟尿嘧啶类药物开展治疗。

4.胃癌常用腹腔化疗方案

推荐行腹腔灌注的化疗药物有5-Fu或顺铂、羟喜树碱等。

5.胃癌靶向药物使用方案

对HER-2表达呈阳性(免疫组化染色＋＋＋,或免疫组化染色＋＋且FISH检测为阳性)的晚期胃癌患者,可考虑在化疗的基础上,联合使用分子靶向治疗药物曲妥珠单抗;对行三线以上治疗的患者,可选择阿帕替尼口服;对行二线以上治疗的患者,可考虑在化疗基础上联合贝伐珠单抗等药物开展治疗。

第六节　结直肠癌的化学药物治疗

目前,手术治疗、放疗仍是结直肠癌必要的治疗手段。但是,中晚期结直肠癌是一种全身性疾病,药物治疗(化疗和靶向治疗)是该病必不可少的措施。数十年的临床实践证明,通过新辅助(转化)化疗可显著拓宽手术指征并降低术后复发率,而术后辅助治疗亦能显著延长结直肠癌患者的无病生存时间和总生存时间。近年来,结直肠癌患者复发率与病死率的降低以及总生存时间的延长主要归功于适时的、合理的综合治疗。因此,辅助化疗的规范性和个体化治疗显得越来越重要,有必要进一步规范结直肠癌的诊治,不断延长患者的生存时间及改善患者的生活质量。

一、结直肠癌药物治疗规范

(一)结直肠癌(新)辅助治疗指征

1.新辅助化疗指征

存在肝/肺转移灶且初始可切除或潜在可切除,肿瘤局部晚期和(或)大的淋巴结受累的患者。

2.结肠癌术后辅助化疗指征

具有复发高危因素[如 T_4(II_B、II_C),组织学低分化(3 或 4 级,除 MSI-H 样肿瘤外),淋巴管/血管侵犯,神经侵犯,送检淋巴结数目<12 个,肠梗阻,肿瘤部位肠穿孔,或切缘接近病变组织、性质不确定或呈阳性]的 II 期及所有 III 期患者,或者切除结肠病灶后须同期或分期切除肝(肺)转移灶的患者。

3.直肠癌术前/后放化疗指征

极低位肿瘤(可能需行腹会阴联合切除术);肿瘤局限于直肠中下 1/3,局部晚期、有时无法手术切除的患者[cT_3 MRF+,cT_4 且范围较大,侵犯到难以切除的器官(cT_{4b})];肿瘤局限于直肠上 1/3,肿瘤较大且侵袭至毗邻结构或腹膜反折处,患者须接受术前放化疗或 CRT;术前没有放疗,并且环周切缘受累、肿瘤部位穿孔、直肠系膜缺损或其他局部复发风险高[分期≥pT_{3b},和(或)N+]的患者应接受术后 CRT 及化疗。

(二)结直肠癌化疗前必备的常规检验与影像学检查

1.实验室检查

(1)三大常规:血、尿、大便常规联合 OB。

(2)血清学检查:肝、肾功能或生化全套,HBsAg,凝血功能四项。

(3)肿瘤标志物:主要包括 CEA、CA19-9、CA724 和 CA242 等,其中 CEA 是必查项目。

2.影像学及辅助检查

(1)内镜检查:纤维结肠镜检查,硬质直肠镜检查。

(2)胸部、腹部、盆腔 CT/MRI 检查:对于排除肝转移且没有磁共振检查禁忌的患者,首选肝脏 MRI 增强扫描;所有直肠癌患者都需要进行盆腔 MRI 检查,对于 T_1 期直肠肿瘤患者首选直肠内超声(ERUS)检查,早期(<T_3)直肠肿瘤应使用 ERUS 和 MRI 检查,以明确肿瘤的 T 分期。

(3)心电图检查:若患者年龄较大,有高血压、冠心病等基础疾病,可加做心脏超声检查;必要时请心内科会诊医师行冠状动脉造影检查。

（4）肺功能检查：对老年患者、吸烟年数长及日常行动较困难者，需行常规肺功能检查。

3.分子病理学检测

对怀疑或确诊有转移病灶的患者，推荐进行 K-ras 第 2 外显子的 12 和 13 密码子突变，K-ras 第 3、4 外显子突变，N-ras 基因第 2、3、4 外显子突变，B-raf V600E 基因检测。

4.补充检查

（1）超声检查：包括肝脏、淋巴结（如颈部、后腹膜、腹股沟等部位）。

（2）ECT 骨扫描：对有骨痛或合并碱性磷酸酶升高患者，推荐行 ECT 骨扫描。

（3）颅脑 CT 或 MRI 检查：为排除颅脑转移病灶，首选颅脑 MRI 增强扫描。

某些晚期或局部晚期的结直肠癌患者，可选择肿瘤代谢显像（如 PET-CT 等）评估全身肿瘤负荷情况，且有一定的临床价值。

而对于直肠癌患者，直肠指检是十分必要且有效的检查手段。

（三）结直肠癌患者新辅助/转化化疗前的准备

1.新辅助/转化化疗前明确基因分型

新辅助/转化化疗方案的制订可根据患者准确的基因分型，如检测 K-ras、N-ras 及B-raf 基因。

2.新辅助化疗前明确临床分期

明确肿瘤大小、部位以及是否存在多灶性，明确局部或远处淋巴结是否转移，肝、肺转移灶能否被切除等。

3.新辅助化疗前明确患者临床症状

有无发生肠梗阻、肠穿孔等风险。

（四）结直肠癌患者术后辅助治疗前的准备

1.明确患者的临床与病理分期

Ⅱ期结肠癌术后辅助化疗方案的确定需要依据患者有无以下复发高危因素：T_4（ⅡB、ⅡC），组织学低分化（3 或 4 级，除 MSI-H 样肿瘤外），淋巴管/血管侵犯，神经侵犯，送检淋巴结数目<12 个，合并肠梗阻，肿瘤部位合并肠穿孔，或切缘接近阳性、不确定或阳性。直肠癌患者应根据环周切缘是否受累、肿瘤部位是否穿孔、直肠系膜是否缺损、其他局部复发风险高低及术前是否接受过放疗以决定术后辅助治疗方案。

2.询问患者的家族史并考虑开展风险评估

对于年龄≤70 岁，或>70 岁但符合 Bethesda 指南标准的结直肠癌患者，均应常规进行 Lynch 综合征筛查（IHC/MSI）；对于具有遗传性非息肉病性结肠癌、家族性腺瘤性息肉病（FAP）和轻表型家族性腺瘤性息肉病（AFAP）等遗传性结直肠癌家族史的患者，均应进行筛查。

3.评估患者年龄、错配修复蛋白等情况以决定化疗药物

对于所有年龄<70 岁或者Ⅱ期患者，均应考虑进行错配修复蛋白（Mismatch repair

protein,MMR)检测,具有 MSI-H 的Ⅱ期患者预后可能较好,且不会从 5-Fu 的辅助化疗中受益。而目前尚无证据显示在 5-Fu/LV 基础上增加奥沙利铂药物开展化疗可以使 70 岁或以上的患者受益。

4.考虑术前化疗情况后决定术后化疗方案

术前与术后化疗方案的选择取决于以下几方面:患者之前用过的方案、反应率及这些方案的有效性及毒性。推荐术前与术后使用相同的方案。而贝伐单抗、西妥昔单抗、帕尼单抗及伊立替康等药物除临床试验之外,不应该将其应用在Ⅱ期或者Ⅲ期患者的术后辅助化疗中。

(五)辅助治疗的全程化管理

1.重要脏器与骨髓造血功能评估、监测与管理

应保证结直肠癌患者在接受辅助化疗之前重要脏器和骨髓功能良好,特别是肝、肾、心、肺功能,并关注常见并发症(如糖尿病、高血压、高血脂等)的发生情况。在开展每个疗程过程中以及下个疗程前,均需常规进行监测与再评估。特别是对于乙肝患者或乙肝病毒携带者,必须监测 HBV-DNA 拷贝数,并在化疗前 1 周开始预防性给予抗乙肝病毒治疗,直至化疗完成后 6 个月结束。

2.G-CSF 解救治疗与预防性支持原则

基于接受含奥沙利铂、伊立替康药物治疗的患者,合并发热性中性粒细胞减少症的发病风险<20%,除非出现如 EORTC 指南中定义的风险因素[包括年龄>65 岁、既往有接受恶性肿瘤放化疗病史、既往有粒细胞Ⅲ～Ⅳ度下降、骨髓受肿瘤累及、化疗前合并中性粒细胞下降、有感染或开放伤口、近期手术、体质状态差、肾功能不全和肝功能异常(主要是胆红素升高),其中风险度在 20% 以上者为高危,10%～20% 为中危,10% 以下者为低危],才行 G-CSF 解救治疗。因此,没有必要将 G-CSF 和抗生素作为常规预防用药,只需在患者有严重感染风险或出现(迁延性)中性粒细胞减少症时方才使用。

3.化疗所致恶心、呕吐的评估、治疗与预防

在肿瘤相关治疗开始前,应充分评估呕吐的发生风险,制订个体化的呕吐防治方案,方案主要基于抗肿瘤治疗药物的致吐风险、既往使用止吐药的疗效以及患者本身所伴随的疾病相关因素。

(1)中度致呕化疗(基于 FOLFOX/FOLFIRI/XELOX 的方案)的处理措施如下。①急性期(第 1 天):5-HT$_3$ 受体拮抗剂(首选帕洛诺司琼)＋地塞米松 8mg。②延迟期(第 2～3 天):地塞米松单药 8mg 或 5-HT$_3$ 受体拮抗剂。③NK-1 受体拮抗剂(如阿瑞匹坦)在中度致呕化疗中的作用依然有争议,故而未推荐。但是,NK-1 受体拮抗剂可使特定患者获益,尤其是当标准预防措施无效时。

(2)低度致呕化疗(如西妥昔单抗、帕尼单抗、5-Fu)的处理措施如下。①急性期(第 1 天):给予地塞米松单药 4～8mg。②延迟期(第 2～3 天):无须开展预防措施。

(3)极低度致呕化疗(如贝伐珠单抗):无须开展预防措施。

对于口服制剂(如卡培他滨)而言,预防性给予止吐用药需要视个人情况而定,因为没有相关的随机研究数据对其支持。但是,由于卡培他滨仅具有低致吐性,因此可以在整个治疗期间视毒性情况给予低剂量激素或 5-HT_3 受体拮抗剂作为预防性治疗措施。

在预防和治疗呕吐的同时,还应该注意避免止吐药物所引起的不良反应。良好的生活方式也能缓解恶心、呕吐,例如少吃多餐,控制食量,不宜过饱,选择健康有益的食物,不吃冰冷或过热的食物等。应注意可能导致或者加重肿瘤患者恶心、呕吐的其他影响因素:部分或者完全性肠梗阻、前庭功能障碍、脑转移、电解质紊乱(包括高钙血症、高血糖、低钠血症等)、尿毒症、与阿片类药物联合使用的化疗药物(如长春新碱)、心理因素(如过度焦虑、预期性恶心呕吐)以及其他因素(如糖尿病引起的胃轻瘫)等。

4. 化疗所致皮肤毒性、神经毒性、化疗相关性腹泻的管理

(1)手足综合征(Hand foot syndrome,HFS):HFS 是常见的含卡培他滨方案化疗的毒性反应。在 Ⅱ 期临床研究中,与安慰剂相比,塞来昔布有预防 HFS 的作用,但是目前还不能推荐其作为标准的预防措施,应使用基本的皮肤护理作为预防手段。

(2)EGFR 抑制剂引起的皮肤反应:推荐预防性皮肤基本护理作为预防手段(润肤、防晒),并需根据皮肤反应的严重程度选择特殊的治疗方案。由于全身性抗生素可以降低严重皮肤反应的发生率,故强烈推荐使用全身性抗生素(如四环素)作为预防性治疗措施。如果不预防性给药,建议在皮肤反应≥2 级的时候给予全身性抗生素(如四环素、多西环素或米诺环素)治疗皮肤毒性反应。皮肤反应早期可使用外用抗生素(如甲硝唑、红霉素或那氟沙星)治疗。目前,对是否应该使用外用激素依然存在争议。

(3)神经毒性:慢性周围神经病变具有蓄积效果。如在接受奥沙利铂药物化疗的患者中,剂量累及超过 $750 \sim 850 mg/m^2$ 时,有 $10\% \sim 20\%$ 的患者将会发生 3 级毒性反应;同时,该比例随奥沙利铂剂量的升高而升高。至今仍没有一种潜在的化疗保护剂(包括乙酰半胱氨酸、氨磷汀、钙镁合剂、谷胱甘肽、Org 2766、奥卡西平、维生素 E)能预防或减少神经毒性的发生。

(4)化疗相关性腹泻:化疗诱导的相关性腹泻(Chemotherapy-induced diarrhea,CID)是普遍存在的临床问题,其发生率可高达 $50\% \sim 80\%$(其中 30% 以上需根据通用毒性标准分级为 3~5 级),尤其是采取氟尿嘧啶行静脉推注或含伊立替康联合 FOLFRI 方案时,更容易出现 CID。至今只有洛派丁胺、奥曲肽和阿片酊被共识会议推荐用于 CID 的相关治疗。

5. 腹膜转移/腹水的治疗

腹膜癌或腹水在晚期结直肠癌患者中单独出现是一种特殊的生物学特征,预示单纯全身性化疗的预后不佳。在特定腹膜癌患者中,多模式治疗方案中的肿瘤细胞减灭术(Cytoreductive surgery,CRS)和腹腔内热灌注化疗(HIPEC)可能延长 PFS 和 OS。术前患者的选择对联合治疗的成功率起着非常关键的作用,主要的选择标准为大致健康状态、局限性腹膜肿瘤分布(腹膜癌指数 PCI<20)、局限性小肠疾病和无腹腔外转移。另外,原发肿瘤的部位和组织学结果,淋巴结状态和全身性化疗的反应都应是选择治疗方案前要考虑的因素。

（六）晚期结直肠癌治疗策略与全程管理

1. 晚期结直肠癌最佳治疗策略的制订

由有经验的多学科团队共同讨论并参考患者的观点，有计划地根据患者有效、稳定的状态或肿瘤进展情况更改治疗策略，以及针对出现的某种特定毒副作用调整计划。

2. 晚期结直肠癌患者一线治疗的临床分组

晚期结直肠癌患者一线治疗的临床分组见表 12-3。

表 12-3　晚期结直肠癌患者一线治疗的临床分组

分组	临床表现	治疗目标	治疗强度
0	明确可 R_0 切除的肝和（或）肺转移	治愈，降低复发风险	无或中度（FOLFOX）
1	不可 R_0 切除的仅肝和（或）肺转移诱导化疗后变为可切除±其他部位转移有限（如局部区域淋巴结），患者生理年龄、心肺功能可接受大手术及强化化疗	肿瘤缩小程度最大化	起始选择最为有效的化疗联合±分子靶向药物方案
2	多处转移部位，且有快速进展和（或）肿瘤相关症状、快速恶化风险和合并多种基础疾病，可接受强化治疗	尽快获得临床相关的肿瘤缩小，至少获得进展性疾病的控制	起始有效联合方案：至少两种药物联合±分子靶向药物
3	多处转移部位不可切除和（或）无主要症状，有快速进展风险和（或）严重合并疾病（以后也无法接受手术及如 1 组和 2 组患者的强化全身治疗）	抑制肿瘤进一步进展，获得临床相关的肿瘤缩小	基于疾病特征和患者对毒性与疗效的意愿选择治疗方案。"观察等待"（特别情况）序贯：起始可选择单药，或低毒性的两药，在特别情况下可选择三药联合方案，必要时可联合分子靶向药物治疗

3. 晚期结直肠癌"一线转化"治疗的适应证

晚期结直肠癌"一线转化"治疗的适应证为 0 组、1 组的患者。

4. 晚期结直肠癌患者行转化化疗后的手术时机

化疗恢复后即可安全地进行手术治疗，可以考虑在最后一个化疗疗程后 4 周（合并或不合并西妥昔单抗），或在贝伐单抗治疗至少 5 周以后进行手术。转移灶的切除应在可切除的条件下尽快进行，因为随着化疗时间的不必要延长，可能导致较多的围手术期并发症。奥沙利铂和伊立替康可导致肝实质出现不同程度的病理变化（奥沙利铂与肝窦病变有关，伊立替康与脂肪性肝炎有关）；但与化疗方式相比，围手术期并发症与化疗疗程的关系更为密切。通常来说，对于化疗敏感的疾病，50% 的手术在诱导化疗后 4 个月进行，80% 的手术在诱导化疗 6 个月后进行。

5.晚期结直肠癌患者转移灶局部处理原则

尽管可切除肝转移瘤的标准治疗方案是手术切除,但对于仅有肝脏转移或以肝转移为主的部分患者,仍有必要选择以肝脏为导向的治疗方法加以补充甚至是作为替代治疗方案,如肝动脉灌注(Hepatic arterial infusion,HAI)、经动脉的化疗栓塞(Transcatheter arterial chemoembolization)、以肝脏为导向的放疗方法[包括微球体动脉放射栓塞术以及适型(立体)外照射放疗、射频消融(Radiofrequency ablation)等]。其中,对于有些伴发基础疾病或转移瘤的位置,不适合手术切除;或对手术切除肿瘤后剩余肝脏不足以维持正常生理功能的患者,可以采用射频消融技术进行治疗。

6.晚期结直肠癌患者维持治疗原则

若采取 FOLFOX 或 XELOX 持续治疗 3～4 个月后,患者出现严重的神经毒性(≥2度)时,应积极考虑停用奥沙利铂,并以其他药物(氟尿嘧啶类±贝伐单抗)维持治疗,直至肿瘤出现进展时方可停药。若之前停药是因神经毒性而非疾病进展所致,则肿瘤进展后可以重新启用奥沙利铂。在转移性结直肠癌的化疗中不建议完全停止化疗,可考虑使用 5-Fu/LV 或卡培他滨行单药维持治疗。

二、药物治疗疗效评价

1.结直肠癌新辅助/转化化疗疗效评估、疗程与治疗方案调整

潜在可切除肿瘤患者行诱导化疗后,应在 6～8 周内评估其化疗效果,以避免早期疾病进展后耽误后续手术治疗。但是,如果治疗目的仅仅是为了缓解肿瘤症状,那么,首次对照基线的疗效评估检查的时间就没有那么重要了;除非出现相关的临床指征,8～12 周的检查间隔时间是妥当的。对于潜在可切除肿瘤患者来说,化疗缓解是主要的治疗目的,故 PFS、OS、策略失败的时间和毒性反应都是疗效评估的重要指标。

对于试图行二次手术者,诱导化疗的时间应当持续至潜在可切除病灶能接受手术治疗为止。在患者的生理状况处于理想情况下,其治疗时间应至少持续 3～4 个月,第 1 次评估应该在化疗后 6～8 周,以观察所选择的方案是否有效;对于肿瘤还是不能切除的,可延长化疗时间至 6～8 个月,并不推荐将同样的方案用于持续化疗(>8 个月以上),因为这样的治疗方案一般达不到可切除的目的。因此,可在化疗 3～4 个月后出现治疗反应不足时(仍由 MDT 判断),方才考虑更换化疗方案。延长化疗时间将会导致肝脏蓄积性毒性反应,增加围手术期并发症和死亡的风险,并可能导致肝脏病灶切除后的愈合延迟反应。但是,在治疗全程中需要平衡治疗所带来的潜在毒性反应和达到可切除状态的获益情况。

在新辅助化疗期间出现疾病进展,说明肿瘤具有侵袭性的生物学特征,预示即使切除肿瘤,其术后预后也不好,因而应选择最好的挽救治疗方案,而不是直接切除。

2.结直肠癌辅助化疗期间的常规复查与监测

注意监测患者相关化疗所致的蓄积毒性情况,如皮肤毒性、神经毒性及化疗相关性

腹泻。化疗前应常规复查三大常规：血、尿、大便＋OB，血清学检查（包括肝、肾功能或生化全套，凝血功能四项）和肿瘤标志物检查。一般每8～12周复查胸部、腹部、盆腔CT/MRI，以评估疗效，并根据患者的临床症状选择相关实验室检查及影像学检查。

3.晚期结直肠癌姑息治疗期间的疗效评价、疗程与方案调整

对于不能达到二次切除，或者其他任何不以切除为治疗目的的姑息性化疗患者，治疗时间应该根据个体情况、患者需要、蓄积毒性（尤其是奥沙利铂）和疾病进展情况进行确定。

（1）患者疗效评估参照RECIST 1.1标准。

（2）治疗期间疗效评估及进展后处理策略：根据既往化疗方案、个体情况、患者需要、蓄积毒性（尤其是奥沙利铂）等决定下一步治疗计划，包括二、三线治疗，单药、联合化疗，是否联合靶向药物治疗，局部病灶处理（手术切除、消融治疗等），最佳支持治疗等。

（3）对于疗效评估稳定而肿瘤标志物升高患者的处理：对术后血CEA水平持续升高的患者，其处理措施应包括结直肠镜检查，胸部、腹部、盆腔CT扫描，必要时可以考虑行PET-CT检查。如果影像学检查正常而CEA仍在持续升高，可考虑行PET-CT检查并每3个月重复检查1次，CT扫描应一直持续到发现肿瘤或者CEA稳定或下降。对CEA升高而高质量的CT扫描结果为阴性的患者，推荐行PET-CT扫描；对CEA升高而其他检查结果均为阴性的患者，不推荐开展所谓的"盲目"或"CEA导向"的剖腹探查或腹腔镜探查，不推荐行CEA抗体标记的闪烁扫描法检查，更不推荐行针对性化疗。

三、药物治疗毒副作用监测与不良反应上报

1.药物不良反应参照CTCAE 4.0版。

2.在治疗知情同意书中，需向患者及家属详细告知药物不良反应及其预防和处理措施。

3.对发生的药物不良反应须及时处理、分级、记录及上报。

四、出院后的随访及监测

在行根治性手术和辅助化疗之后，应对结直肠癌患者进行监测，以了解治疗相关并发症，同时亦可发现根治性切除的复发转移病灶和发现早期未浸润的异时性多发性原发肿瘤。

推荐对于R_0手术切除成功的（即无肿瘤残存）Ⅱ～Ⅲ期患者进行随访监测，内容包括：每3～6个月进行1次病史询问和体格检查并持续2年，然后每6个月开展1次直至满5年为止；如果临床医生认为患者（一旦复发）适合接受积极的根治性手术且肿瘤为T_2或T_2以上，应行CEA基线检测，然后每3～6个月检查1次，持续2年，随后5年内每半年检查1次。结直肠镜检查推荐在手术切除后1年左右进行（如果术前因为梗阻而没有

行肠镜检查者,可在 3~6 个月时进行)。推荐 3 年后重复行肠镜检查,然后每 5 年检查 1 次;一旦肠镜发现进展期腺瘤(绒毛状息肉,息肉>1cm;或高级别上皮内瘤变),则应于 1 年内重复开展肠镜检查。如果患者发病年龄<50 岁,则应行更频繁的肠镜检查。对于高危 Ⅱ 期及 Ⅲ 期患者,推荐于最初的 3~5 年内每年行胸部、腹部、盆腔 CT 检查;5 年以后不再推荐常规进行 CEA 检测和 CT 扫描。不推荐也不应该将 PET-CT 作为常规术前检查或随访的措施。对于行直肠癌低位前切除术者,应每 6 个月行 1 次直肠镜检查,共持续 5 年。

对于在接受了有根治意向的手术以及随后的辅助治疗后达到无肿瘤残存的 Ⅳ 期结直肠癌患者,建议治疗后的监测项目与早期肿瘤相同,唯一不同的是某些检查将会更频繁。具体来说,推荐这些患者在结束辅助治疗的初始 2 年内每 3~6 个月行胸部、腹部、盆腔 CT 增强扫描 1 次,2 年后每 6~12 个月检查 1 次,共持续 5 年;术后初始 2 年内每 3 个月复查 1 次 CEA,然后每 6 个月复查 1 次直至满 5 年。不推荐 PET-CT 作为常规随访监测的检查项目。

五、抗肿瘤药物与方案

(一)结直肠癌常用的术后辅助化疗方案

对于接受新辅助/转化化疗的患者,推荐术前与术后使用相同的方案。

1. mFOLFOX6

奥沙利铂 85mg/m^2,iv,第 1 天;亚叶酸钙 400mg/m^2,iv,第 1 天;氟尿嘧啶 400mg/m^2,iv,第 1 天;氟尿嘧啶 1200mg/(m^2·d),2d,iv,P46~48h;14d 为 1 个周期,共 12 个周期。

2. FOLFOX4

奥沙利铂 85mg/m^2,iv,第 1 天;亚叶酸钙 200mg/m^2,iv,第 1、2 天;氟尿嘧啶 400mg/m^2,iv,第 1、2 天;氟尿嘧啶 1200mg/m^2,iv,P44h;14d 为 1 个周期,共 12 个周期。

3. FLOX

氟尿嘧啶 500mg/m^2,iv 和 LV500mg/m^2,iv,每周 1 次,共 6 周;奥沙利铂85mg/m^2,iv,第 1,3,5 周各 1 次;8 周为 1 个周期,共 3 个周期。

4. XELOX

奥沙利铂 130 mg/m^2,iv,第 1 天;卡培他滨 850~1000mg/m^2,po,bid,第 1~14 天,休息 7d;21d 为 1 个周期,共 8 个周期。

5. 5-Fu/LV

LV 500mg/m^2,iv,第 1 天,每周 1 次,共 6 周;5-Fu500mg/m^2,iv,第 1 天,每周 1 次,共 6 周;8 周为 1 个周期,共 4 个周期。

卡培他滨单药:卡培他滨 850~1250mg/m^2,po,bid,第 1~14 天,随后休息 7d;21d 为 1 个周期,共 8 个周期。

6. sLV5Fu2

简化的双周氟尿嘧啶输注/LV 方案(sLV5Fu2):亚叶酸钙 400mg/m²,iv,第 1 天;氟尿嘧啶 400mg/m²,iv,第 1 天,或氟尿嘧啶 1200mg/(m²·d),2d,iv,P46~48h;14d 为 1 个周期,共 12 个周期。

(二)同期放化疗直肠癌方案

1. 氟尿嘧啶持续输注

氟尿嘧啶 225mg/m²,iv,P24h,放疗期间每周 5 天或 7 天维持。

2. 氟尿嘧啶/亚叶酸钙

氟尿嘧啶 400mg/(m²·d),iv,第 1~4 天;亚叶酸钙 20mg/(m²·d),iv,第 1~4 天;放疗第 1、5 周。

3. 卡培他滨

卡培他滨 825mg/m²,po,bid,每周 5 天或 7 天;放疗 5 周。

(三)新辅助化疗/复发或转移性结直肠癌方案

1. mFOLFOX6

奥沙利铂 85mg/m²,iv,第 1 天;亚叶酸钙 400mg/m²,iv,第 1 天;氟尿嘧啶 400mg/m²,iv,第 1 天;氟尿嘧啶 1200mg/(m²·d),2d,iv,P46~48h;14d 为 1 个周期。

2. FOLFOX4

奥沙利铂 85mg/m²,iv,第 1 天;亚叶酸钙 200mg/m²,iv,第 1、2 天;氟尿嘧啶 400mg/m²,iv,第 1、2 天;氟尿嘧啶 1200mg/m²,iv,P44h;14d 为 1 个周期。

3. XELOX

奥沙利铂 130mg/m²,iv,第 1 天;卡培他滨 850~1000mg/m²,口服,每日 2 次,第 1~14 天,休息 7d;21d 为 1 个周期。

4. mFOLFOX6+贝伐珠单抗

奥沙利铂 85mg/m²,iv,第 1 天;亚叶酸钙 400mg/m²,iv,第 1 天;氟尿嘧啶 400mg/m²,iv,第 1 天;氟尿嘧啶 1200mg/(m²·d),2d,iv,P46~48h;贝伐珠单抗 5mg/kg,iv,第 1 天;14d 为 1 个周期。

5. mFOLFOX+西妥昔单抗

奥沙利铂 85mg/m²,iv,第 1 天;亚叶酸钙 400mg/m²,iv,第 1 天;氟尿嘧啶 400mg/m²,iv,第 1 天;氟尿嘧啶 1200mg/(m²·d),2d,iv,P46~48h;14d 为 1 个周期。西妥昔单抗首剂为 400mg/m²,iv(>2h),此后 250mg/m²,iv,第 1 天静注时间>60min,7d 为 1 个周期。或西妥昔单抗 500mg/m²,iv,第 1 天静注时间>2h,14d 为 1 个周期。

6. mFOLFOX6+帕尼单抗

奥沙利铂 85mg/m²,iv,第 1 天;亚叶酸钙 400mg/m²,iv,第 1 天;氟尿嘧啶 400mg/m²,iv,第 1 天;氟尿嘧啶 1200mg/(m²·d),2d,iv,P46~48h;帕尼单抗 6mg/kg,iv,第 1 天;14d 为 1 个周期。

7. XELOX＋贝伐珠单抗

奥沙利铂 130mg/m²，iv，第 1 天；卡培他滨 850～1000mg/m²，po，bid，第 1～14 天，随后休息 7d；贝伐珠单抗 7.5mg/kg，iv，第 1 天；21d 为 1 个周期（可根据患者个体情况、患者需要等因素选择 FOLFOX4 和 mFOLFOX6）。

8. FOLFIRI

伊立替康 180mg/m²，iv，第 1 天；亚叶酸钙 400mg/m²，iv，第 1 天；氟尿嘧啶 400mg/m²，iv，第 1 天；氟尿嘧啶 1200mg/(m²·d)，2d，iv，P46～48h；14d 为 1 个周期。

9. FOLFOXIRI

伊立替康 165mg/m²，iv，第 1 天；奥沙利铂 85mg/m²，iv，第 1 天；亚叶酸钙 400mg/m²，iv，第 1 天；氟尿嘧啶 1600mg/(m²·d)，2d，iv，P48h；14d 为 1 个周期。

10. FOLFIRI＋贝伐珠单抗

伊立替康 180mg/m²，iv，第 1 天；亚叶酸钙 400mg/m²，iv，第 1 天；氟尿嘧啶 400mg/m²，iv，第 1 天；氟尿嘧啶 1200mg/(m²·d)，2d，iv，P46～48h；贝伐珠单抗 5mg/kg，iv，第 1 天；14d 为 1 个周期。

11. FOLFIRI＋西妥昔单抗

伊立替康 180mg/m²，iv，第 1 天；亚叶酸钙 400mg/m²，iv，第 1 天；氟尿嘧啶 400mg/m²，iv，第 1 天；氟尿嘧啶 1200mg/(m²·d)，2d，iv，P46～48h；14d 为 1 个周期。西妥昔单抗首剂为 400mg/m²，iv(＞2h)，此后 250mg/m²，iv(＞60min)，第 1 天，7d 为 1 个周期。或西妥昔单抗 500mg/m²，iv(＞2h)，第 1 天，14d 为 1 个周期。

12. FOLFIRI＋帕尼单抗

伊立替康 180mg/m²，iv，第 1 天；亚叶酸钙 400mg/m²，iv，第 1 天；氟尿嘧啶 400mg/m²，iv，第 1 天；氟尿嘧啶 1200mg/(m²·d)，2d，iv，P46～48h；帕尼单抗 6mg/kg，iv(＞60min)，第 1 天；14d 为 1 个周期。

13. FOLFIRI＋阿柏西普

伊立替康 180mg/m²，iv，第 1 天；亚叶酸钙 400mg/m²，iv，第 1 天；氟尿嘧啶 400mg/m²，iv，第 1 天；氟尿嘧啶 1200mg/(m²·d)，2d，iv，P46～48h；阿柏西普 4mg/kg，iv，第 1 天；14d 为 1 个周期。卡培他滨 850～1250mg/m²，po，bid，第 1～14 天，随后休息 7d；21d 为 1 个周期。

14. 卡培他滨＋贝伐单抗

卡培他滨 850～1250mg/m²，po，bid，第 1～14 天，随后休息 7d；贝伐单抗 7.5mg/kg，iv，第 1 天；21d 为 1 个周期。

15. Roswell-Park 方案

亚叶酸钙 500mg/m²，iv，第 1、8、15、22、29、36 天；氟尿嘧啶 500mg/m²，iv，第 1、8、15、22、29、36 天；8 周为 1 个周期。sLV5Fu2：亚叶酸钙 400mg/m²，iv，第 1 天；氟尿嘧啶 400mg/m²，iv，第 1 天，或氟尿嘧啶 1200mg/(m²·d)，2d，iv，P46～48h；14d 为 1 个周期。

16.每周方案

亚叶酸钙 20mg/m²,iv,第 1 天;氟尿嘧啶 500mg/m²,iv,第 1 天;7d 为 1 个周期。亚叶酸钙 500mg/m²,iv,第 1 天;氟尿嘧啶 2600mg/m²,iv,P24h;7d 为 1 个周期。

17.IROX

奥沙利铂 85mg/m²,iv,第 1 天;伊立替康 200mg/m²,iv,第 1 天;21d 为 1 个周期。

18.伊立替康

伊立替康 125mg/m²,iv,第 1、8 天;21d 为 1 个周期。伊立替康 300～350mg/m²,iv,第 1 天;21d 为 1 个周期。

19.西妥昔单抗±伊立替康

西妥昔单抗首剂为 400mg/m²,iv,>2h,此后 250mg/m²,iv,>60min,第 1 天,7d 为 1 个周期。或西妥昔单抗 500mg/m²,iv,>2h,第 1 天,14d 为 1 个周期±伊立替康 125mg/m²,iv,第 1、8 天,21d 为 1 个周期。或伊立替康 300～350mg/m²,iv,第 1 天,21d 为 1 个周期。或伊立替康 180mg/m²,iv,第 1 天,14d 为 1 个周期。

20.西妥昔单抗

西妥昔单抗首剂为 400mg/m²,iv(>2h),此后 250mg/m²,iv(>60min),第 1 天,7d 为 1 个周期。或西妥昔单抗 500mg/m²,iv(>2h),第 1 天,14d 为 1 个周期。

21.帕尼单抗

帕尼单抗 6mg/kg,iv(>60min),第 1 天,14d 为 1 个周期。

22.瑞戈菲尼

瑞戈菲尼 160mg,po,qd,第 1～21 天,28d 为 1 个周期。

具有任何已知的原癌基因 K-ras 突变(第 2 或其他外显子)或 N-ras 突变者均不应接受西妥昔单抗或帕尼单抗治疗。

(四)进展后患者化疗方案的调整策略

既往接受以 5-Fu/LV 或卡培他滨为基础化疗的患者,第 1 次进展后的推荐治疗方案主要取决于初始治疗的方案。

1.初始治疗以 FOLFOX 或 XELOX 为基础,使用 FOLFIRI/伊立替康±西妥昔单抗/帕尼单抗(仅限于 K-ras 野生型)、贝伐单抗或阿柏西普方案。

2.初始治疗以 FOLFIRI 为基础,推荐方案为 FOLFOX/XELOX±贝伐单抗,西妥昔单抗/帕尼单抗＋伊立替康,西妥昔单抗或帕尼单抗单药(不适宜与伊立替康联合者)。

3.初始治疗采用 5-Fu/LV 或卡培他滨＋奥沙利铂、伊立替康者,病情进展后可使用 FOLFOX、XELOX、FOLFIRI、伊立替康单药或伊立替康＋奥沙利铂(IROX)。这些方案也可以联合贝伐单抗或阿柏西普进行治疗。

4.初始治疗方案为 FOLFOXIRI 者,推荐使用伊立替康＋西妥昔单抗/帕尼单抗,或西妥昔单抗单药,或帕尼单抗单药治疗(限 K-ras/N-ras 基因野生型)。

六、附　录

(一)局限性结肠癌治疗流程

局限性结肠癌治疗流程见图 12-1。

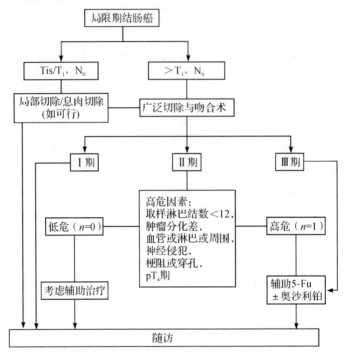

图 12-1　局限性结肠癌治疗流程

(二)可切除同时性转移性直肠癌的治疗策略

可切除同时性转移性直肠癌的治疗策略见图 12-2。

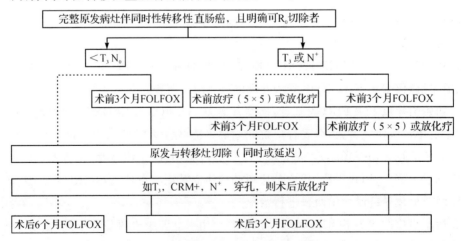

图 12-2　可切除同时性转移性直肠癌的治疗策略

（三）同时性转移性结肠癌的治疗策略

同时性转移性结肠癌的治疗策略见图 12-3。

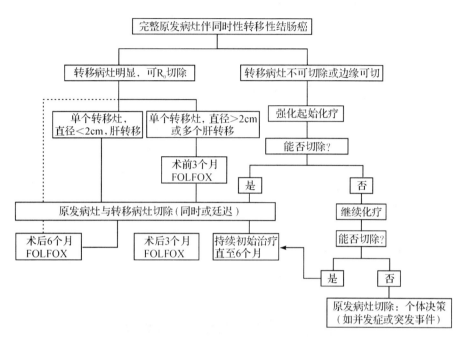

图 12-3　同时性转移性结肠癌的治疗策略

（四）可切除性肝/肺转移瘤的结直肠癌治疗策略

可切除性肝/肺转移瘤的结直肠癌治疗策略见图 12-4。

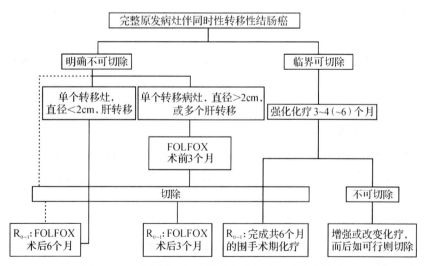

图 12-4　可切除性肝/肺转移瘤的结直肠癌治疗策略

(五)不可切除同时性转移性直肠癌的治疗策略

不可切除同时性转移性直肠癌的治疗策略见图 12-5。

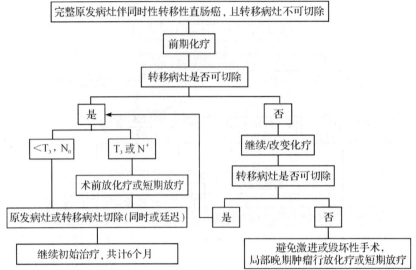

图 12-5 不可切除同时性转移性直肠癌的治疗策略

第七节 肝癌的化学药物治疗

原发性肝癌(Primary liver cancer,PLC,以下简称肝癌)是一种常见的恶性肿瘤。原发性肝癌主要包括肝细胞癌(Hepatocellular carcinoma,HCC)、肝内胆管细胞癌(Intrahepatic cholangiocarcinoma,ICC)和肝细胞癌-肝内胆管细胞癌混合型等不同病理类型,其在发病机制、生物学行为、组织学形态、临床表现、治疗方法以及预后等方面均有明显的不同;其中 HCC 占到 PLC 的 90％以上,故"肝癌"主要是指 HCC。晚期原发性肝癌治疗以综合治疗为主,除手术、射频治疗外,常用的有介入治疗、靶向药物治疗、传统细胞毒性药物治疗。

一、肝癌药物治疗规范

(一)肝癌治疗指征

肝癌介入治疗指征包括肝动脉化疗(Hepatic arterial infusion,HAI)的适应证和禁忌证,肝动脉栓塞(Hepatic artery embolism,HAE)的适应证和禁忌证,以及一般健康状态(Performance status,PS)评分。

其他还有肝癌系统化疗指征和肝癌靶向药物治疗指征。

(二)肝癌药物治疗前必备的常规检验与影像学检查

1. 实验室检查

实验室检查包括三大常规(血、尿、粪便)检查;血清学检查(包括肝、肾功能或生化全套,凝血谱);肿瘤标志物(AFP 必查);肝炎全套(乙肝三系、丙肝抗体检查、乙肝病毒

DNA 定量检测）。

2.影像学检查

影像学检查包括胸部 X 线、腹部超声、肝脏增强 CT 或 MRI 以及心电图检查。

3.病理学检查

病理学检查确诊需要有组织学或细胞学依据,可加做免疫组化进行诊断与鉴别诊断,以明确病理类型。

4.补充检查

补充检查包括胸部 CT、选择性肝动脉造影(SHA)、PET-CT 及 ECT。

对于解救治疗非疗效评估期间的化验与检查应相应简化,除非患者出现肿瘤进展迹象。

二、药物治疗疗效评价

(一)肝动脉 TACE 的疗效判定指标

常以肿瘤的大小、肿块内碘油聚积情况、肿瘤血管的变化以及患者的生存率来进行评价。对于原发性肝癌患者而言,甲胎球蛋白也是重要的疗效评价指标。

(二)不可手术或晚期肝癌患者在治疗期间的疗效评价与方案调整

治疗期间的疗效评估及进展后处理策略应参照 RECIST 1.1 标准。

三、药物治疗毒副作用监测与不良反应上报

1.药物不良反应参照 CTCAE 4.0 版。

2.在治疗知情同意书中应详细告知药物不良反应及其预防和处理措施。

3.对发生的药物不良反应须及时处理、分级、记录及上报。

四、肝癌药物治疗随访和治疗间隔

(一)肝动脉介入治疗随访和治疗间隔

一般建议在第 1 次肝动脉介入治疗后 4～6 周时复查 CT 和(或)MRI 等,至于后续复查则视患者的具体情况而定,可间隔 1～3 个月检查 1 次。介入治疗的频率应依据随访结果而定,若在介入术后 4～6 周时,经影像学检查显示肝脏的瘤灶内的碘油沉积浓密、瘤组织坏死并且无增大和无新病灶,可暂时不再做介入治疗。最初的 2～3 次介入治疗的间隔时间可以较短,此后,在肿瘤无进展的情况下应延长治疗间隔,以保证肝功能的恢复。在治疗间隔期,可利用 CT 和(或)MRI 行动态增强扫描以评价肝脏肿瘤的存活情况,并决定是否需要再次进行介入治疗。如经过数次介入治疗后,肿瘤仍继续进展,应考虑换用或联合其他治疗方法,如外科手术、局部消融和系统治疗等。

(二)全身化疗及靶向药物随访和治疗间隔

参照 RECIST 1.1 标准进行评价,后续复查强调通过动态观察患者的症状、体征和辅助检查(主要是血清 AFP 和影像学检查)结果进行定期随访,应当监测疾病进展、复发

或治疗相关不良反应情况。随访频率在治疗后 3 年内应该每 3～4 个月检查 1 次；在 3～5 年，每 4～6 个月检查 1 次；5 年后若依然正常的，可以改为每 6～12 个月检查 1 次。

五、抗肿瘤药物与方案

(一)肝动脉灌注化疗常用药物

常用药物有阿霉素（Adriamycin，ADM）或表柔比星（EADM）、顺铂（Cisplatin，PDD）、5-氟尿嘧啶（5-Fu）、羟喜树碱（HCPT）以及丝裂霉素（MMC）。

(二)分子靶向药物治疗

索拉菲尼是分子靶向治疗的药物之一。

1. 适应证

治疗无法手术或远处转移的原发性肝癌患者。

2. 用法用量

索拉菲尼 400mg，口服，每日 2 次，直到病情进展或毒性不能耐受为止。对疑似不良反应的处理应包括暂停或减少索拉非尼用量，如必须应用时，可将索拉非尼的用量减为 1 次/d，0.4g/次（2 片×0.2g）。

3. 剂量调整

(1)根据皮肤毒性做相应的剂量调整：①1 级皮肤不良反应。患者出现麻痹、感觉迟钝、感觉异常、麻木感、无痛肿胀、手足红斑或不适，但不影响平时活动，可在任何时间出现，建议将剂量调整为继续使用多吉美，同时给予局部治疗以消除症状。②2 级皮肤不良反应。伴疼痛的手足红斑和肿胀和（或）影响平时生活的手足不适。在症状首次出现时，将剂量调整为继续使用多吉美，同时给予局部治疗以消除症状。7d 之内如果症状没有改善或出现第 2 次或第 3 次时，中断多吉美治疗直到毒性反应缓解至 0～1 级。当重新开始行多吉美治疗时，可减少至单剂量（每日 0.4g 或隔日 0.4g）。当第 4 次出现症状时，则应终止多吉美治疗。③3 级皮肤不良反应。润性脱屑，溃疡，手足起疱、疼痛或导致患者不能工作和正常生活的严重手足不适。当出现第 1 次或第 2 次不良反应时，应中断多吉美治疗直到毒性缓解至 0～1 级。当重新开始行多吉美治疗时，应减少至单剂量（每日 0.4g 或隔日 0.4g）。当出现第 3 次不良反应时，则应终止多吉美治疗。

(2)肝功能损害：对于轻度到中度肝损害患者（Child-Pugh A 和 Child-Pugh B）无须调整剂量。重度肝损害患者（Child-Pugh C）应慎用或禁用。

4. 注意事项

密切监测高血压、骨髓抑制及出血等风险事件。

(三)系统化疗(全身化疗)

1. 化疗适应证

(1)合并有肝外转移的晚期患者。

(2)虽为局部病变，但不适合行手术治疗和肝动脉介入栓塞化疗者，如肝脏弥漫性病变或肝血管变异者。

（3）合并门静脉主干或下腔静脉瘤栓者。

（4）多次行经肝动脉化疗栓塞（Transcatheter arterial chemoembolization，TACE）后肝血管阻塞或介入治疗后肿瘤复发的患者。

系统化疗应当严格掌握临床适应证，并及时评估疗效，密切监测和防治不良反应。

2.化疗禁忌证

原则上，对于具有以下情况之一的患者不宜进行系统化疗。

（1）ECOG＞2 分，Child-Pugh＞7 分；

（2）白细胞计数＜3.0×10^9/L 或中性粒细胞计数＜1.5×10^9/L，血小板计数＜60×10^9/L，血红蛋白＜90g/L；

（3）肝、肾功能明显异常，氨基转移酶（AST 或 ALT）＞5 倍正常值和（或）胆红素显著升高＞2 倍正常值，人血白蛋白＜28g/L，肌酐（Creatinine，Cr）≥正常值上限，肌酐清除率（Creatine clearance，CCr）≥50mL/min；

（4）具有感染发热、出血倾向、中大量腹腔积液和肝性脑病。

3.常用方案

（1）亚砷酸注射液：三氧化二砷（As_2O_3，亚砷酸），10mg，静脉滴注，1 次/d，连用 10d 为 1 个周期，间歇 2 周后重复治疗。应注意选择合适的患者，积极防治不良反应，特别是肝肾毒性。

（2）FOLFOX4 方案：奥沙利铂 85mg/m²，静滴，第 1 天；亚叶酸钙 200mg/m²，静滴 2h，第 1、2 天；5-Fu400mg/m²，静推，继以 600mg/m² 持续静滴 22h，第 1、2 天，每 2 周为 1 个周期。

六、基础疾病治疗

1.应该强调对于基础肝病（慢性乙型肝炎、肝硬化和肝功能障碍）的治疗。

2.注意检查和监测病毒载量，可以考虑预防性应用抗病毒药物。

七、附　录

（一）肝功能 Child-Pugh 分级

肝功能 Child-Pugh 分级见表 12-4。

表 12-4　肝功能 Child-Pugh 分级评分

项　目	评　分		
	1分	2分	3分
总胆红素（μmol/L）	＜34	34～51	＞51
人血白蛋白（g/L）	＞35	28～35	＜28
凝血酶原时间延长	1～3s	4～6s	＞6s
腹　水	无	轻度	中等量
肝性脑病（分期）	无	1～2	3～4

注：按积分法，5～6 分为 A 级，7～9 分为 B 级，10～15 分为 C 级。

（二）ECOG 评分

评价患者的体力活动状态，即从患者的体力水平来了解其一般健康状况和对治疗的耐受能力。HCC 通常也采用美国东部肿瘤协作组（ECOG）的评分系统，具体如下。

（1）0 分：活动能力完全正常，与起病前的活动能力相比无任何差异。

（2）1 分：能自由走动及从事轻体力活动，包括一般家务或办公室工作，但不能从事较重的体力活动。

（3）2 分：能自由走动及生活自理，但已丧失工作能力，日间不少于一半时间可以起床活动。

（4）3 分：生活仅能部分自理，日间一半以上时间处于卧床或坐轮椅状态。

（5）4 分：卧床不起，生活不能自理。

（6）5 分：死亡。

（三）肝动脉化疗（HAI）和肝动脉栓塞（HAE）的适应证和禁忌证

HAI 和 HAE 的适应证和禁忌证见表 12-5。

表 12-5 HAI 和 HAE 的适应证和禁忌证

治疗方案	适应证	禁忌证
HAI	失去手术机会的原发性或继发性肝癌；肝功能较差或难以超选择性插管者；肝癌手术后行复发或术后预防性肝动脉灌注化疗者	肝功能严重障碍者；大量腹水者；全身情况衰竭者；白细胞和血小板显著减少者
HAE	肝肿瘤切除术前应用，可使肿瘤缩小，利于切除。同时能明确病灶数目，控制癌灶转移，无肝、肾功能严重障碍，无门、静脉主干完全阻塞，肿瘤占据率小于 70％，外科手术失败或切除术后复发者，控制疼痛，出血及动静脉瘘肝癌，切除术后的预防性肝动脉化疗栓塞术，肝癌肝移植术后复发者	肝功能严重障碍，属 Child-Pugh C 级；凝血功能严重减退，且无法纠正门静脉高压伴逆向血流以及门脉主干完全阻塞，侧支血管形成少者（若肝功能基本正常，则可采用超选择性导管技术对肿瘤靶血管进行分次栓塞）；感染，如肝脓肿全身已发生广泛转移，估计治疗不能延长患者生存期；全身衰竭者；癌肿占据全肝 70％或以上者（若肝功能基本正常，则可采用少量碘油分次栓塞）

第八节 卵巢恶性肿瘤的化学药物治疗

卵巢恶性肿瘤起病隐匿，由于缺乏特异性的症状和体征，通常难以进行早期诊断和治疗。70％的患者在疾病发现之初就伴有盆腹腔的广泛转移，手术难以切除干净，化疗是目前最重要的辅助治疗手段。卵巢恶性肿瘤通常对化疗药物比较敏感，应根据肿瘤的临床分期、病理类型、分化程度以及患者的全身状况选用适宜的化疗方案。

一、卵巢恶性肿瘤的化疗规范

（一）化疗前的准备工作

1.与患者及其家属做好沟通工作

这些工作包括所有患者及其家属应被鼓励参与临床研究；接受保留生育功能手术的患者应在化疗前咨询生殖科专家，讨论系统治疗的目标；化疗前应与患者讨论全身治疗的目的以及疾病的预后；在开始化疗前，应确保患者的一般状态和器官功能可耐受化疗。

2.化疗前需要评估患者的一般状态和全身脏器功能

常规的检查项目包括实验室检查、影像学检查和病理学检查。

（1）实验室检查：包括三大常规（血、尿、粪）检查、血清学检查（肝、肾功能或生化全套，HBsAg）和肿瘤标志物（CA125、CA19-9、CEA、AFP、HCG、HE4 等）。

（2）影像学检查：包括胸部 X 线、超声、心电图及 CT、MRI、PET-CT 等检查（可明确全身状况、转移部位或残余灶部位）。

（3）病理学检查：对于初次诊断的卵巢恶性肿瘤，必须要求具备组织学证据。虽然对于首次复发的疾病要求获得细胞学或组织学证据，但对于卵巢恶性肿瘤，临床上通常无法实现。

（二）上皮性卵巢癌的化疗指征及化疗方案

1.新辅助化疗

无法手术的Ⅲ～Ⅳ期患者经组织病理学确诊可考虑先行几个疗程的化学治疗，使其具有可能达到满意的肿瘤细胞减灭术的目的，但须由妇科肿瘤专科医生评估后确定。化疗前可行穿刺活检、腹腔镜检查或剖腹探查术，以获得病理学证据及对疾病有更好的评估。

（1）目前较多采用的新辅助化疗指征：①术前经过组织病理学或细胞学及影像学检查确诊为Ⅳ期患者。②盆腹腔存在巨大包块且固定不动，或肾血管区包绕较大包块，经影像学检查或腹腔镜检查证实难以实现满意的肿瘤细胞减灭术的Ⅲ期患者。③有严重内科疾病，或身体状况较差，不能耐受长时间、大创伤手术的患者。

（2）方案：同初次手术以后的化疗，一般为 TP 方案，疗程数一般为 2～3 个疗程。

（3）给药途径：一般为静脉给药。对于急性大量腹水患者，也可选用腹腔化疗方案以控制症状。另可选择介入手段行下动脉插管化疗。

（4）新辅助化疗的疗效评价：包括临床表现、体格检查及妇科检查、血肿瘤标志物（CA125 等）及影像学检查（超声、CT、MRI、PET-CT 等）。

2.初次手术后的化疗

（1）化疗指征：①ⅠA 或ⅠB 期患者，肿瘤细胞Ⅰ级分化，行单纯手术治疗的生存率可达到 90％以上，这类患者可不行化疗处理。②ⅠA 或ⅠB 期患者，肿瘤细胞Ⅱ级分化，这类患者若考虑观察，不接受术后化疗，需要接受完整的分期手术，即行腹腔冲洗液细胞学检查＋全子宫切除＋双附件切除＋大网膜大部切除＋盆腔淋巴结切除＋腹主动脉旁淋巴结切除或行取样、盆腹腔多点活检。③除以上两类患者及所有期别的卵巢透明细胞癌外，均须完成完整的手术分期或肿瘤细胞减灭术后再接受辅助化疗。

(2)推荐腹腔/静脉化疗方案如下。①腹腔/静脉化疗指征：Ⅲ期卵巢癌术后残余病灶＜1cm 的患者，Ⅱ期卵巢癌术后也可采用腹腔化疗。②腹腔化疗的禁忌证：腹腔内有严重的粘连或有全腹放疗史，或病灶超过腹膜腔范围，或残余病灶较大(＞1cm)。③腹腔或腹腔/静脉化疗方案的准备。患者需要有正常的肾功能；患者身体状态良好；没有在化疗过程中发现可能恶化的疾病证据。④腹腔化疗的并发症：导管并发症；恶心、呕吐、脱水；腹痛。⑤不能继续行腹腔化疗的患者应继续接受静脉化疗。⑥在行腹腔化疗之前及以后，需要给予静脉内水化处理，以预防肾脏毒性。⑦腹腔/静脉化疗方案：紫杉醇 $135mg/m^2$，静脉注射 $3\sim24h$，第 1 天；顺铂 $75\sim100mg/m^2$，腹腔注射，第 2 天；紫杉醇 $60mg/m^2$，腹腔注射，第 8 天。每 3 周为 1 个疗程，共 6 个疗程。

(3)静脉化疗方案如下。①TP 方案：紫杉醇 $175mg/m^2$，在 3h 内完成静脉注射，第 1 天；卡铂 AUC＝$5.0\sim7.5$，在 1h 内完成静脉注射，第 1 天。每 3 周为 1 个疗程，共 $6\sim8$ 个疗程。②剂量密集型紫杉醇周疗方案：在晚期卵巢癌患者中，该方案与标准的 3 周治疗方案相比较，可延长无瘤生存期和 3 年总体生存率。周疗方案和标准方案相比较，其毒性反应更大，患者的耐受性更差。紫杉醇 $80mg/m^2$，1h 静脉注射，第 1、8、15 天；卡铂 AUC＝6，在 1h 内完成静脉注射，第 1 天。每 3 周为 1 个疗程，共 6 个疗程。③多西他赛的静脉方案(对如糖尿病等神经病变高危患者可选择)：多西他赛 $60\sim75mg/m^2$，1h 静脉注射，第 1 天；卡铂 AUC＝$5.0\sim6.0$，1h 静脉注射，第 1 天。每 3 周为 1 个疗程，共 6 个疗程。④含靶向治疗贝伐单抗的静脉化疗方案：在抗血管生成因子贝伐单抗联合 TP 方案(同时维持治疗)与单纯 TP 方案的比较中，贝伐单抗联合 TP 方案患者的无瘤生存期显著延长。但是，没有接受维持治疗的患者，PFS 无显著性增加，且其生活质量无显著性增加。在另一项临床随机对照研究中，无瘤生存期的提高则较为有限。GOG0218 Ⅲ期临床研究中的方案：紫杉醇 $175mg/m^2$，iv，3h，第 1 天；卡铂 AUC＝$5\sim6$，iv，1h，第 1 天；贝伐单抗 $15mg/kg$，iv，$30\sim90min$，第 1 天。每 3 周为 1 个疗程，共 6 个疗程。继续行贝伐单抗单药治疗，每 3 周给药 1 次，维持 12 个疗程。ICON7 Ⅲ期临床研究中的方案：紫杉醇 $175mg/m^2$，3h，iv，第 1 天；卡铂 AUC＝6，1h，iv，第 1 天；贝伐单抗 $7.5mg/kg$，$30\sim90min$，iv，第 1 天；每 3 周为一个疗程，共 6 个疗程。继续行贝伐单抗单药治疗，每 3 周给药 1 次，维持 15 个疗程。⑤其他方案(PC 方案)：环磷酰胺 $600mg/m^2$，静滴，第 1 天；顺铂 $75mg/m^2$，静滴或腹腔注射，第 1 天。每 3 周重复 1 次。

(4)化疗的疗程数如下。①早期患者：$3\sim6$ 个疗程。②晚期患者(Ⅱ～Ⅳ期)：$6\sim8$ 个疗程。

(5)初次治疗后的维持化疗：目前不推荐化疗药物的维持治疗。

（三）卵巢恶性生殖细胞肿瘤的化疗规范

1. 化疗指征

（1）Ⅰ期的无性细胞瘤和Ⅰ期 G_1 未成熟畸胎瘤的术后观察及随访，无须化疗。

（2）Ⅰ期 2～3 级及Ⅱ～Ⅳ期未成熟畸胎瘤；任何期别的胚胎癌或内胚窦瘤；Ⅱ～Ⅳ期无性细胞瘤。

（3）因需使用博来霉素，故在化疗前需评价患者的肺功能。

2. 推荐方案

（1）BEP 方案：博来霉素 15mg/d，静滴，第 1～3 天（总量不超过 360mg）；足叶乙苷 100mg/（m² · d），静滴，第 1～3 天；顺铂 75～100mg/m²，静滴，第 1 天。每 3 周给药 1 次。

（2）VP-16/卡铂方案：在该方案中，即使中性粒细胞减少，也不建议减少剂量或推迟化疗。卡铂 AUC＝5～6，静滴，第 1 天；VP-16 120mg/m²，静滴，第 1～3 天。每 3～4 周给药 1 次。

（四）性索间质细胞恶性肿瘤的化疗

1. Ⅰ期低危患者的首选观察方案。

2. Ⅰ期高危患者（肿瘤破裂，Ⅰc 期，低分化，肿瘤直径为 10～15mm），建议观察或考虑以铂类为主的化疗。

3. Ⅱ～Ⅳ期患者采用以铂类为主的 BEP 方案或 TP 方案。

二、药物治疗疗效评价

（一）新辅助治疗疗效评估

新辅助治疗疗效评估见新辅助化疗。

（二）疗效评价标准

RECIST 标准（Response Evaluation Criteria in Solid Tumors）是药物治疗疗效评价标准之一，具体内容如下。

1. 完全缓解（Complete response，CR）是指所有靶病灶消失，无新病灶出现，且肿瘤标志物正常，至少维持 4 周。

2. 部分缓解（Partial response，PR）是指靶病灶最大径之和减少≥30％，至少维持 4 周。

3. 稳定（Stable disease，SD）是指靶病灶最大径之和缩小未达 PR，或肿瘤的增大体积未达 PD。

4. 进展（Progressive disease，PD）是指靶病灶最大径之和至少增加≥20％，或出现新病灶。

（三）复发征象

复发征象包括：盆、腹腔检查发现肿块；出现腹水并找到肿瘤细胞；淋巴结肿大，考虑肿瘤转移；影像学检查有阳性发现（X 线片/CT/MRI/PET-CT）；二次探查术或腹腔镜检查发现病灶,并由病理学证实,或在腹腔冲洗液中发现肿瘤细胞;特异性肿瘤标志物由阴性转为阳性(CA125、AFP、HCG 等)。

三、药物治疗毒副作用监测与不良反应上报

1.药物不良反应参照 CTCAE 4.0 版。

2.在治疗知情同意书中详细告知药物不良反应及其预防和处理措施。

3.对发生的不良反应须及时处理、分级、记录及上报。

四、出院后的随访

出院后的随访内容如下。

(1)临床症状、体征,全身及盆腔的检查,强调随诊时盆腔检查的重要性。

(2)肿瘤标志物(CA125、AFP、HCG 等)的检查。

(3)某些类固醇激素,如雌激素、孕激素等。

(4)影像学检查[胸部 X 线片,胸部/腹部/盆腔 CT 或 MRI 或 PET-CT(有条件者)检查]。

(5)如果既往没有做过基因学检测,则可考虑行基因风险评估。

(6)随访时间:术后 1～2 年每 2～4 个月随访 1 次,3～5 年每 3～6 个月随访 1 次,5 年以后每年随访 1 次。

五、附　录

(一)卵巢恶性肿瘤组织学分类(2014 年第四版 WHO 女性生殖器官肿瘤组织学分类)

1.上皮性恶性肿瘤包括浆液性癌(分为低级别浆液性癌、高级别浆液性癌)、黏液性癌、子宫内膜样癌、透明细胞癌、恶性 Brenner 瘤、恶性浆黏液性癌及未分化癌。

2.间叶性来源恶性肿瘤包括低级别内膜样间质肉瘤和高级别内膜样间质肉瘤。

3.混合性上皮和间叶肿瘤包括腺肉瘤和癌肉瘤。

4.性索-间质来源的恶性肿瘤包括纯间质来源的恶性肿瘤(纤维肉瘤、恶性类固醇细胞肿瘤);纯性索来源的恶性肿瘤(成人型颗粒细胞瘤、幼年型颗粒细胞瘤、支持细胞肿瘤、伴环小管的性索瘤);混合性性索-间质肿瘤(支持-莱迪细胞肿瘤,中分化、低分化、网状型,伴异源成分,未分类性索-间质细胞肿瘤)。

5.生殖细胞恶性肿瘤包括无性细胞瘤、卵黄囊瘤(内胚窦瘤)、胚胎癌、非妊娠性绒毛膜上皮癌,未成熟畸胎瘤,混合型生殖细胞肿瘤。

6.单胚层畸胎恶性肿瘤和起源于皮样囊肿的体细胞型肿瘤包括单胚层畸胎瘤(恶性甲状腺肿)、类癌(甲状腺肿类癌、黏液性类癌)、神经外胚层型肿瘤、皮脂腺癌,以及其他罕见单胚层畸胎瘤(鳞状细胞癌)。

7.生殖细胞-性索-间质肿瘤包括性腺母细胞瘤(包括性腺母细胞癌伴恶性生殖细

肿瘤)和混合性生殖细胞-性索-间质肿瘤(未分类)。

　　8.杂类肿瘤包括卵巢网腺癌、小细胞癌(高钙血症型)和小细胞癌(肺型)。

　　9.间皮细胞瘤包括腺瘤样瘤和间皮瘤。

　　10.恶性淋巴瘤。

　　11.继发性(转移性)肿瘤。

　　12.未分类恶性肿瘤。

(二)卵巢恶性肿瘤的手术病理分期(2013 年 FIGO 分期)

　　卵巢恶性肿瘤的手术病理分期(2013 年 FIGO 分期)见表 12-6。

表 12-6　卵巢恶性肿瘤的手术病理分期(2013 年 FIGO 分期)

FIGO 分期	描　述	相应的 TNM 分期
I	肿瘤局限于卵巢或输卵管	T_1
I_A	肿瘤局限于一侧卵巢(未累及包膜)或一侧输卵管,卵巢或输卵管表面没有肿瘤,腹水或腹腔冲洗液中没有恶性细胞	T_{1a}
I_B	肿瘤局限于双侧卵巢(未累及包膜)或双侧输卵管,卵巢或输卵管表面没有肿瘤,腹水或腹腔冲洗液中没有恶性细胞	T_{1b}
I_C	肿瘤局限于一侧或双侧卵巢或输卵管,有 I_{C1}、I_{C2}、I_{C3} 中的情况之一	T_{1c}
I_{C1}	术中手术导致的肿瘤破裂	
I_{C2}	术前肿瘤包膜破裂,或者卵巢或输卵管表面出现肿瘤	
I_{C3}	腹水或腹腔冲洗液中出现恶性细胞	
II	肿瘤累及一侧或双侧卵巢或输卵管,伴有盆腔蔓延(在骨盆缘以下)或腹膜癌(Tp)	T_2
II_A	肿瘤蔓延至和(或)种植于子宫和(或)输卵管和(或)卵巢	T_{2a}
II_B	肿瘤蔓延至盆腔的其他腹膜内组织	T_{2b}
III	肿瘤累及一侧或双侧卵巢或输卵管,或原发性腹膜癌,伴有细胞学或组织学确认的盆腔外腹膜播散,和(或)转移至腹膜后淋巴结	T_3
III_A	转移至腹膜后淋巴结,伴有或不伴有骨盆外腹膜的微小转移	T_1,T_2,$T_{3a} N_1$
III_{A1}	仅有腹膜后淋巴结阳性(细胞学或组织学确认)	$T_{3a}/T_{3a} N_1$
III_{A1}(i)	转移灶最大直径≤10mm(注意是肿瘤直径而非淋巴直径)	$T_{3a}/T_{3a} N_1$
III_{A1}(ii)	转移灶最大直径＞10mm	$T_{3b}/T_{3b} N_1$
III_{A2}	骨盆外(骨盆缘之上)累及腹膜的显微镜下转移,伴有或不伴有腹膜后淋巴结阳性	$T_{3c}/T_{3c} N_1$
III_B	骨盆缘外累及腹膜的肉眼可见转移灶,最大直径≤2cm,伴有或不伴有腹膜后淋巴结阳性	任何 T,任何 N
III_C	骨盆缘外累及腹膜的肉眼可见转移灶,最大直径＞2cm,伴有或不伴有腹膜后淋巴结阳性[①]	M_1
IV	腹腔之外的远处转移 IV_A:胸水细胞学阳性 IV_B:转移至腹腔外器官(包括腹股沟淋巴结和腹腔外淋巴结)[②]	$T_{3c}/T_{3c} N_1$

注:①包括肿瘤蔓延至肝脏和脾脏包膜,但不包括脏器实质的受累。②脏器实质转移属于 IV_B 期。

第九节　恶性淋巴瘤的化学药物治疗

恶性淋巴瘤起源于淋巴结或淋巴组织,是免疫系统常见恶性肿瘤,可发生于身体的任何部位,淋巴结、扁桃体、脾及骨髓最易受到累及。无痛性、进行性淋巴结肿大和局部肿块是其特征性临床表现,可伴有某些器官的受压迫症状。病变侵犯结外组织(如扁桃体、鼻咽部、胃肠道、骨骼和皮肤等)则表现为相应组织器官受损的症状;当淋巴瘤侵犯骨髓时可形成淋巴瘤细胞性白血病。常伴有发热、盗汗、消瘦等全身症状,最后会出现恶病质。根据组织病理学特征将淋巴瘤分为霍奇金淋巴瘤(Hodgkin lymphoma,HL)和非霍奇金淋巴瘤(Non-hodgkin lymphoma,NHL)两大类,85%的淋巴瘤为 NHL。

一、化疗前检查

(一)常规检查

1.实验室检查

实验室检查包括三大常规(血、尿、粪)检查,血清学检查(肝、肾功能或生化全套,乙肝三系及乙肝病毒 DNA 检查)及肿瘤负荷(乳酸脱氢酶、β_2 微球蛋白及血沉)。

2.影像学检查

影像学检查包括:胸部 CT 扫描、腹及盆腔 CT 扫描;浅表淋巴结超声检查;心电图、心超(LVEF)。

3.病理学检查

病理学检查主要是组织学检查;骨髓穿刺或活检;必要时行胃镜及肠镜检查。详细询问病史,了解患者有无 B 淋巴细胞白血病症状。全面进行体格检查,注意各淋巴结区、韦氏环及肝脾大小。

(二)补充检查

补充检查包括:腹部超声或胃肠造影以辅助 CT 扫描或检查不可解释的症状的病灶部位;有症状的区域行骨 CT 或 MRI 检查;头或脊髓 CT 扫描或 MRI(若有神经系统症状和体征);MRI 检测发现骨髓受累;骨扫描;血清钙和尿酸;PET-CT。

二、病理分类

2008 年 WHO 淋巴瘤新分类如下。

(一)前驱肿瘤(Precursor neoplasm,PN)

1.母细胞性浆细胞样树状突细胞肿瘤(Blastic plasmacytoid dendritic cell neoplasm, BPDCN),以前称为母细胞性 NK 细胞淋巴瘤。

2.谱系未定的急性白血病(Acute leukemisas of ambiguous lineage)包括急性未分化白血病(Acute undifferentiated leukaemia,AUL)和混合表型急性白血病(Mixed phenotype acute leukaemia，MPAL），有/无重现性遗传学异常。

（二）前驱淋巴性肿瘤（Precursor lymphoid neoplasm）

1.B淋巴母细胞白血病/非特殊类型的淋巴瘤（B Lymphoblastic leukaemia/lymphoma，not otherwise specified）。

2.B淋巴母细胞白血病/淋巴瘤伴重现性遗传学异常（B lymphoblastic leukaemia/lymphoma with recurrent genetic abnormalities）。

（1）B淋巴母细胞白血病/淋巴瘤 BCR/ABL（Blymphoblastic leukaemia/lymphoma，BCR/ABL）伴 t(9；22)(q34；q11.2)。

（2）B淋巴母细胞白血病/淋巴瘤（B lymphoblastic leukaemia/lymphoma）伴 t(v；11q23)。

（3）B淋巴母细胞白血病/淋巴瘤（B lymphoblastic leukaemia/lymphoma）伴 t(v；11q23)；MLL rearranged(ETV6-RUNX1)。

（4）B淋巴母细胞白血病/淋巴瘤伴超二倍体（B lymphoblastic leukaemia/lymphoma with hyperdiploidy）。

（5）B淋巴母细胞白血病/淋巴瘤伴低二倍体[B lymphoblastic leukaemia/lymphoma with hypodiploidy (Hypodiploid ALL)]。

（6）B淋巴母细胞白血病/淋巴瘤（B lymphoblastic leukaemia/lymphoma）伴 t(5；14)(q31；q32)(IL3-IGH)。

（7）B淋巴母细胞白血病/淋巴瘤（B lymphoblastic leukaemia/lymphoma）伴 t(1；19)(q23；p13.3)；(E2A-PBX1；TCF3/PBX1)。

3.T-淋巴母细胞白血病/淋巴瘤（T-lymphoblastic leukaemia/lymphoma）。

（三）成熟B细胞淋巴瘤（Mature B cell lymphoma）

1.慢性淋巴细胞性白血病/小淋巴细胞性淋巴瘤。

2.B-前淋巴细胞性白血病。

3.脾边缘带淋巴瘤。

4.毛细胞白血病。

5.脾淋巴瘤/白血病，不能分类。

6.淋巴浆细胞淋巴瘤。

7.重链病。

8.浆细胞骨髓瘤/浆细胞瘤。

9.结外黏膜相关淋巴组织边缘带B细胞淋巴瘤（MALT淋巴瘤）。

10.原发皮肤滤泡中心淋巴瘤。

11.滤泡性淋巴瘤。

（1）胃肠道滤泡性淋巴瘤。

（2）儿童滤泡性淋巴瘤。

(3)"原位"滤泡性淋巴瘤。

12.结内边缘带 B 细胞淋巴瘤。

13.套细胞淋巴瘤。

14.弥漫大 B 细胞淋巴瘤。

(1)弥漫大 B 细胞淋巴瘤的非特殊类型包括 T 细胞/组织细胞丰富的大 B 细胞淋巴瘤、老年人 EBV 阳性的弥漫大 B 细胞淋巴瘤、慢性炎症相关的弥漫大 B 细胞淋巴瘤。

(2)脓胸相关淋巴瘤。

(3)慢性骨髓炎相关淋巴瘤。

(4)植入物相关淋巴瘤。

(5)原发中枢神经弥漫大 B 细胞淋巴瘤包括:①淋巴瘤样肉芽肿;②原发纵隔(胸腺)大 B 细胞淋巴瘤;③血管内大 B 细胞淋巴瘤;④原发皮肤大 B 细胞淋巴瘤,腿型;⑤浆母细胞性淋巴瘤;⑥原发渗漏性淋巴瘤;⑦ALK 阳性弥漫大 B 细胞淋巴瘤;⑧起源于 HHV8 阳性的多中心 Castleman 病的大 B 细胞淋巴瘤。

15.伯基特淋巴瘤。

16.介于弥漫大 B 细胞淋巴瘤和伯基特淋巴瘤之间的不能分类的 B 细胞淋巴瘤。

17.介于弥漫大 B 细胞淋巴瘤和经典霍奇金淋巴瘤之间的不能分类的 B 细胞淋巴瘤。

(四)成熟 NK/T 细胞淋巴瘤(Mature NK/T cell lymphoma)

1.T 前淋巴细胞白血病。

2.T 大颗粒淋巴细胞白血病。

3.慢性 NK 细胞淋巴增殖性疾患。

4.侵袭性 NK 细胞白血病。

5.成人 T 细胞白血病/淋巴瘤。

6.EBV 相关的克隆性淋巴组织增殖性疾患(儿童)包括儿童系统性 EBV 阳性 T 细胞增殖性疾病(与慢性活动性 EBV 感染相关)以及种痘水疱病样淋巴瘤。

7.结外 NK/T 细胞淋巴瘤,鼻型。

8.肠病相关 T 细胞淋巴瘤。

9.肝脾 T 细胞淋巴瘤。

10.皮下脂膜炎样 T 细胞淋巴瘤。

11.蕈样霉菌病。

12.赛塞里综合征。

13.原发皮肤间变性大细胞淋巴瘤。

14.原发皮肤侵袭性嗜表皮 CD8 阳性细胞毒性 T 淋巴瘤。

15.原发皮肤 δ/rT 细胞淋巴瘤。

16.原发皮肤小/中 CD4 阳性 T 细胞淋巴瘤。

17. 外周 T 细胞淋巴瘤,非特殊类型。

18. 血管免疫母细胞 T 细胞淋巴瘤。

19. ALK 阳性间变性大细胞淋巴瘤。

20. ALK 阴性间变性大细胞淋巴瘤。

(五)霍奇金淋巴瘤(Hodgkin's lymphoma)

1. 结节性淋巴细胞为主淋巴瘤。

2. 经典霍奇金淋巴瘤包括结节硬化型、淋巴丰富型、混合细胞型以及淋巴细胞消减型。

三、临床分期(Ann Arbor-Cotswords 分期,1989)

Ⅰ期:病变侵及一个淋巴结区(Ⅰ)或一个淋巴组织(如脾、胸腺、咽淋巴环)或一个淋巴结外部位(I_E)。

Ⅱ期:病变侵及横膈一侧的两个或更多的淋巴结区(Ⅱ)(如纵隔是一个部位,肺门淋巴结如果双侧受侵为两个部位,相应的解剖部位数目应注明$Ⅱ_2$)或外加局限侵犯一个节外器官或部位($Ⅱ_E$)。

Ⅲ期:病变侵及横膈两侧的淋巴结区(Ⅲ);有或没有脾门、腹腔或门脉区淋巴结受侵($Ⅲ_1$);有主动脉旁、髂部、肠系膜淋巴结受侵($Ⅲ_2$)。

Ⅳ期:一个或多个结外器官或组织的广泛受侵伴有或不伴有淋巴结受侵。如骨髓、肺实质、胸膜、肝脏、骨骼、皮肤等。

每期再分为 A 和 B,A 为无全身症状、B 为有以下一种全身症状:38℃以上不明原因发热且持续 3d 以上、盗汗、6 个月内原因不明的体重减轻且其变化幅度>10%。

巨块型病变(X)定义为纵隔肿瘤宽度超过第 5 和第 6 胸椎间胸廓最大横径的 1/3;或肿块最大直径>10cm。

四、诊 断

(一)细针穿刺(FNA)或空芯针活检

细针穿刺(FNA)或空芯针活检不能作为淋巴瘤初始诊断的依据,但在某些情况下(淋巴结不易切取活检时),FNA 或空芯针活检只要取到足够组织,或结合恰当的辅助鉴别诊断技术(免疫组化,流式细胞学检查,PCR 检测 bcl2 基因突变及 IgH、TCR 基因重排,FISH 检测可能的染色体易位,均可以为诊断提供足够的信息);对于 CLL/SLL,一般的血液及骨髓流式细胞学就可以做出诊断,基本上无须淋巴结活检,少部分以淋巴结活检作为病理最初诊断者,还需结合血液及骨髓流式细胞学检查(见表 12-7)。

表 12-7　NHL 免疫表型分析抗体

CD	常用名称	抗体反应细胞
CD$_5$	Leu1,T1,UCHT-2	T 细胞,B 细胞亚群
CD$_{10}$	CALLA,J5,BA-3	淋巴祖细胞,B 细胞亚群(FCC)
CD$_{15}$	Leu-M1,MY1	粒细胞,单核细胞,R-S 细胞,活化淋巴细胞,某些上皮细胞
CD$_{20}$	Leu-16,B1,L26	B 细胞
CD$_{30}$	Ki-1,Ber-H2	活化 T 及 B 细胞,R-S 细胞
CD$_{45}$RB	LCA,PD7/26/16	B 细胞,T 细胞亚群,粒细胞,单核/巨噬细胞
CD$_{45}$RO	UCHL1	T 细胞,B 细胞亚群,粒细胞,单核/巨噬细胞
	EMA	上皮细胞,浆细胞,某些淋巴类恶性肿瘤(包括 HD)
	Ki-67,PCNA	核增殖抗原

(二)治疗前评估

1.非霍奇金淋巴瘤不良预后因素

其包括年龄＞60 岁、晚期(Ⅲ、Ⅳ期)、2 个或 2 个以上结外侵犯、PS 评分≥2 级、血清乳酸脱氢酶(Laatate dehyohngemase,LDH)＞正常值。根据其不良预后因素可对非霍奇金淋巴瘤的危险性进行如下等级划分。

(1)低危险性:无或有 1 个不良预后因素;

(2)中-低危险性:2 个不良预后因素;

(3)中-高危险性:3 个不良预后因素;

(4)高危险性:4 个以上不良预后因素。

2.霍奇金淋巴瘤的不良预后因素

大纵隔或肿块大于 10cm、B 症状、血沉大于 50、3 个及以上淋巴结区域受侵犯。

五、治疗原则

(一)霍奇金淋巴瘤

1.对早期霍奇金淋巴瘤(Ⅰ$_A$ 期或Ⅱ$_A$ 期且无不良预后因素),给予 2～4 个周期的标准 ABVD 治疗方案,加受累区(IF)照射 30Gy。

2.对进展期霍奇金淋巴瘤(伴不良预后因素的Ⅰ期、Ⅱ期、Ⅲ期和Ⅳ期),给予6～8 个周期的 ABVD 方案或 6 个周期的 BEACOPP 方案。

3.复发难治性霍奇金淋巴瘤的治疗原则如下。①常规剂量的挽救治疗是根据复发方式及先前的治疗药物决定的,常用方案包括 ICE、DHAP、ESHAP、GVD、IGEV、Mini-BEAM、MINE、VIM-D、SGN35 等。②高剂量化疗加外周血干细胞移植方案。
霍奇金淋巴瘤具体的化疗方案见表 12-8。

表 12-8　霍奇金淋巴瘤具体的化疗方案

化疗药物	剂　　量	途　　径	用药方案
ABVD			每 4 周重复 1 次
多柔比星	25mg/m²	静注	第 1、15 天
博来霉素	10mg/m²	静注	第 1、15 天
长春碱	6mg/m²	静注	第 1、15 天
达卡巴嗪	375mg/m²	静注	第 1、15 天
BEACOPP			每 3 周重复 1 次
博来霉素	10mg/m²	静注	第 8 天
足叶乙甙	100mg/m²	静注	第 1～3 天
多柔比星	25mg/m²	静注	第 1 天
环磷酰胺	650mg/m²	静注	第 1 天
长春新碱	1.4mg/m²	静注	第 8 天
达卡巴嗪	100mg/m²	口服	第 1～7 天
泼尼松	40mg/m²	口服	第 1～14 天
CEP			每 3 周重复 1 次
洛莫司汀	80mg/m²	口服	第 1 天
足叶乙甙	100mg/m²	口服	第 1～5 天
泼尼氮芥	60mg/m²	口服	2 次/d
MIME			每 4 周重复 1 次
米托蒽醌	500mg/m²	静注	第 1、5 天
异环磷酰胺	1.0m/m²	静注	第 1～5 天
甲氨蝶呤	15mg/m²	静注	第 1、5 天
足叶乙甙	150mg/m²	静注	第 1～3 天
EPOCH			每 3 周重复 1 次
足叶乙甙	200mg/m²	持续静滴	第 1～4 天
长春新碱	1.6mg/m²	持续静滴	第 1～4 天
多柔比星	40mg/m²	持续静滴	第 1～4 天
环磷酰胺	750mg/m²	静注	第 6 天
泼尼松	60mg/m²	口服	第 1～6 天

（二）非霍奇金淋巴瘤

因其病理分类较多，拟以几种常见的非霍奇金淋巴瘤分别简述其治疗原则。

1. 滤泡淋巴瘤（FL）

（1）FL 的一线治疗措施如下。① Ⅰ～Ⅱ期 FL：除 FL3 级患者通常按照弥漫大 B 细胞淋巴瘤（DLBCL）的治疗策略进行处理，对于 1 级和 2 级的 Ⅰ～Ⅱ期 FL 患者的标准治疗方案，目前有足够的临床证据首选局部区域性放疗（24～30Gy），或采取利妥昔单抗联合或不联合化疗。② Ⅲ～Ⅳ期 FL：不可治愈性疾病，无治疗指征可继续观察等待。有治疗指征可选择利妥昔单抗（R）联合化疗（如 RCHOP、RCVP、RB、R、RFND 等方案）。

（2）复发 FL 的治疗：患者经过一段缓解期后可能出现病情复发，由于患者可转化为更具侵袭性的其他类型（如 NHL），因此在复发性 FL 患者开始治疗前，均应考虑重新进行活检。复发、难治性 FL 患者的标准治疗方案目前尚未完全统一，挽救治疗方案开展的选择取决于既往方案的疗效、缓解时间、患者年龄、身体状态、复发时的病理类型以及治疗目标。对于一线治疗后长期缓解且无转化的复发患者,可重新使用原方案或选用其他一线方案。对于早期复发(<12 个月)的患者,可选用非交叉耐药的方案开展治疗(如 CHOP 样方案治疗后病情复发可选用含氟达拉滨的方案作为挽救方案)。利妥昔单抗治疗复发 FL 患者的有效率仍可达 45% 左右,CR 率为 6%;利妥昔单抗联合化疗的有效率更高。挽救化疗可选的方案包括 CHOP、以氟达拉滨为基础的方案、CVP、RIT 等。

(3)FL 的维持治疗:FL 患者病史长,进展较为缓慢,对各种治疗比较敏感,故诱导缓解后适合维持治疗。迄今,对于一线治疗后或复发再次诱导缓解后的 FL 患者,Meta 分析结果已证明利妥昔单抗单药维持治疗可改善其远期生存状况。

(4)转化性 FL 患者的治疗:据文献报道,有 20%~70% 的 FL 患者在整个临床过程中可以转化为其他更具侵袭性的淋巴瘤,其中以 DLBCL 最为常见,年发生率为 2%~3%,持续时间至少为 15 年,以后转化风险能力下降,且转化不受 FL 患者曾经是否接受治疗所影响。转化后的患者大部分预后差,中位生存时间为 10~18 个月。目前,转化性 FL 患者尚无标准的治疗措施,可采用转化后的侵袭性淋巴瘤的治疗方案。既往只接受温和化疗或未接受过化疗的患者可选择以蒽环类为基础的联合化疗±放疗或化疗±利妥昔单抗,且转归较好。如果患者既往已反复接受强烈的化疗处理,则 RIT 或 IFRT 可能是主要的治疗选择方案,这部分患者预后很差,亦可建议参加临床试验;如果患者对化疗反应敏感,应于再次缓解后考虑给予造血干细胞移植,特别是自体造血干细胞移植(AHSCT)。

(5)造血干细胞移植:目前,对 AHSCT 支持下的大剂量化疗(HDC)在Ⅲ~Ⅳ期 FL 患者中的治疗作用目前仍有争议。不少的研究结果显示,患者首次缓解后给予 AHSCT 的治疗作用不大,在多次复发后再考虑开展治疗会比较合适。对于 FLIPI 评分为高危的Ⅲ~Ⅳ期 FL 患者,若多次复发后化疗仍然敏感,应鼓励患者参加此类临床研究。此外,随着异基因造血干细胞移植(allo-HSCT)的不断进步,清髓性或非清髓性 allo-HSCT 对部分患者亦已初步显示出长期的生存获益,但目前仅适用于少数研究患者。

(6)不良反应的处理:应观察及处理化疗所引起的不良反应。具体的不良反应和处理措施包括以下几个方面。①血常规下降及器官毒性。长期免疫治疗造成的免疫抑制使感染的风险增加,应注意加强观察及防治。利妥昔单抗输注有可能引起超敏反应,长期使用利妥昔单抗可能引起进行性多灶性脑白质病变,均应引起注意。②FL 淋巴瘤患者携带乙肝病毒的比例较高,临床研究证明化疗药物和利妥昔单抗均可能激活肝炎病毒,最终可能导致重症暴发性肝炎的出现。因此,应予以足够的重视。免疫化疗前必须筛查乙肝病毒各项相关指标,如果乙肝病毒拷贝数(HBV-DNA)>10^3 拷贝/mL,应给予拉米夫定预防治疗。免疫化疗期间,对于低危患者应定期(2~3 个月)检测表面抗原和核心抗体;对于高危患者,特别是曾患乙型肝炎的患者应检测 E 抗体,如果为阳性者,应监测乙肝病毒拷贝数。对于接受利妥昔单抗治疗的患者,如果乙肝病毒拷贝数高且病情允许,必须经抗病毒治疗后,使乙肝病毒拷贝数降至正常后方可接受免疫化疗。一般认为,在利妥昔单抗和化疗停止后6个月、AHSCT后1年,可考虑停止抗乙肝病毒药物治疗,但仍需较长时间密切观察乙肝病毒各项指标的变化。

2.弥漫大B细胞淋巴瘤

目前,推荐的一线治疗选择包括以下两种。

(1)Ⅰ~Ⅱ期患者:①若无巨大肿块(<10cm),则3个周期R-CHOP+受累野放疗(RT)或6个周期R-CHOP;②若伴巨大肿块(≥10cm),则6个周期R-CHOP±RT。

(2)Ⅲ~Ⅳ期患者:①对年轻(年龄≤60岁)低危(aaIPI0~1分)患者,选择6~8个周期R-CHOP;②对年轻高危(aaIPIt>2分)患者,目前尚无标准方案,推荐利妥昔单抗联合强化化疗方案治疗;③对老年患者(年龄>60岁),8个周期利妥昔单抗+6个周期CHOP。如为睾丸淋巴瘤,在接受化疗之后建议行对侧睾丸的预防性放疗。

3.CNS预防治疗

中高危和高危患者,特别是1个以上部位结外累及或LDH升高的患者,有CNS复发的风险。CNS预防治疗对于这些患者是必需的。睾丸和乳腺淋巴瘤患者也必须接受CNS预防治疗。

4.复发/难治患者的治疗选择

对于复发/难治患者,可选择高剂量治疗(新非交叉耐药药物即二线方案化疗±利妥昔单抗)或个体化方案,如达完全或部分缓解则继续开展化疗,后行干细胞移植±局部RT(30~40Gy),再进入临床试验;如患者病情为稳定或进展,则进入临床试验或行最佳支持治疗。

5.并发症治疗

(1)中枢浸润淋巴瘤:患者如存在淋巴瘤中枢神经系统浸润证据,则需定期复查脑脊液或MRI,并给予化疗、放疗以及鞘内注射Mrx或Ara-C+地塞米松。

(2)化疗局部反应的治疗:化疗的局部反应表现为化疗药物的外渗和静脉炎的出现。对病变血管,可给予多磺酸黏多糖乳膏外用、局部热敷以及硫酸镁湿敷。对于蒽环类药物的渗出除开展上述处理外还可局部应用右丙亚胺。

(3)化疗全身反应的防治:骨髓抑制是化疗常见的不良反应。骨髓抑制发生后按常规经验可应用抗生素和抗病毒药物,可应用G-CSF、GM、CSF、TPO、EP等刺激造血,根据血常规变化给予输血等对症治疗。

(4)消化道反应的处理:淋巴瘤化疗药物常可引起中到重度的恶心、呕吐,可预防性联合应用止吐药开展治疗。止吐药常可引起便秘,在老年患者中尤为明显,可应用润肠药、泻药或灌肠药以协助排便。

(5)心脏不良反应的防治:主要是控制蒽环类药物的累积总量,对于老年患者尤为重要。DNR单用总量控制在500~600mg/m²,ADM控制在450~500mg/m²,EPI低于900mg/m²,THP低于900mg/m²,米托蒽醌低于140mg/m²。

（6）肝、肾不良反应的防治：出现肝脏不良反应可停用化疗药物，并使用护肝药物。肾脏不良反应包括高尿酸性肾病、肿瘤溶解综合征、出血性膀胱炎等。化疗前应充分评估发生肾脏不良反应的风险，一旦出现，可予以水化、碱化尿液，口服别嘌呤醇、美司钠解毒，必要时可行血液透析。

（7）感染的处理：经验性应用广谱抗生素（以第三代头孢菌素加氨基糖苷类抗生素为主），病原菌确定后可根据药敏试验调整抗生素种类。对于真菌感染，可给予经验性用药治疗，如氟康唑、伊曲康唑、两性霉素 B、伏立康唑、卡泊芬净等。对于深部真菌感染，可给予两性霉素 B 或伏立康唑、卡泊芬净等治疗，抗真菌治疗应持续较长时间。对于病毒感染，可使用阿昔洛韦。对于肺孢子菌病，可用复方磺胺甲噁联合卡泊芬净治疗。

（8）病毒性肝炎：同滤泡淋巴瘤的处理原则。

6.T 细胞淋巴瘤

国内常见的 T 细胞淋巴瘤种类包括 NK/T 细胞淋巴瘤（鼻型）、间变大细胞淋巴瘤、血管免疫母细胞淋巴瘤及外周 T 细胞淋巴瘤等，预后较差，5 年生存率为 20%～30%。目前，国内外尚无有效的治疗方案。但具体的一线治疗方案如下。

（1）间变激酶阳性（ALK+）间变淋巴瘤：可用 CHOP-like 方案＋放疗。

①I 期～Ⅱ期：NK/T 细胞淋巴瘤，鼻型（无包括 B 症状、局部侵犯、EBV-DNA＞6×10^7、LDH 升高、PS 评分＞2 等在内的不良预后因素），以门冬酰胺酶为主的化疗＋放疗方案。

②Ⅲ～Ⅳ期：NK/T 细胞淋巴瘤，鼻型（有不良预后因素），以门冬酰胺酶为主的化疗＋自体外周血干细胞移植。

（2）其他 T 细胞淋巴瘤类型：进入临床试验或干细胞移植。

（3）复发、难治 T 细胞淋巴瘤：应用西达本胺、吉西他滨、万珂、SGN35、地尼白介素等治疗。

T 细胞淋巴瘤常用的化疗方案见表 12-9。

表 12-9　T 细胞淋巴瘤化疗方案

化疗药物	剂 量	途 径	用药方案
CVP			每 3 周重复 1 次
环磷酰胺	750mg/m²	静注	第 1 天
长春新碱	1.4mg/m²	静注	第 1 天
泼尼松	100mg/m²	口服	第 1～5 天
CHOP			每 3 周重复 1 次
环磷酰胺	750mg/m²	静注	第 1 天
多柔比星	50mg/m²	静注	第 1 天
长春新碱	1.4mg/m²	静注	第 1 天
泼尼松	100mg/m²	口服	第 1～5 天
IMVP-16			每 3 周重复 1 次
异环磷酰胺	1000mg/m²	静注	第 1～5 天
甲氨蝶呤	30mg/m²	肌注	第 3、10 天
足叶乙甙	100mg/m²	静注	第 1～3 天

续　表

化疗药物	剂　量	途　径	用药方案
DHAP			每 3～4 周重复 1 次
顺铂	100mg/m²	静注	第 1 天
阿糖胞苷	2000mg/m²	静注,每 12 小时 1 次	第 2 天
地塞米松	40mg/m²	静注	第 1～4 天
DICE			每 4 周重复 1 次
地塞米松	10mg/m²	静注	第 1～4 天,每 6 小时 1 次
异环磷酰胺	1000mg/m²	静注	第 1～4 天
顺铂	25mg/m²	静注	第 1～4 天
足叶乙甙	100mg/m²	静注	第 1～4 天
EPOCH			每 3 周重复 1 次
足叶乙甙	50mg(m²·d)	持续静滴	第 1～4 天
泼尼松	60mg/m²	口服	第 1～6 天
长春新碱	0.4mg(m²·d)	持续静滴	第 1～4 天
环磷酰胺	750mg/m²	静注	第 6 天
多柔比星	10mg(m²·d)	持续静滴	第 1～4 天
ESHAP			每 3～4 周重复 1 次
足叶乙甙	60mg/m²	静注	第 1～4 天
Solumedrol	250～500mg/m²	静注	第 1～4 天
阿糖胞苷	2000mg/m²	静注	第 5 天
顺铂	25mg/m²	静注	第 1～4 天
MIV			每 3～4 周重复 1 次
美斯纳	800mg/m²	静注	第 1～3 天
异环磷酰胺	1330mg/m²	静注	第 1～3 天
米托蒽醌	8mg/m²	静滴	第 1 天
足叶乙甙	65mg/m²	静注	第 1～3 天
GCD			每 3 周重复 1 次
吉西他滨	1000mg/m²	静注	第 1,8 天
顺铂	75mg/m²	静注	第 1 天
地塞米松	40mg	静注	第 1～4 天

第十节　骨肉瘤的化学药物治疗

原发骨肿瘤是极为罕见的肿瘤,占所有肿瘤的 0.2% 以下。骨肉瘤(占原发骨肿瘤的 35%)、软骨肉瘤(占原发骨肿瘤的 30%)和尤文氏肉瘤(占原发骨肿瘤的 16%)是最常见的三种骨肿瘤。骨肉瘤和尤文氏肉瘤主要发生于儿童和青少年;软骨肉瘤通常见于中年以上的成年人。过去,骨肉瘤和尤文氏肉瘤的预后很差。然而,随着多药辅助化疗以及新辅助化疗的发展,骨肉瘤和尤文氏肉瘤患者的预后已经极大程度地改善了。本章主要介绍骨肉瘤的化疗方案。

(一)辅助治疗指征

1.新辅助化疗对局限性病变有效。对高度恶性骨肉瘤和骨膜病变,首选术前化疗。

化疗可行静脉内或动脉内给药,至少含下列细胞毒药物中的两种药物:多柔比星、顺铂、卡铂、异环磷酰胺及大剂量甲氨蝶呤(亚叶酸钙解救)。化疗药物应足量,应用 G-CSF 支持治疗。给药方式:序贯用药和联合用药,静脉或动脉联合给药(甲氨蝶呤和异环磷酰胺不适合动脉给药)。

2.术后化疗可明显提高患者的生存率。对广泛切除术后行病理检查为高度恶性者,建议行术后化疗。术后病理证实为术前化疗反应好者,术后应继续行与术前相同的化疗方案。术后病理证实为术前化疗反应不好者,术后应改变化疗方案。

(二)治疗前的常规检查和辅助检查

1.实验室检查

实验室检查包括三大常规(血、尿、粪常规)检查及血清学检查(乳酸脱氢酶和碱性磷酸酶,肝、肾功能,HBsAg,凝血功能四项检查)。

2.影像学检查

影像学检查包括原发部位影像学检查[X 线平片、MRI 和(或)CT、骨扫描]及胸部影像学检查。

3.病理检查

治疗前必须行活检术;活检应在影像学检查完备后进行;需要新鲜标本以行分子生物学研究;推荐带芯针吸活检。

4.补充检查

补充检查主要是 PET-CT,可用于治疗前分期,也可考虑用于化疗反应评价。

(三)晚期/复发骨肉瘤的药物治疗策略

1.晚期/复发骨肉瘤的治疗方案选择需考虑复发/转移的时间间隔、转移的数目和部位等。

2.有学者认为,在初次手术 1 年内仍发生肺转移者,说明化疗效果不良,应该改用其他药物和化疗方案;术后 1 年以上发生肺转移者,可沿用原化疗方案和药物。

3.二线治疗药物常包括异环磷酰胺、依托泊苷、卡铂等,也可考虑其他活性药物(如吉西他滨+多西他赛、索拉菲尼)。

(四)药物疗效评价

药物疗效评价一般采用 RECICT 1.1 标准和化疗坏死率分级。

(五)药物治疗毒副作用监测与不良反应上报

1.药物不良反应参照 CTCAE 4.0 版。

2.在治疗知情同意书中详细告知药物不良反应及其预防和处理。

3.对发生的不良反应需及时处理、分级、记录及上报。

(六)出院后的随访

术后 2 年,应每 3 个月随访 1 次;第 3 年,每 4 个月随访 1 次;第 4～5 年,每 6 个月随访 1 次;第 5 年后,则每年随访 1 次至术后 10 年为止。检查项目应包括体格检查、胸部

CT、局部 X 线及功能评分,可考虑进行骨扫描检查。

(七)抗肿瘤药物与方案

1. 抗肿瘤药物与方案(ADM、DDP、MTX、手术)

抗肿瘤药物与方案(ADM、DDP、MTX、手术)见表 12-10。

表 12-10 抗肿瘤药物与方案(ADM、DDP、MTX、手术)

术前化疗(周)

1	3	4	7	9	10	12
ADM DDP	MTX	ADM DDP	ADM DDP	MTX	ADM DDP	手术

术后化疗(周)

14	16	17	20	22	23	26	28	29
ADM DDP	MTX	ADM DDP	ADM DDP	MTX	ADM DDP	ADM DDP	MTX	ADM DDP

注:ADM:多柔比星,30mg/(m² · d),第 1～2 天静脉滴注;DDP:顺铂,100～120mg/m²,ADM 后第 1 天给药,静脉或动脉,连续 48h 输入;MTX:甲氨蝶呤,8～12g/m²,静脉滴注,4～6h,6h 后行甲酰四氢叶酸(CF)解救处理。

2. 抗肿瘤药物与方案(MTX、ADM、DDP、IFO、手术)

抗肿瘤药物与方案(MTX、ADM、DDP、IFO、手术)见表 12-11。

表 12-11 抗肿瘤药物与方案(MTX、ADM、DDP、IFO、手术)

术前化疗(周)

0	1	2	5	6	7	10
MTX①	MTX①	ADM DDP	MTX①	MTX①	ADM DDP	手术

肿瘤坏死率≥90%,术后化疗(周)

12	13	14	17	18	19	20
ADM DDP	MTX	ADM DDP	ADM DDP	MTX	ADM DDP	ADM DDP

肿瘤坏死率<90%,术后化疗(周)

12	14	15	18	20	21	24	26	27
IFO	MTX①	DDP ADM	IFO	MTX②	DDP ADM	IFO	MTX②	DDP ADM

注:MTX①:甲氨蝶呤,8～12g/m²,静脉滴注 6h,12h 后行甲酰四氢叶酸(CF)解救处理;监测 6h 的血药浓度,如果上个疗程<1mmol/L,则甲氨蝶呤的剂量增加 2g/m²,最高为 24g;MTX②:甲氨蝶呤,15g/m²,用于不敏感的骨肉瘤术后化疗;DDP:顺铂,120mg/m²,48h 连续行动脉滴注,术前第 1 次对局部进行化疗,以后对肺进行化疗;ADM:多柔比星,60mg/m²,术前第 1 次连续行静脉滴注 24h,以后为肺动脉导管化疗,持续 24h;IFO:异环磷酰胺,3g/(m² · d),静脉滴注 90min,共 5d,辅加美司钠治疗。

3. AD 方案

ADM:20mg/(m² · d),96h 持续静脉滴入;DDP:120mg/(m² · d),持续静脉滴入,第 1 天。

4. Huvos 化疗坏死率分级

(1)标本外科边界:标本各方向均达到广泛以上的外科边界。

(2)肿瘤坏死率评估(Huvos 分级方法):Ⅰ、Ⅱ级为差,Ⅲ、Ⅳ级为好。

Ⅰ级:几乎未见化疗所致的肿瘤坏死。

Ⅱ级:化疗轻度有效,肿瘤组织坏死率>50%,尚存有活的肿瘤组织。

Ⅲ级:化疗部分有效,肿瘤组织坏死率>90%,部分组织切片上可见残留的存活的肿瘤组织。

Ⅳ级:所有组织切片未见活的肿瘤组织。

第十一节　软组织肉瘤的化学药物治疗

治疗软组织肉瘤的关键在于早期发现和早期治疗。近代软组织肉瘤的治疗,需要多学科的综合诊治。虽然手术是大多数软组织肉瘤的标准初始治疗方案,但是对于不能手术切除或高度恶性的软组织肉瘤患者,需采取综合治疗方案。化疗可以作为手术及放疗的辅助治疗,也是综合治疗的重要方面。对晚期病例,化疗可起到一定的作用。化疗敏感的软组织肉瘤包括骨外骨肉瘤、横纹肌肉瘤、多形性未分化肉瘤、滑膜肉瘤及去分化脂肪肉瘤。本章节按照躯干/四肢软组织肉瘤、腹膜后/腹腔软组织肉瘤、胃肠道间质瘤、硬纤维瘤/纤维瘤病四部分介绍软组织肉瘤的化疗方案。

一、躯干/四肢软组织肉瘤

(一)辅助治疗指征

1. 术前化疗指征

术前化疗指征包括对化疗敏感、肿瘤>5cm、肿瘤与重要血管神经关系密切、局部复发或出现肺转移。有关术前化疗效果的文献证据不一,仅有部分患者可从术前化疗中获益,部分患者可在术前化疗中出现疾病进展。有肿瘤安全边界切除条件的患者,不推荐行术前化疗处理。

2. 术后化疗适应证

术后化疗适应证包括化疗敏感、年轻患者(<35岁)、肿瘤巨大(>5cm)、肿瘤位于四肢、分化程度差(病理为Ⅲ级)、局部复发、二次切除术后。术后化疗使患者生存获益的数据有限,治疗方案应综合考虑患者的体力评分、年龄、肿瘤的部位、组织学分型和治疗经验。

(二)治疗前的常规检查和辅助检查

1. 实验室检查

实验室检查包括三大常规(血、尿、粪常规)、血清学检查(肝、肾功能或生化全套,乙肝表面抗原,凝血功能四项)。

2. 影像学检查

(1)对所有可能为恶性的病变应进行充分的影像学检查,明确肿瘤大小、与邻近脏器及神经血管的关系，MRI 为首选方案；如果患者不能做 MRI 检查，可进行 CT 血管造影；对原发部位，可选择平片。

（2）胸部影像学检查。

3. 病理检查

（1）病理报告：应包括肿瘤学诊断、部位、深度和大小；组织学分级、坏死情况和切缘情况；病理性核分裂情况、脉管癌栓及淋巴结状态。

（2）辅助检查：很多肉瘤亚型具有特征性的遗传变异，因此，免疫组化、细胞遗传学和分子基因分型可作为有效的辅助诊断方法。

4. 补充检查

（1）PET-CT 可能对预后判断、分级及化疗效果评价有一定帮助。

（2）对黏液性/圆细胞脂肪肉瘤、上皮样肉瘤、血管肉瘤及平滑肌肉瘤，可行腹部/盆腔 CT 检查。

（3）对黏液性/圆细胞脂肪肉瘤，可进行全脊髓 MRI 检查。

（4）对腺泡状软组织肉瘤及血管肉瘤，可进行 CNS 检查。

（三）晚期四肢/躯干软组织肉瘤的治疗策略

1. 单药（多柔比星、异环磷酰胺或达卡巴嗪）或以蒽环类为基础的联合化疗［多柔比星或表柔比星联合环磷酰胺和（或）达卡巴嗪］已经被广泛应用于转移性肿瘤的治疗。

2. 脂质体蒽环类药物是进展期肉瘤的一线治疗药物；其他的一些药物，如吉西他滨联合多西他赛、吉西他滨联合长春瑞滨、替莫唑胺等，也有一定的反应性。

3. 有Ⅱ期试验证明，Trabectedin 对化疗抵抗的进展期的软组织肉瘤具有一定的疗效。

4. 对于特定类型的进展期软组织肉瘤，靶向药物也显示出一定的疗效。

5. 可以酌情联合抗肿瘤血管生成剂。

（四）药物治疗疗效评价

1. 可考虑采用 RECICT 1.1 标准。

2. 术前化疗反应好的表现为症状减轻、界限清晰、肿块缩小、远隔转移消失、肿瘤坏死率＞90％。

（五）药物治疗毒副作用监测与不良反应上报

1. 药物治疗毒副反应参照 CTCAE 4.0 版。

2. 在治疗知情同意书中详细告知药物的不良反应及其预防和处理措施。

3. 对发生的不良反应需及时处理、分级、记录及上报。

（六）出院后的随访

1. Ⅰ期肿瘤

最初 2～3 年，每 3～6 个月随访 1 次；之后，每年随访 1 次，至术后 10 年为止；胸部影像学检查每 6～12 个月随访 1 次。

2.Ⅱ～Ⅳ期肿瘤

最初 2～3 年,每 3～6 个月随访 1 次;以后 2 年,每 6 个月随访 1 次;随后,每年随访 1 次,至术后 10 年为止。

3.检查项目

检查项目包括体格检查、胸部 CT、局部超声、局部 MRI 和(或)CT、功能评分等。

(七)抗肿瘤药物与方案

1.AD 方案(静脉冲入)

ADM 60mg/m²,静脉注射,第 1 天;DTIC 750mg/m²,静脉注射,第 1 天。每 3 周重复 1 次。

2.AD 方案(96h 持续静脉点滴)

ADM 15mg/(m² · d)×4d;DTIC 250mg/(m² · d)×4d。每 3 周重复 1 次。

3.AIM 方案

ADM 30mg/(m²·d),静脉注射,第 1～2 天;IFO 3750mg/(m²·d),静脉注射,第 1～2 天;Mesna 750mg/(m²·d),静脉注射,0、4、8h,第 1～2 天。每 3 周重复 1 次。

4.MAID 方案

Mesna 2500mg/m²,静脉注射,第 1～3 天;ADM 20mg/m²,静脉注射,第 1～3 天;IFO 2500mg/m²,静脉注射,第 1～3 天;DTIC 300mg/m²,静脉注射,第 1～3 天。每 3 周重复 1 次。

5.GT 方案

GEMZ＋Docetaxe,有Ⅱ期研究认为吉西他滨 900mg/m²,静脉注射,第 1 天和第 8 天;加多西他赛 100mg/m²,静脉注射,第 8 天。将此作为二线化疗有一定疗效,但需采取 G-CSF 预防性升高白细胞的治疗方案(可考虑酌情选用)。

二、腹膜后/腹腔软组织肉瘤

(一)辅助治疗指征

术前化疗的效果可能要优于术后化疗。目前,没有关于术前化疗与术后化疗方面的随机临床试验,联合放化疗的数据也很少,是否进行术前/术后化疗有待进一步的临床验证。

(二)治疗前的常规检查和辅助检查

1.实验室检查

实验室检查包括三大常规(血、尿、粪常规)、血清学检查(肝、肾功能或生化全套,乙肝表面抗原,凝血功能四项)。

2.影像学检查

影像学检查包括胸部、腹部、盆腔增强 CT,必要时行 MRI 检查。

3.病理检查

(1)对接受术前放疗或化疗的患者须行病理活检(建议在 CT 引导下行粗针穿刺活

检)。

(2)病理报告应包括的内容同躯干/四肢软组织肉瘤。

(三)晚期腹膜后/腹腔软组织肉瘤的治疗策略

1.不能手术切除的肿瘤,指肿瘤累及重要血管或是切除后将带来无法接受的并发症的肿瘤。对此,可先通过放疗或化疗降低肿瘤的分期,然后进行手术切除治疗。

2.如一线治疗后疾病出现进展,二线治疗可能是最佳的支持治疗方案;如果从二线治疗也得不到收益,那么可停止化疗。

(四)药物治疗疗效评价

可考虑采用 RECICT1.1 标准。

(五)药物治疗毒副作用监测与不良反应上报

同躯干/四肢软组织肉瘤。

(六)出院后的随访

1.低级别肉瘤

术后 2～3 年,每 3～6 个月随访 1 次;之后,每年随访 1 次。

2.高级别肉瘤

术后 2～3 年,每 3～6 个月随访 1 次;以后 2 年,每 6 个月随访 1 次,随后,每年随访 1 次至术后 10 年为止。

3.检查项目

检查项目包括体格检查、腹腔/盆腔 CT,也可考虑行胸部影像学检查。

(七)抗肿瘤药物与方案

同躯干/四肢软组织肉瘤。

三、胃肠道间质瘤

(一)辅助治疗指征

1.GIST 对传统的化疗抵抗。

2.术前药物治疗指征为局部或潜在可切除的肿瘤(如通过术前治疗能缩小肿瘤体积,且能减少手术并发症,可考虑予术前行伊马替尼辅助治疗)。

3.术后药物治疗指征为伊马替尼用于 KIT 阳性 GIST 的术后治疗,辅助治疗的时间应至少为 12 个月。

(二)治疗前的常规检查和辅助检查

1.实验室检查

实验室检查包括三大常规(血、尿、粪常规)和血清学检查(肝、肾功能或生化全套,乙肝表面抗原,凝血功能四项)。

2.影像学检查

影像学检查包括腹部/盆腔增强 CT 和(或)MRI、胸部影像学检查、(可选择性行)内镜超声检查、腹腔镜检查(如果既往未行检查)。

3.病理检查

(1)病理报告应包括肿瘤的解剖部位、大小和核分裂象的病理学诊断、部位、深度和大小;组织学分级、坏死情况和切缘情况;病理核分裂情况、脉管癌栓及淋巴结状态。

(2)突变分析可预测肿瘤对激酶抑制剂的反应,如 KIT、PDGFRA。

4.补充检查

补充检查主要是 PET-CT,应用伊马替尼治疗 2～4 周后行 PET 检查,可能对其短期疗效评价有一定的提示;在 CT 或 MRI 不能判断肿瘤进展时可行 PET 检查。

(三)晚期胃肠间质瘤的治疗策略

1.对晚期 GIST,推荐行伊马替尼终身服用治疗。

2.对明确不可切除、复发或转移的 GIST 患者,可予以伊马替尼口服,每 3 个月评估疗效 1 次;如能手术切除,则予以手术切除。

(四)药物治疗疗效评价

可考虑采用 RECICT 1.1 标准。

(五)药物治疗毒副作用监测与不良反应上报

同躯干/四肢软组织肉瘤。

(六)出院后的随访

对于术后或晚期的 GIST 患者,前 5 年内均应每 3～6 个月行全面的体格检查和盆腹腔 CT 检查;之后,每年随访 1 次。

(七)抗肿瘤药物与方案

1.对于不可切除和(或)转移性 GIST:初始剂量为 400mg/d,如用药后出现肿瘤进展,则剂量可增加至 800mg/d。

2.对于彻底整块切除后的辅助治疗:剂量为 400mg/d,对于高复发风险的患者,其辅助治疗时间至少为 1 年。

3.对于伊马替尼治疗后出现进展的 GIST 患者,可考虑予以舒尼替尼治疗。

四、硬纤维瘤/纤维瘤病

(一)药物治疗指征

手术是可切除的硬纤维瘤的初始治疗方案。如肿瘤不可切除或切除会带来严重并发症,则可考虑行药物治疗。

(二)治疗前的常规检查和辅助检查

1.实验室检查

实验室检查包括三大常规(血、尿、粪常规)和血清学检查(肝、肾功能或生化全套,乙肝表面抗原,凝血功能四项)。

2.影像学检查

影像学检查包括(根据临床需要)对原发肿瘤部位进行 CT 或 MRI 检查、胸部影像学检查及对 Gardner's 综合征进行评价。

3.病理检查

(1)对接受术前放疗或药物治疗的患者,须行病理活检。

(2)病理报告应包括的内容同躯干/四肢软组织肉瘤。

(三)对晚期/不可切除的硬纤维瘤的药物治疗策略

1.有较强的证据显示,包含细胞生长抑制药物或细胞毒性药物的系统治疗有一定疗效。抑制细胞生长的药物包括他莫昔芬、干扰素-α 和其他低毒性的药物,如舒林酸和其他非甾体抗炎药(包括西乐葆)。

2.伊马替尼对不可切除、进展期或复发性侵袭性纤维瘤病有一定的抗肿瘤活性。

(四)药物治疗疗效评价

可考虑采用 RECICT 1.1 标准。

(五)药物治疗毒副作用监测与不良反应上报

同躯干/四肢软组织肉瘤。

(六)出院后的随访

1.术后 2～3 年内,每 3～6 个月复查 1 次;之后,每年随访 1 次。

2.复查内容包括全面的体格检查和必要的影像学检查。

(七)抗肿瘤药物

抗肿瘤药物包括舒灵酸或其他 MSAIDs(包括塞来昔布)、他莫昔芬±舒灵酸、托瑞米芬、甲氨蝶呤＋长春碱、低剂量干扰素、以多柔比星为基础的药物及伊马替尼。

图书在版编目(CIP)数据

常见恶性肿瘤治疗管理及技术规范 / 毛伟敏主编.
—杭州:浙江大学出版社,2015.12
(浙江省医疗机构管理与诊疗技术规范丛书)
ISBN 978-7-308-15407-9

Ⅰ.①常… Ⅱ.①毛… Ⅲ.①癌—诊疗—技术规范
Ⅳ.①R73-65

中国版本图书馆 CIP 数据核字(2015)第 299922 号

常见恶性肿瘤治疗管理及技术规范
主编 毛伟敏

策划编辑	陈晓嘉
责任编辑	冯其华 张 鸽
责任校对	张凌静 林允照 潘晶晶
封面设计	黄晓意
出版发行	浙江大学出版社
	(杭州市天目山路 148 号 邮政编码 310007)
	(网址:http://www.zjupress.com)
排 版	杭州星云光电图文制作有限公司
印 刷	杭州杭新印务有限公司
开 本	889mm×1194mm 1/16
印 张	20.50
字 数	469 千
版 印 次	2015 年 12 月第 1 版 2015 年 12 月第 1 次印刷
书 号	ISBN 978-7-308-15407-9
定 价	65.00 元